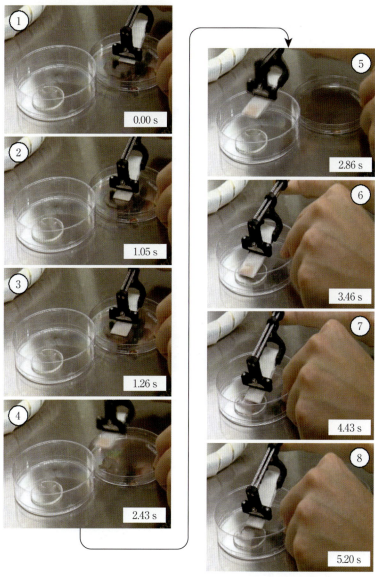

口絵 1 細胞シートすくい取り動作の例（本文 16 ページ，図 2.7）

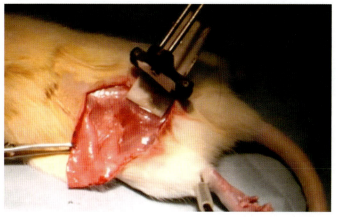

口絵 2 ラット背面への細胞シート移載の様子（本文 18 ページ，図 2.9）

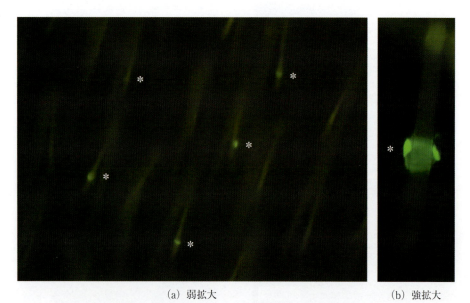

(a) 弱拡大　　　　　　　　　　　　　　　　(b) 強拡大

口絵3 バルジ領域に存在する皮膚組織幹細胞。表皮幹細胞のマーカーであるケラチン15の発現（緑色蛍光）を認めた（＊印）。（本文51ページ，図2.19）

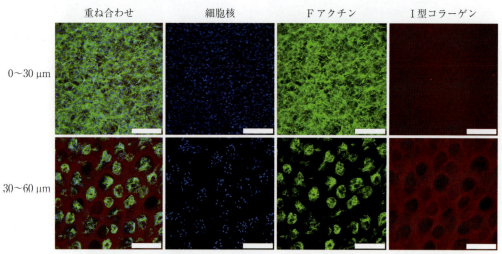

口絵4 14日間培養した再生骨組織の共焦点走査型レーザー顕微鏡写真（スケールバー：250 μm）（本文149ページ，図3.57 (a)）

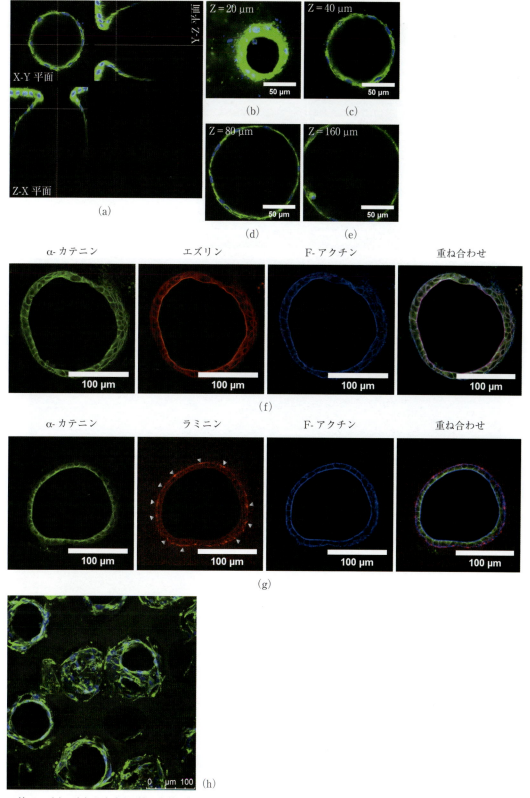

口絵 5 (a)〜(g) は本文 3.8 節の文献 29) から許諾を得て転載 (Copyright2015 American Chemical Society) (本文 151 ページ, 図 3.58)
(a)〜(e)：マルチチャネルコラーゲンゲルを用いて構築した MDCK からなる上皮管腔様組織
(f), (g)：マルチチャネルコラーゲンゲル中に構築された上皮管腔様組織の細胞極性の解析
(h)：ウシ大動脈由来血管内皮細胞を MCCG に播種することで得られた血管様構造

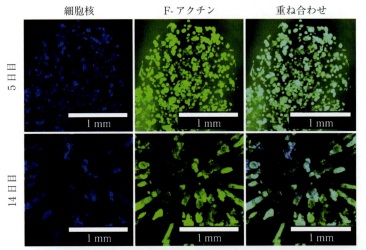

口絵6 球状MCCG中でHepG2を3次元培養することにより得られた再生肝がん組織のCLSM像。培養5日目では均一にゲル基質中に埋め込まれていたHepG2が、培養14日目ではMCCGのチャネル内腔へと浸潤し、増殖していることがわかる。
（本文153ページ，図3.59）

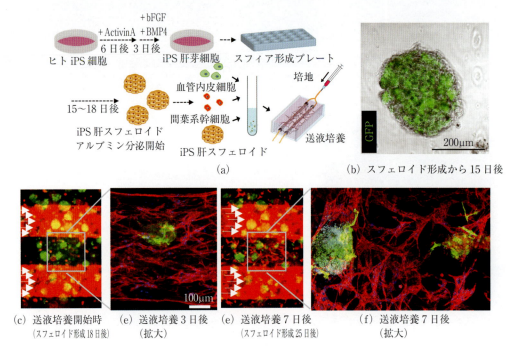

(a) 細胞を包埋したマイクロ構造体　　(b) マイクロチューブへの組立て後

口絵7 マイクロ構造体内の細胞観察（緑色が生細胞を示す）（本文179ページ，図3.72）

(c) 送液培養開始時（スフェロイド形成18日後）　(e) 送液培養3日後（拡大）　(e) 送液培養7日後（スフェロイド形成25日後）　(f) 送液培養7日後（拡大）

（GFP-iPS肝スフェロイド：緑色，アクチン：赤色，DAPI：青色）

口絵8 血管様構造を持つ3D肝組織の作製（本文193ページ，図4.6）

組織工学ライブラリ **2**　　　　　　　　　　　　　　　　**BIO Assembler**
マイクロロボティクスとバイオの融合

3次元細胞システム設計論

工学博士　**新井　健生**【編著】

コロナ社

組織工学ライブラリ
―マイクロロボティクスとバイオの融合―
編集委員会

新井　史人（名古屋大学，1巻担当）

新井　健生（大阪大学，2巻担当）

大和　雅之（東京女子医科大学，3巻担当）

（2016年7月現在）

編著者・執筆者一覧

編著者

新井　健生（大阪大学）

執筆者（執筆順）

新井　健生（大阪大学，1章）

原口　裕次（東京女子医科大学，2.1.1～2.1.3項）

多田隈建二郎（東北大学，2.1.4項）

寺村　裕治（東京大学，2.2節）

井藤　彰（九州大学，2.3節）

片岡　健（岡山理科大学，2.4節）

益田　泰輔（名古屋大学，2.5節）

池田　豊（筑波大学，2.6節）

関　実（千葉大学，3.1，3.5節）

山田　真澄（千葉大学，3.1，3.5節）

鷲津　正夫（東京大学，3.2節）

オケヨケネディ（東京大学，3.2節）

前　泰志（大阪大学，3.3，3.6節）

小嶋　勝（大阪大学，3.3，3.6節）

竹内　昌治（東京大学，3.4節）

繁富（栗林）香織（北海道大学，3.4節）

福田　敏男（名城大学，3.7，3.10節）

中島　正博（名古屋大学，3.7，3.10節）

竹内　大（名古屋大学，3.7，3.10節）

古澤　和也（北海道大学，3.8節）

中村　真人（富山大学，3.9節）

福田　淳二（横浜国立大学，4.1節）

大﨑　達哉（横浜国立大学，4.1節）

松崎　典弥（大阪大学，4.2節）

（2016年7月現在）

刊行のことば

　このたび「組織工学ライブラリ―マイクロロボティクスとバイオの融合―」を3巻のシリーズとして刊行いたしました。著者らが2011年7月から約5年をかけて取り組んだ文部科学省科学研究費補助金新学術領域「超高速バイオアセンブラ（略称：バイオアセンブラ）」プロジェクトが本ライブラリの原点です。バイオアセンブラとは人工の3次元組織を生体外で構築し，生体としての機能を発現させるという革新的な取組みです。作られた人工組織は再生医療や薬剤アッセイ，組織を対象とする試験や検査などに応用することができます。組織構築や細胞の計測制御に関わるさまざまなプロセスにマイクロロボティクスの技術が活用されています。微小対象物の計測と制御を得意とするマイクロロボティクスの工学者，細胞や組織の培養や分析に携わる生物学者，そして人工組織を再生医療に活用しようとする医学者の三つの異分野の研究者が連携融合して，生体外で機能する人工3次元組織の構築に挑みました。プロジェクトは2016年3月に終了し，その主要な成果として本ライブラリを刊行しました。

　バイオアセンブラには三つの重要な柱があります。

　一番目は，生体外から取り出した単一細胞や細胞群の特性を見極めるということです。組織構築に使える細胞かどうかを判断するために短時間でその特性を計測し，有用な細胞や細胞群を高速により分けるための細胞特性計測と分離が必要です。第1巻では，これを細胞ソート工学と位置づけ，『細胞の特性計測・操作と応用』としてまとめています。

　二番目は，単一細胞からさまざまな形状と機能を持つ3次元組織を組み立てるプロセスになります。細胞を紐状につなげて1次元の構造に，面状に並べて2次元に，これらを積み重ねて3次元組織を構築していきます。細胞塊を生体外で培養するとき，そのサイズがある一定以上になると内部の細胞には十分な酸素や栄養が行き届かなくなり壊死してしまいます。酸素や栄養を補給するための適切な補給路，すなわち血管構造が必要となり，これをうまく内部に作りこむ必要があります。第2巻では，このような細胞の3次元組織を構築するためのさまざまな手法やツールを『3次元細胞システム設計論』としてまとめています。

　最後の三番目は，上記のように人工的に作成した組織が，組織としての機能や性能を発揮することができるか，あるいはどのような条件で発現するかを見きわめる必要があります。これまでの再生医療や組織構築の研究で，生体内に移植して培養すると元の組織と適切に結合・融合して本来の組織の機能が発揮することが知られています。生体外条件 (*in vitro*)

においていかに生体内条件（*in vivo*）と同じ条件が作れるか，その培養方法と培養条件がポイントとなります。第3巻では，細胞どうしが協調，共存しあって組織としての機能を発現するという視点で，このような培養方法や機能発現の解明について『細胞社会学』としてまとめています。

プロジェクトでは上記三つの視点でそれぞれの方法論や学理を極めるとともに，これらを統合して計測分離から3次元組織の構築，そして機能発現までを通しで実現し，さらにフィードバックするサイクルの検証までを実施しました。後者については，各巻の関連する部分においてそのつながりを示すようにしています。

バイオアセンブラのプロジェクトでは新しい原理の発見や革新的な手法の提案が行われ，数多くの学術成果が出されました。本ライブラリではそれらのエッセンスを示しながら，人工3次元組織の生体外構築に関わる知見と手法をまとめて紹介しています。本ライブラリがライフサイエンスのさらなる発展に寄与することができれば，著者一同望外の喜びです。発刊のお世話になりましたコロナ社の皆様，ならびにプロジェクトのご支援を頂きました文部科学省に謹んでお礼を申し上げます。

2016年6月

編　者　新井　健生

新井　史人

大和　雅之

ま　え　が　き

　本書は，人工生体組織の構築を目指す工学者，再生医療応用に携わる研究者や技術者の方にお読み頂くことを想定して執筆をいたしました。バイオアセンブラとは，生体から取り出した単一細胞や細胞群の特性を計測して人工組織の構築に最適な細胞を選び出し，それらを使って3次元組織を構築し，目的の機能発現を促し評価する，という一連のプロセスに関わる学問と技術です。「刊行のことば」でも示したとおり，バイオアセンブラは文部科学省科学研究費の大型プロジェクトの略称でもあります。このプロジェクトの元は，バイオ分野に関わっていたマイクロロボットの研究者たちが人工組織を単一細胞からロボットで機械的に組み上げてみたいという興味から始まりました。実際に細胞一つひとつを器用に操るハンドや，マイクロ流路の中に細胞を流してその特性を計測し，加工を施すなどの研究が先駆的に行われていました。一方，バイオ分野では ES 細胞や iPS 細胞から目的の細胞に分化させ，さらに組織や器官を形成する研究が活発になっています。ロボットや微細技術を応用して組織を構築するというアイディアはバイオ分野の研究者たちにも興味がもたれ，異分野融合でこのプロジェクトがスタートした次第です。3次元細胞システム設計論はこのバイオアセンブラの中でも中心的な役割をなす学術分野であり，プロジェクトの中ではさまざまな方法論が研究され，ツールが開発されてきました。

　人工組織を作製する取組みは，もちろんこれまでに多くの研究開発が行われてきました。足場を形成しその上に細胞を培養する手法，細胞のみから直接組織を形成する組織再生技術，インクジェットを用いたバイオプリンティングなどが提案されています。本書における取組みは，マイクロロボットが得意とする微小対象物の操作と計測を最大限に活用し，基本的には細胞単体から丁寧なボトムアップにより3次元組織を構成していく方法論を扱っている点が大きな特徴です。単一細胞や細胞凝集体を個別に取り扱うことができるため，このようなことが可能となりました。また，人工組織のサイズを大きくする際に突き当たる壁，すなわち内部への酸素と栄養補給の方法が課題となります。基本的には血管様構造を組織内部に導入しなければなりません。血管様構造の構築法や導入法についてもさまざまな角度から提案をしています。

　本書では，目的の構造や機能を有する3次元人工組織のさまざまな構築法やツールについて，プロジェクトで提案された方法論をできる限り体系的にまとめました。本書が今後の組織構築と再生医療の発展に資することを執筆者一同が願っています。

2016 年 6 月

編　者　新井　健生

目　　　次

1．3次元細胞システム

1.1　3次元細胞システムとは ……………………………………………………… *1*

　　引用・参考文献　3

1.2　3次元細胞システムの構築 …………………………………………………… *3*

2．3次元細胞システムの構築法
〜機能オリエンテッド〜

2.1　細胞シート技術による3次元細胞システム（3次元組織）の構築および移植用

　　装置セルスクーパの開発 ……………………………………………………… *7*

　　2.1.1　細胞シート積層化による3次元組織の構築および再生医療への応用　7

　　2.1.2　温度応答性培養皿と細胞シート技術による3次元組織の構築　7

　　2.1.3　細胞シートの積層化プロトコール　10

　　2.1.4　作製3次元組織の移植法および移植用装置セルスクーパ　14

　　引用・参考文献　18

2.2　糖尿病治療を目指した生体適合性の高い3次元膵島複合体の構築 …………… *24*

　　2.2.1　は　じ　め　に　24

　　2.2.2　高分子による細胞の表面修飾方法　26

　　2.2.3　細胞の表面修飾方法を利用した細胞膜への短鎖DNAの導入　28

　　2.2.4　2次元状に細胞を配列する方法　28

　　2.2.5　3次元状に細胞を配列する方法　31

　　2.2.6　生細胞で被覆した膵島と糖尿病治療への応用　34

　　2.2.7　お　わ　り　に　35

　　引用・参考文献　36

2.3　磁気細胞操作技術による3次元細胞組織の構築 ……………………………… *38*

　　2.3.1　は　じ　め　に　38

　　2.3.2　機能性磁性ナノ粒子　38

　　2.3.3　磁力を用いた遺伝子導入法　39

　　2.3.4　3次元組織様構造の構築　41

　　2.3.5　骨格筋ティッシュエンジニアリング　42

　　2.3.6　筋芽細胞シートの作製　43

2.3.7 遺伝子導入筋芽細胞シートの作製 44

2.3.8 筋束様組織の作製 45

2.3.9 お わ り に 47

引用・参考文献 48

2.4 付属器を備えた皮膚の構築 ……………………………………… 50

2.4.1 皮膚組織の構造と機能 50

2.4.2 表皮幹細胞と組織再生 51

2.4.3 創傷皮膚の組織再生 52

2.4.4 *In vivo* 皮膚再構成モデル 52

2.4.5 *In vitro* における自律的組織構築 54

引用・参考文献 56

2.5 高弾性血管の創生 ……………………………………………… 57

2.5.1 は じ め に 57

2.5.2 血管の力学 57

2.5.3 血管の力学パラメーター 59

2.5.4 弾性線維の形成 61

2.5.5 バイオリアクターと高弾性血管の誘導 62

2.5.6 お わ り に 64

引用・参考文献 64

2.6 細胞システムの機能長期保持 ……………………………………… 66

2.6.1 は じ め に 66

2.6.2 細胞の形態に大きな影響を及ぼす因子:酸化ストレス 67

2.6.3 肝機能を長期にわたり発現するスフェロイドシステムの構築 71

2.6.4 お わ り に 73

引用・参考文献 74

3. 3次元細胞システムの構築法
～構造オリエンテッド～

3.1 フルイディクスを駆使したハイドロゲルファイバーの作製 ………………… 76

3.1.1 は じ め に 76

3.1.2 ハイドロゲルの材料 77

3.1.3 ハイドロゲルファイバーの作製法 79

3.1.4 ハイドロゲルファイバーの作製例 81

3.1.5 ハイドロゲルファイバーを用いた線形組織の構築例 83

3.1.6 お わ り に 87

引用・参考文献 87

3.2 マイクロメッシュを用いた層状細胞構造の構築 ……………………… 89

3.2.1 は じ め に 89

3.2.2　メッシュを用いた細胞培養法　89

3.2.3　メッシュ培養法を用いた細胞高次構造の構築　93

3.2.4　メッシュ培養法による細胞分化の制御　94

3.2.5　お わ り に　97

引用・参考文献　97

3.3　マイクロアクチュエータアレイによる2次元任意形状の形成 ……………… 98

3.3.1　は じ め に　98

3.3.2　マイクロチップデバイスの作製　99

3.3.3　アクチュエータの変形性能評価　102

3.3.4　多様な形状の細胞パーツの作成　104

3.3.5　お わ り に　105

引用・参考文献　105

3.4　マイクロプレートを用いた3次元組織の構築 ……………………………… 106

3.4.1　は じ め に　106

3.4.2　細胞培養可能なマイクロプレートの特性　107

3.4.3　細胞培養可能なマイクロプレートの作製法　109

3.4.4　マイクロプレートを用いた3次元組織構造の構築法　111

3.4.5　お わ り に　115

引用・参考文献　116

3.5　フルイディクスを駆使したゲルファイバー ………………………………… 118

3.5.1　ゲルファイバーの2次元・3次元構造への展開　118

3.5.2　ファイバーの集積化による3次元構造の構築　119

3.5.3　並列化流路構造を用いた平面的ハイドロゲルシートの作製　120

引用・参考文献　122

3.6　ロボットアームを用いたゲルファイバーによる3次元組織の構築 ………… 123

3.6.1　は じ め に　123

3.6.2　3次元構造構築システム　124

3.6.3　ゲルファイバーの生成法　125

3.6.4　3次元構造の構築　126

3.6.5　3次元格子構造の構築　127

3.6.6　細胞を含んだ3次元格子構造の構築と培養　128

3.6.7　お わ り に　129

引用・参考文献　139

3.7　ゲルファイバー操作による3次元組織の構築 ……………………………… 130

3.7.1　は じ め に　130

3.7.2　ゲルファイバー巻取りシステム (Gel-FRS) による小口径細胞構造体の
アセンブリ実験結果　131

3.7.3　マグネティックゲルファイバーの磁気操作による3次元アセンブリ　134

viii　　目　　　　　　次

引用・参考文献　139

3.8　マルチチャネルコラーゲンゲルを用いた3次元再生組織の構築 ……………… 141

3.8.1　は　じ　め　に　141

3.8.2　マルチチャネルハイドロゲルの発見　142

3.8.3　マルチチャネルコラーゲンゲル　143

3.8.4　MCHG の形成機構　144

3.8.5　マルチチャネルコラーゲンゲルを用いた3次元再生組織の構築技術　146

引用・参考文献　154

3.9　バイオプリンティング技術による3次元アセンブリ ……………………………… 156

3.9.1　バイオプリンティングのはじまり　156

3.9.2　バイオプリンティングとは　156

3.9.3　バイオプリンティングの特徴　157

3.9.4　印刷技術のポテンシャル　162

3.9.5　生体組織構成物の実装というコンセプト　165

3.9.6　培養組織というパーツと3次元アセンブリ　166

3.9.7　お　わ　り　に　169

引用・参考文献　169

3.10　光硬化性材料を応用した管状細胞構造体の構築 ……………………………… 170

3.10.1　は　じ　め　に　171

3.10.2　オンチップ加工による2次元細胞構造体の作製　174

3.10.3　3次元マイクロ構造体のオンチップアセンブリによるマイクロチューブの作製　175

3.10.4　血管様マイクロチューブのオンチップ組立て　178

3.10.5　お　わ　り　に　179

引用・参考文献　180

4.　3次元細胞システムの応用

4.1　モールディングによる血管構造を含む立体組織の構築 ………………………… 184

4.1.1　は　じ　め　に　184

4.1.2　酸素供給に基づく組織構築の設計論　185

4.1.3　血管構造作製方法　189

4.1.4　電気化学的原理を用いた細胞脱離法　191

4.1.5　電気化学的な細胞脱離を用いた血管様構造の構築　192

4.1.6　血管様構造を持つ3次元肝組織の作製　194

4.1.7　お　わ　り　に　195

引用・参考文献　195

4.2　インクジェット交互積層（LbL）法による多機能性3次元皮膚モデル ………… 196

4.2.1　は　じ　め　に　196

4.2.2　細胞集積法による毛細血管・リンパ管網を有する皮膚モデルの構築　197

4.2.3　3D プリンターを用いた 3D 細胞プリントによる 3 次元構造体構築の現状と課題　200

4.2.4　細胞のインクジェットプリント制御　202

4.2.5　3 次元肝組織チップの作製と薬剤毒性評価への応用　204

4.2.6　お わ り に　206

引用・参考文献　206

索　　引 ……………………………………………………………………… 209

1. 3次元細胞システム

▶ 1.1 3次元細胞システムとは ◀

　3次元細胞システムは，個々の細胞が組み合わさって3次元形状をなす構造体である。本書では，特に，生体外で形成されるものを扱っており，生体内の組織に対応した生物機能を有するものである。

　再生医療では人工の組織を生体内で形成する臨床や研究開発が1980年代より活発になった[1),2)]†。移植医療に代わる新たな治療法として再生医療は大きな期待を集めており，特に，3次元形状を有する臓器の形成方法は，1993年にLangerが提唱した組織工学によって大きく発展した。足場（scaffold）に細胞を播種し培養することによりさまざまな形状の組織の形成を実現し，一部は臨床応用にも至っている。

　一方で，肝臓や膵臓などの臓器は多様な細胞が高い密度で階層化されることで形成されており，このような複雑な臓器・組織の構築法はいまだに確立されていない。現在，iPS細胞などの幹細胞から高効率に臓器の細胞を分化誘導する技術の確立が進められ，すでに手法が確立されつつある臓器・組織さえある[3)]。しかしながら，複雑な臓器・組織の再生医療を実現するためには，このような分化誘導技術に加え，生体外で3次元形状を有する臓器・組織を構築する技術が必要となる。このような背景をふまえ，本巻では，人工の3次元細胞システムを生体外で構築するためのツールや方法論について，体系的に論じた設計論としてまとめている。

　細胞は，培養液中で増殖成長する。しかし，一般的には培養器の底に平面上に広がるのみであり，任意の3次元形状とすることは困難である。そこで細胞が空間的に増殖するように「立体的足場」を設け，その足場に沿って3次元形状を構築する方法が考えられてきた。足場を目的の3次元形状に成型する方法，細胞が3次元形状に成長したあとに足場を除去する

---

† 肩付き数字は，節末の引用・参考文献の番号を表す。

方法など難しい課題があった[2]。本書では微細操作や微細加工を得意とするマイクロロボティクスの方法論を活用し，単一細胞から3次元形状を組み立てていく方法について着目している。

マイクロロボティクスの分野では，微小な対象物をハンドリングしたり組み付けるマイクロマニピュレーション技術や，微小な流路を用いて対象物を搬送したり操作する技術などが開発されてきた。2000年以降はこのような技術を特にバイオ分野に応用することが活発化し，細胞や細胞内を操作するバイオナノ・マイクロマニピュレーション，微小力の計測，マイクロ流路を用いた細胞操作などにより，細胞や組織の解析に役立ってきた。2010年以降は，ハンドリングや計測の超高速化が進み，単一細胞の操作計測，細胞から組織を構築する技術への応用が始まった。

人工組織構築の難しい点は，例えば培養などにより細胞集団が3次元的に一定の大きさを持つようになると，その内部に細胞が必要とする酸素や栄養を適切に補給しなければならないことである。例えば，細胞が球状に集合した細胞塊（spheroid）では，およそ100 μm以上の大きさになるとその内部に十分な酸素と栄養がいきわたらず，内部の細胞が壊死する（necrosis）現象が生ずる。

図1.1はNIH3T3をモールドして組織状に培養したものを示すが，培養48時間後に中央部が壊死を始めている。一方，生体内では血管網が組織内に張り巡らされており，十分な酸素と栄養がいきわたるためこのようなことは起こらない。したがって，3次元形状を作り上げると同時に，内部に血管と同じ役割をする補給路も同時に構築する必要がある。基本的には中空上の管路やチューブ状の細胞システムを組み入れることになる。このように3次元細胞システムは，目的の生物機能を有する細胞群とともに中空構造，またはチューブ状の組織を組み入れることにより構成される。中空状細胞システムを作製するツールや細胞システム内に中空構造を作り込む方法論の詳細も示される。

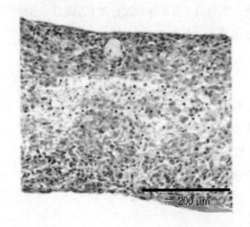

図1.1 細胞壊死の例。NIH3T3組織の48時間培養結果において中央部の白い部分が壊死を始めている。(Y. Matsunaga, "Advanced material supporting informa-tion," 2010. より)

引用・参考文献

1) 器官形成研究会 編，"器官形成——発生生物学から臓器工学まで——，"培風館，1998.
2) 立石哲世，田中順三編著，"再生医療工学，"工業調査会，2004.
3) 山中伸弥，中内啓光編，"再生医療へ進む最先端の幹細胞研究，"実験医学増刊（羊土社），vol. 26, no. 5, 2008.

▶ 1.2 3次元細胞システムの構築 ◀

3次元の組織を構築するうえで大きく二つのアプローチが取れる。

一つ目は，3次元の構造体をより低次元の構造体から構成することで3次元化を行うボトムアップアプローチである。例えば，単一細胞（0次元）から線状の1次元細胞システム，面状の2次元を経て，立体構造の3次元化を図っていく方式である。

二つ目は，足場に細胞を播種するトップダウンアプローチであり，上述した組織工学の概念が提案された初期のアプローチである。これは，すでに臨床応用されつつあるが，肝臓や膵臓のような複雑な臓器・組織を構築することは困難であると考えられている。

また，機能的な3次元細胞システムを実現するうえでも，大きく二つのアプローチが取れる。

一つ目は，目標とする細胞システムの構造に着目した，構造的視点に基づいた構築法である。上述したボトムアップ式やトップダウン式の構築手法を駆使して，組織や臓器の構造を再現することにより，機能的な3次元細胞システムを実現するアプローチである。例えば，細胞が培養可能なハイドロゲルを用い，マイクロ流路やバイオプリンティングと組み合わせることにより複雑な構造を再現する取組みがなされている。

二つ目は，初めから目標となる細胞システムの機能に着目し，その機能が発現されやすい方法論を適用して構築するアプローチである。必要な細胞を用意して機能を発現することに主眼があり，必ずしも構造が現実の組織や臓器と同じとは限らない。アッセイ用の細胞システムを組み込んだマイクロチップ，十分な強度を持つ人工的な足場と細胞を組み合わせた人工血管，移植用の小型臓器（臓器原基）などが例として挙げられる。

図1.2は，0次元から目的の3次元構造を作製するツールと方法論をまとめて示したものである。以下に0次元（細胞単体）から1次元，2次元を経て3次元を構築する方式を説明する。

① 0次元から1次元

・**ゲルファイバー方式**　微細加工され内部に流路を有するマイクロノズル先端から細胞

4   1. 3次元細胞システム

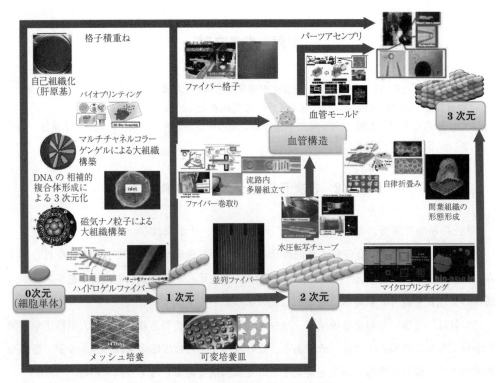

図1.2　3次元構造作製の各種方法論

を含むゲルを凝固溶液中に放出することにより，細胞が包埋された糸状の細胞システムを構築する．

② 0次元から2次元

・**メッシュ方式**　微細加工されたマイクロメッシュ上に，細胞を播種することにより得られる「培養液中に宙づりになった」細胞のモノレイヤー面状の細胞システムを構築する．

・**温度応答性培養方式**　培養皿底面に境界温度で疎水性と親水性が切り替わる高分子材料を塗布することにより，皿表面の平面上に培養されたシート状の細胞システムを構築する．

・**可変培養式**　半球状の微小メンブレンアクチュエータを2次元平面に配列し，任意の凹凸を培養面に形成して任意の2次元形状を持つ細胞システムを構築する．

・**プリント式**　パターンが刻まれた版にフィブロネクチンなどで細胞パターンを塗布し，これを平面上に転写することにより2次元パターンの細胞システムを構成する．

③ 0次元から3次元

・**鋳型方式**　細胞表面に接着性高分子を塗布し，細胞を鋳型に入れて成型することに

より任意3次元構造の細胞システムを構築する。

- **磁気操作方式**　細胞内に磁性ナノ粒子を導入し，外部磁界により個々の細胞を操作し目的の3次元構造を有する細胞システムを構築する。

- **マルチチャネルコラーゲンゲル方式**　多管構造を有するコラーゲンゲルを用いて血管を配備した球状スフェロイドを作製し，これを配列・集積することで任意3次元構造を有する細胞システムを構築する。

- **自己集積方式**　iPS細胞由来の臓器細胞と間葉系幹細胞，血管内皮細胞を適切な環境条件で培養することにより内部に血管を有し，原臓器の機能を有する3次元構造（必ずしも任意の形状ではない）を有する細胞システムを構築する。

④　**1次元から2次元**

- **ファイバー並列式**　①に示すマイクロノズルを並列化することにより，シート状の細胞システムを構築する。

⑤　**1次元から3次元**

- **格子方式**　ファイバーのノズルをロボットアームにより動かし，一筆書きの要領で格子形状を積み上げることにより3次元構造を有する細胞システムを構築する。格子形状は隙間があるため培養液が内部に行き届き，壊死を防ぐことができる。

⑥　**1次元からチューブ構造**

- **ファイバー巻取り方式**　円筒状の型にファイバーを巻き付けることによりチューブ状の細胞システムを構築する。

⑦　**2次元から3次元**

- **プリント積層式**　②のプリント式の平面構造を単純に積層することにより3次元の細胞システムを構築する。

- **セルスクーパ積層式**　シート細胞を形を崩さずにすくい取り，さらに元の形を崩さずに再度広げることが可能なスクーパによりシートを積層することにより3次元の細胞システムを構築する。

- **パーツ組立て式**　型などにより作成されたスフェロイド状の小型細胞システム（おおむね100 μm程度以下）をマイクロハンドにより操作して複雑な3次元形状を有する細胞システムを構築する。

⑧　**2次元からチューブ構造**

- **シート巻取り方式（水圧法）**　細胞シートを培養液中で円筒状の棒ですくい取り，巻き付けることによりチューブ状の細胞システムを構築する。

⑨　**中空の作り込み**

- **剣山方式**　金メッキされた剣山状の針の周りに目的の細胞システムを構築し，剣山

に電位を与えることで電気化学的に剣山表面に付着した細胞を剥離して剣山を引き抜く。剣山を抜いたあとに空洞が生じ，この空洞に培養液を送流することにより酸素と栄養を補給する。

2.

3次元細胞システムの構築法
～機能オリエンテッド～

▶ **2.1 細胞シート技術による3次元細胞システム（3次元組織）の構築および移植用装置セルスクーパの開発** ◀

2.1.1 細胞シート積層化による3次元組織の構築および再生医療への応用

温度応答性培養表面[1]～[3]は37℃では疎水性を示し，通常のポリスチレン培養皿のように細胞が接着し，増殖できる。一方20℃では親水性を示し細胞は培養皿から脱着する。温度応答性培養皿上でコンフルエントまで増殖した細胞は培養温度を20℃に低下させることにより，細胞間接着を維持したままそれらの細胞をシート状に剥離することができる。そのシート状の細胞を細胞シートと名付けている。複数の細胞シートは容易に積層化でき，機能的にも結合した3次元組織を *in vitro* で構築できる[4]～[7]。また，構築した3次元組織は容易に目的組織・臓器に移植でき，高い生着性を示す[6]～[13]。

細胞シートを用いた臨床研究は，すでに6分野（眼科学，消化器外科学，循環器外科学，歯科・口腔外科学，整形外科学，耳鼻科学）で開始されている[14]～[20]。さらに呼吸器外科学などでも臨床研究の準備中である[21],[22]。

このように細胞シート技術はさまざまな組織の構築に応用され，再生医療研究に用いられている。ここでは温度応答性培養皿，細胞シート工学，細胞シート技術を用いた3次元組織構築法，さらには構築3次元組織の生体組織・臓器への移植法について，最近開発されたセルスクーパ[7],[23]などデバイスを中心に解説する。

2.1.2 温度応答性培養皿と細胞シート技術による3次元組織の構築

poly（*N*-isoproplyacrylamide）（PIPAAm）は温度応答性ポリマーであり，水溶液中でそのポリマーの lower critical solution temperature（LCST）である32℃以上では疎水性を示し，それ以下の温度では親水性を示す[24]。*N*-isoproplyacrylamide（IPAAm）モノマーを電子線照射などにより，通常のポリスチレン培養皿表面上に重合化した PIPAAm を共有結合させることができる[1],[2]。そのポリマーの厚さが20 nm 程度のときに，その表面は温度変化に反応

し可逆的な親水性・疎水性変化を示す[3]。作製した温度応答性培養皿表面は，ポリマーのLCST（32℃）以上の温度，すなわち通常の哺乳動物細胞の培養温度である37℃では疎水性を示し，細胞はポリスチレン培養皿同様に，その表面で接着・増殖することができる（**図2.1 (a)**）。

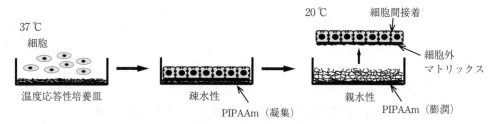

(a) 温度変化による温度応答性培養皿の親水性・疎水性の可逆的変化と細胞シートの作製

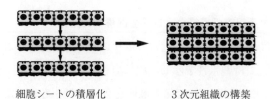

(b) 細胞シートの積層化による3次元組織の構築

図2.1 温度応答性培養皿による細胞シートの作製および3次元組織の構築

一方，32℃以下に低下させることによりその表面は親水性を示し，その表面上の細胞はタンパク質分解酵素を使用することなく剥離・回収することができる。

また，コンフルエント状態まで増殖した細胞は，培養温度を低下させることにより細胞間接着を維持したまま細胞シートとして回収できる（図(a)）。新生仔ラット心臓組織由来の心筋細胞，マウスES細胞から分化誘導した心筋細胞およびヒトiPS細胞から分化誘導した心筋細胞を温度応答性培養皿に播種すると，それらの細胞はギャップ結合を含む細胞間結合を形成し，電気的・機能的に結合する。培養温度を20℃に低下させることにより細胞間接着を維持したまま心筋細胞シートとして回収できるが，回収されたそれらの細胞シートは電気的・機能的にも結合を維持している[4)～7), 25)～27)]。また，回収した細胞シートは細胞間接着とともに細胞外マトリックスも保持しているため[28)～31)]，細胞シートは培養表面やほかの細胞シートさらに組織・臓器にも縫合の必要なく速やかに接着する。通常の培養皿からタンパク質分解酵素処理によって回収したばらばらの細胞を移植した場合に比べて，細胞シート移植は顕著な生着効率の向上を示し，また高い治療効果を示す[8)～10), 12)]。細胞シート技術を使い多様な組織・臓器の構築に成功し，またさまざまな疾患モデル動物へ移植したところ高い組織再生能・治療効果を示した（角膜，心筋，食道，歯周，中耳，軟骨，肺，腎臓，肝臓，

膵臓，甲状腺，膀胱，皮膚，子宮などの各組織・臓器[4),8),9),11)~21),29)~37)]。また，血友病治療を目指した細胞シート研究，またがん細胞シートを用いた *in vivo* がん動物モデルの確立を目指した研究も行われている[38)~41)]。

現在細胞シート技術は

① 角膜輪部細胞や口腔粘膜細胞シートによる角膜の再生治療（大阪大学，フランスリヨン国立病院）

② 食道がんの内視鏡切除後の口腔粘膜シートによる再生治療（東京女子医科大学）

③ 筋芽細胞シートによる拡張性心筋症または虚血性心疾患の再生治療（大阪大学）

④ 歯根膜細胞シートによる歯周組織の再生治療（東京女子医科大学）

⑤ 軟骨細胞シートによる関節軟骨の修復再建治療（東海大学）

⑥ 鼻粘膜細胞シートによる中耳腔粘膜組織の再生治療（東京慈恵会医科大学）

などさまざまな分野で臨床研究が行われている[14)~20),22)]。

眼科学および消化器外科学領域では単層の細胞シートが用いられているが，ほかの領域では通常複数の細胞シートを積層化し，移植に使用している。例えば，脚の筋肉組織より採取し，作製した自己の筋芽細胞シートを用いた重症心不全治療の臨床研究の最初の例では100 mmの温度応答性培養皿で作製した大きな細胞シートを4枚積層化し，それらを5か所計20枚の細胞シートが移植された[15)]。この移植を受けた患者は心機能の顕著な改善が認められ，補助人工心臓を外し退院することができた。移植した筋芽細胞シートからサイトカインやケモカインなどのさまざまな因子が産生され，それらの因子が移植部位に血管新生や幹細胞の集積などをもたらし，さらに組織の線維化や組織構成細胞のアポトーシスを阻害することなどにより障害を受けた心筋組織の再生が促進され心機能が回復すると考えられている（パラクライン効果）[42)]。パラクライン効果は移植細胞数を増やすことによりその効果が増大すると考えられ，実際ラットモデルにおいて筋芽細胞シートの移植枚数の増加に従って，心機能改善効果の増大が示されている[43)]。また，ヒト α1-アンチトリプシン発現トランスジェニックマウス肝組織から単離した肝細胞を用いて作製した肝細胞シートを通常のマウスに移植したところ，長期間（フォローアップ期間140日）血清中にヒト α1-アンチトリプシンが検出された[30)]。このとき単層の肝細胞シートを移植した場合に比べ，積層化細胞シートを移植することにより，より高いヒト α1-アンチトリプシンの分泌が認められた。心不全治療や糖尿病などの治療には 10^9 個レベルの細胞の移植が必要と考えられている[44)]。複数の細胞シートを積層し，3次元的に細胞を積み上げることにより，より多くの細胞の移植が可能となり，より効果的な治療法の確立さらには治療適応の拡大の可能性をもたらす。培養皿上で平面的に培養された細胞の2次元培養環境と3次元組織化された細胞の培養環境の違いが細胞の遺伝子発現や生物学活性に影響を与えると考えられており，3次元環境はより *in vivo* の環境に近いと考えられている[45]。そのため積層化細胞シートを用いた3次元環境は，多くの細胞を移植できることだけでなく，付加的なメリットをもたらす可能性もある。前述のように東海大学において患者自身の軟骨細胞から作製した積層化軟骨細胞シートを用いた膝関節軟骨損傷に対する臨床研究がすでに開始されている[18]。軟骨細胞は2次元培養環境下では軟骨細胞の表現型を失い脱分化しやすいことが知られている[46]。培養皿上の軟骨細胞や単層の軟骨細胞シートに比べて，3次元化した積層化軟骨細胞シートでは2型コラーゲン，SOX9，アグリカンなどの軟骨細胞特異的遺伝子の発現が増加することが報告されている[47],[48]。これらの結果は，細胞シートを積層化することにより形成された3次元組織内の培養軟骨細胞はより生体の軟骨細胞・組織に近い性質を持つことを示している。さらに，子宮内膜由来間葉系幹細胞から作製した多層の積層化細胞シートを，培養することにより積層後速やかに軟骨様細胞に分化することも示されている[49]。この結果は子宮内膜由来間葉系幹細胞が軟骨再生治療の細胞ソースとして有用であることを示すとともに，間葉系幹細胞を3次元化することにより効率的に軟骨細胞へ分化誘導できる可能性を示している。積層化細胞シート内の高細胞密度環境が低酸素・低栄養・高サイトカイン環境などをもたらし，これらの3次元環境が軟骨細胞の性質の維持や幹細胞の軟骨細胞への分化をもたらしていると考察される。2次元と3次元培養環境の違いが幹細胞を含むさまざまな細胞にどのような影響・効果を与えるのか，それらの解明は基礎的な（幹）細胞生物学研究，さらにより応用的な組織工学や再生医療研究に重要である。細胞シート技術は細胞シートの積層化枚数によりその組織の厚さを厳密に制御できるため，それらの解明に寄与できるものと考えている。細胞シートを積層化することにより，より多くの細胞を移植できるとともに，さらに目的に応じたより機能的な3次元組織を移植に用いられる可能性が示されている。

2.1.3 細胞シートの積層化プロトコール

　本項では細胞シートの積層化・3次元組織構築プロトコールについて詳述する。温度応答性培養皿から剥離した細胞シートは，単層のものでもある程度の強度を持っていて，ピペットで吸い上げても壊れることなく温度応答性培養皿からほかの培養表面に移動することができる（**図 2.2**）。ピペットで培地と一緒に細胞シートを吸い上げ，通常のポリスチレン培養皿あるいはほかの温度応答性培養皿に培地と一緒に細胞シートを移動し，ピペットで吸い上げることにより丸まった細部シートは，培養皿を回転させることにより，あるいは培地を細胞シートの上から滴下するなどの操作により広げることができる。そして培地を除くことにより細胞シートはよりきれいに広がるとともに培養皿とより接着し，この状態で37℃のCO_2インキュベーターで20〜30分培養することにより細胞シートと培養表面は強く密着し，培地を注いでさらに回転させるなどして水流を与えても培養皿から剥離しなくなる。

2.1 細胞シート技術による3次元細胞システム（3次元組織）の構築および移植用装置セルスクーパの開発

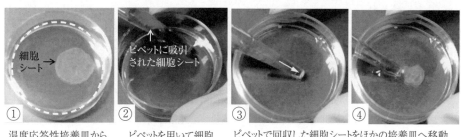

① 温度応答性培養皿から剥離した細胞シート†
② ピペットを用いて細胞シートを回収
③ ピペットで回収した細胞シートをほかの培養皿へ移動

† 培養血の細胞接着面（破線部）との比較から、剥離により細胞シートが縮むことがわかる。

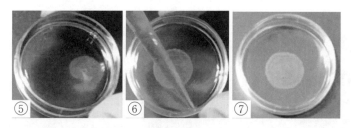

⑤ 培養皿を回転する、または細胞シートの上から培地を滴下するなどして細胞シートを広げる。
⑥ 培地を除き細胞シートをきれいに広げ、培養皿へ接着させる。
⑦ 37℃で20〜30分培養し培養皿と細胞シートを強く密着させる。

図2.2　細胞シートの培養皿への接着

1枚目の細胞シートが培養皿に密着したら、つぎに2枚目の細胞シートを1枚目の細胞シートが接着した培養皿へ移動し、そして培養皿を回転させることにより、あるいは培地を細胞シートの上から滴下することにより1枚目の細胞シートの上で広げ、そして培地を除くことにより2枚目の細胞シートはよりきれいに広がり細胞シートどうしがより接着する（図2.3）。そして37℃のCO$_2$インキュベーターで20〜30分培養することにより積層化細胞シートは強固に密着する。この操作を繰り返すことにより細胞シートを積層化でき、厚い3次元組織を作製できる[4),6),50),51)]。光干渉断層撮影装置（OCT）を用いて細胞シートと培養皿表面の間あるいは積層化細胞シート間を断層観察したところ、それらは20〜30分程度で速やかに密着する様子が観察された[52)]。また遠心機を用い細胞シートを接着させた培養皿を低速で遠心（12–34×g）することにより3分程度で細胞シートと培養皿表面また積層化細胞シート間を強固に密着でき、3次元組織の作製時間を大幅に短縮できる[53)]。

ハイドロゲル（フィブリンゲル、ゼラチンゲル）をコートしたスタンプ型細胞シート積層化デバイスを用いても細胞シートを積層化することができる[6),54)〜58)]。ハイドロゲルの細胞と接着性を利用し、温度応答性培養皿で培養されたコンフルエントの細胞上にそれらのデバイスをゲルが細胞シートに接するように乗せ、20℃に設定したCO$_2$インキュベーターで30〜60分培養し、培養後積層化デバイスを引き上げることによりコンフルエントの細胞を細

12   2. 3次元細胞システムの構築法〜機能オリエンテッド〜

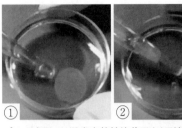
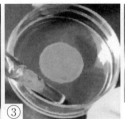

① ② ピペットを用いて温度応答性培養皿から剥離した2枚目の細胞シートを回収

③ ④ 1枚目の細胞シートが接着した培養皿へ，ピペットで回収した2枚目の細胞シートを移動

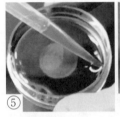
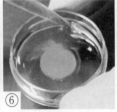
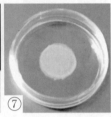

⑤ 培養皿を回転する，または細胞シートの上から培地を滴下するなどして，2枚目の細胞シートを1枚目の細胞シートの上で広げる。

⑥ 培地を除き2枚目の細胞シートを1枚目の細胞シート上できれいに広げ，接着させる。

⑦ 37℃で20〜30分培養し積層化細胞シートを強く密着させる。

ここでは別の培養皿へ移動しているが，剥離した温度応答性培養皿を用いてその上で再接着させ，細胞シートを積層化することもできる。温度応答性培養皿上で細胞シートを積層化することにより，最後に温度低下により容易に積層化細胞シートを培養皿から剥離し，移植などに用いることができる。しかし，温度応答性培養皿上で積層化する場合は，操作の途中で接着した細胞シートが温度低下により培養皿からの剥離する可能性があるため，温めた培地を用いる，さらに，37℃のホットプレート上で操作を行うことが必要となる場合がある。

図2.3 細胞シートの積層化

胞シートとして回収することができる（図2.4(a)〜(c)）。

　つぎに，回収した1枚の細胞シートを接着したデバイスを，別の温度応答性培養皿上でコンフルエントに培養された細胞上に乗せ，37℃あるいは20℃のCO_2インキュベーターで30〜60分培養し（フィブリンゲルの場合は37℃でも溶解しないため37℃で細胞間接着を促進させてから20℃の低温処理を行う。一方，ゼラチンゲルの場合は37℃で溶解するため細胞シート剥離および細胞間接着を20℃で行う），培養後積層化デバイスを引き上げることにより2層に積層した細胞シートを回収することができる（図(d)〜(f)）。ゼラチンゲルは細胞シートを積層したのち37℃で温めることにより除去することができる。必要に応じてフィブリンゲルとゼラチンゲルを使い分けている。これらの操作を繰り返すことにより3次元組織を作製することができる。また，これらの操作を自動化した自動細胞シート積層化装置も開発されている[59]。このデバイスを用いると伸びたままの細胞シートが回収されるのに対し，前述のような自然に温度応答性培養皿から剥離した細胞シートは縮んでサイズが小さくなる。例えば，図2.2の①は培養皿から剥離後の細胞シートであるが，写真で示すように培養皿の細胞接着面（破線部分）に比べて小さく縮んでいる。細胞が剥離するとき足場を失う

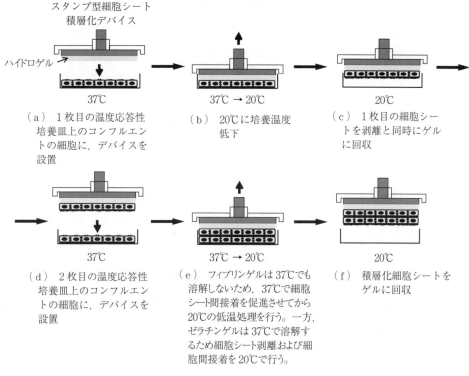

図 2.4 スタンプ型細胞シート積層化デバイスによる細胞シートの積層化

ことにより Z 軸方向に張力が生じ，細胞骨格の再構築が起こることが原因ではないかと考えている。実際細胞シートは剥離前に比べて剥離後に数倍程度の厚さを持つことがわかっている[6),60)]。polyglycolic acid（PGA）シートなどの支持膜を用いて細胞シートを積層化する方法も報告されている[61)]。必要に応じてこれらの方法を使い分けている。

このようにして細胞シートを積層化することにより厚い 3 次元組織を作製することができる。一方，血管網のない 100 μm 以上の積層化細胞シート組織の内部では壊死が認められ，それ以上の厚い組織の構築を妨げていること[51),62)]，それらの組織壊死は組織内部の拡散阻害による低酸素・低栄養が原因であることを示唆する結果も得られている[50),51)]。また，細胞が密集した組織内部の乳酸，アンモニアなどの有害代謝産物の蓄積も組織壊死の原因と考えられる。これまでの臨床研究においては単層あるいは 4 層以下の積層化細胞シートが用いられている。最近，in vitro で血管床と還流型バイオリアクターを用いて組織内部に血管網を形成しつつ，血管床上に細胞シートを繰り返し積層することにより，厚い 3 次元心筋組織の作製にも成功している[63),64)]。

2.1.4 作製3次元組織の移植法および移植用装置セルスクーパ

細胞シート技術を用い *in vitro* で再構築した3次元組織はさまざまな方法を用い目的組織・臓器に移植することができる。polyethylene terephthalate（PET）メンブレンは細胞非接着性であるため，これを用いて培養液に浮遊した細胞シートをすくい取り，そしてピンセットなどを用いて PET メンブレンを抜き取るように細胞シートのみを組織・臓器に移植できる[6),7),13)]。また，市販の移植デバイス CellShifter™（株式会社セルシード）を用い，そのデバイスの保持する水分量の違いにより細胞シートの接着性・保持性が異なるという性質を利用し，細胞シートを培養皿から回収し，目的組織・臓器へ移植することができる[7),21)]。前述の PGA シートは細胞を積層化するときに用い，そのまま回収した積層化細胞シートを移植することができる[61)]。ハイドロゲルも細胞シートを積層化後にそのまま移植することができる[6),56)]。前述のようにゼラチンゲルは37℃で溶解するため，ゲルに接着した積層化細胞シートを目的組織・臓器に接着させたあとで37℃に温めた培地などで洗浄してゲルを除き，細胞シートのみを移植することができる。

近年では，培養皿から回収した細胞シートをすくい取り，培養皿や組織・臓器を含むほかの表面に移動・移植できるデバイス，セルスクーパが開発されている[7),23)]。

細胞シートを移載する方式として，従来，図 2.5 に示すように，瓦礫（れき）内探査ロボットにおいて研究がなされていた上下に二つのクローラユニットを有する方式を用いることが考えられる[73)]。二つのクローラ機構を有すると，移動体が滑ることなく入り込むことを特徴としている。逆に，この移動体側を固定し，対象物のほうをすくい取るようにすると，この構造は，対象物を環境に対して滑ることなく取り込むことを可能にする。しかしながら，本方式においては，結局2ユニット分の厚さを機構全体で有することになり，可能な限り薄く構成したほうが効果的であるすくい取り動作においては不向きである。そこで1ユニットのみでのすくい取り動作を行う薄型構造とする。従来，ロボット指機構の先端に取り付ける爪構造[74)]があるが，その研究の一つの実用寄りの位置付けとなる。

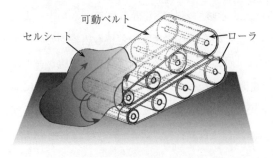

図 2.5 瓦礫内探査ロボットにも用いられる2層クローラ構造

また，食品の生地を扱う移載措置があるが[75)]，その操作の対象物として，生体組織を用い，かつ手動方式で術具として扱えるほど小型でプレートに柔軟性を持たせた構造である。

そのため，離し置きをする場合の環境が患部などの柔軟なものにも適応可能なように考慮してあるなどの特徴を有する。

まず，具体的構造として，①アクチュエータを搭載した能動方式，②操作者が力を加える受動方式の二つが考えられる。対象とする機構は，実際の用途としては工具や術具としてのものである。したがって，操作者・作業者が力を発生する受動方式のほうを採用することとした。この受動方式において，力付加の方法として，トリガーを引く方式などが考えられるが，部品点数の少なさなどを考慮に入れて，後方の突出部を押す方式を取り入れた。

開発されたセルスクーパは，おもに二つの構成部，細胞シート回収部とハンドリング部から構成されている（**図2.6**）。

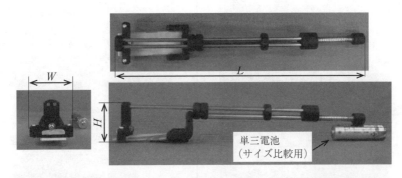

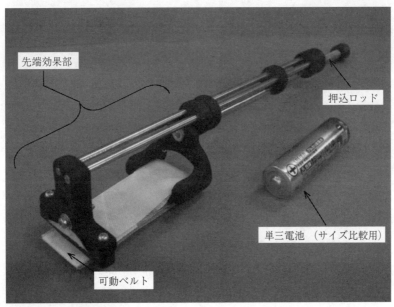

図2.6 考案・開発されたセルスクーパ

細胞シート回収部は柔軟な材料であるPET製の内部プレートおよびそれをカバーするpolytetrafluoroethylene（PTFE）製の可動シートから構成されている。また，ハンドリング

16   2. 3次元細胞システムの構築法〜機能オリエンテッド〜

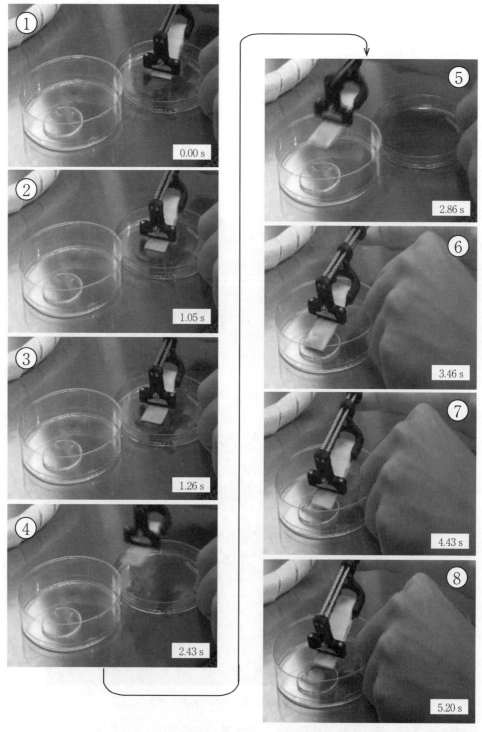

図 2.7 （口絵 1 参照） 細胞シートすくい取り動作の例

部はステンレス製のハンドリング構成部およびステンレス製の可動プッシュロッドから構成されている。可動プッシュロッド部が細胞シート回収部の内部プレートと接続されており，プッシュロッドを押し込むことにより内部プレートが前方に動き，それにつれて可動シートが動き，プッシュロッドを戻すとプレート，可動シートが元に戻る。ハンドリング構成部を握り，プッシュロッドを親指で押し込むことにより培養皿上で培地を除き広がった状態の細胞シートをすくい取り，親指を外すとばねでプッシュロッドが元に戻り細胞シートを目的表面に置いてくることができる。このデバイスを使うことにより細胞シートをほぼそのままの形で，ある表面から別の表面に速やかに移動することが可能となる（図2.7）。例えば，培養表面からほかの培養表面に速やかに2s程度で移動することができる[23]。また，凸凹した表面，例えば図2.8に示すように手袋をした手の甲にも移動することができる[23],[65]。

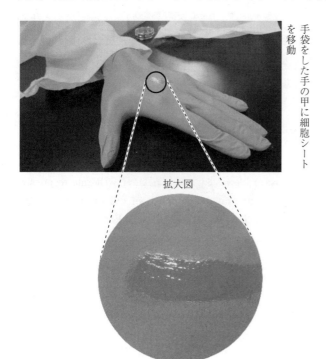

図2.8 柔軟性と曲率を有する対象物（ゴム手袋）への移載の例

操作そのものはピペット操作のような単純なものであり，初めて細胞シートを扱う初心者でもほとんど失敗することなく細胞シートを移動することができる（図2.9）。このようなデバイスを開発することにより熟練者だけでなく，初心者でも細胞シート操作を容易に行うことができ，それらは再生医療・組織工学研究を加速する。セルスクーパを用いることにより積層化した細胞シートを強く拍動するブタの心臓など組織・臓器に移植することができた[7],[23]。

東京女子医科大学先端生命医科学研究所では，組織からの細胞の単離[66],[67]から細胞培

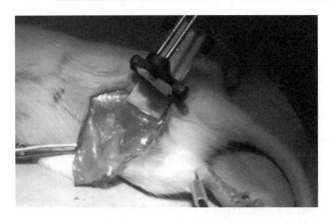

図2.9 （口絵2参照） ラット背面への細胞シート移載の様子

養[68]，さらに細胞シート技術を用い3次元組織を全自動で作製[60]するシステム「組織ファクトリー」（T-Factory）の開発に取り組んできた[22),69]。再生医療分野のみならず医学・生物学分野全般においてもこれからますます機械化・自動化が進んでくると思われる[70)〜72]。機械化・自動化は培養細胞や作製組織の安全性と品質の均一化や向上，さらには生産コストの削減にも大きく寄与し，再生医療臨床治療を促進する。移植過程の自動化も見すえている。

引用・参考文献

1) N. Yamada, T. Okano, H. Sakai, F. Karikusa, Y. Sawasaki, and Y. Sakurai, "Thermo-responsive polymeric surfaces; control of attachment and detachment of cultured cells," *Die Makromolekulare Chemie, Rapid Communications*, vol. 11, pp. 571-576, 1990.

2) T. Okano, H. Yamada, H. Sakai, and Y. Sakurai, "A novel recovery system for cultured cells using plasma-treated polystyrene dishes grafted with poly (N-isopropylacrylamide)," *J. Biomedical Materials Research*, vol. 27, pp. 1243-1251, 1993.

3) Y. Akiyama, A. Kikuchi, M. Yamato, and T. Okano, "Ultrathin poly (N-isopropylacrylamide) grafted layer on polystyrene surfaces for cell adhesion/detachment control," *Langmuir*, vol. 20, pp. 5506-5511, 2004.

4) T. Shimizu, M. Yamato, Y. Isoi, T. Akutsu, T. Setomaru, K. Abe, et al., "Fabrication of pulsatile cardiac tissue grafts using a novel 3-dimensional cell sheet manipulation technique and temperature-responsive cell culture surfaces," *Circulation Research*, vol. 90, pp. E40-E48, 2002.

5) Y. Haraguchi, T. Shimizu, M. Yamato, A. Kikuchi, and T. Okano, "Electrical coupling of cardiomyocyte sheets occurs rapidly via functional gap junction formation," *Biomaterials*, vol. 27, pp. 4765-4774, 2006.

6) Y. Haraguchi, T. Shimizu, T. Sasagawa, H. Sekine, K. Sakaguchi, T. Kikuchi, et al., "Fabrication of functional three-dimensional tissues by stacking cell sheets in vitro," *Nature Protocols*, vol. 7, pp. 850-858, 2012.

7) Y. Haraguchi, T. Shimizu, K. Matsuura, H. Sekine, N. Tanaka, K. Tadakuma, et al., "Cell sheet

technology for cardiac tissue engineering," *Methods in Molecular Biology*, vol. 1181, pp. 139–155, 2014.

8）I.A. Memon, Y. Sawa, N. Fukushima, G. Matsumiya, S. Miyagawa, S. Taketani, et al., "Repair of impaired myocardium by means of implantation of engineered autologous myoblast sheets," *J. Thoracic and Cardiovascular Surgery*, vol. 130, pp. 1333–1341, 2005.

9）H. Sekine, T. Shimizu, I. Dobashi, K. Matsuura, N. Hagiwara, M. Takahashi, et al., "Cardiac cell sheet transplantation improves damaged heart function via superior cell survival in comparison with dissociated cell injection," *Tissue Engineering Part A*, vol. 17, pp. 2973–2980, 2011.

10）F. Wei, C. Qu, T. Song, G. Ding, Z. Fan, D. Liu, et al., "Vitamin C treatment promotes mesenchymal stem cell sheet formation and tissue regeneration by elevating telomerase activity," *J. Cellular Physiology*, vol. 227, pp. 3216–3224, 2012.

11）G. Forte, S. Pietronave, G. Nardone, A. Zamperone, E. Magnani, S. Pagliari, et al., "Human cardiac progenitor cell grafts as unrestricted source of supernumerary cardiac cells in healthy murine hearts," *Stem Cells*, vol. 29, pp. 2051–2061, 2011.

12）Y. Terajima, T. Shimizu, S. Tsuruyama, H. Sekine, H. Ishii, K. Yamazaki, et al., "Autologous skeletal myoblast sheet therapy for porcine myocardial infarction without increasing risk of arrhythmia," *Cell Medicine*, vol. 6, pp. 99–109, 2014.

13）D. Chang, T. Shimizu, Y. Haraguchi, S. Gao, K. Sakaguchi, M. Umezu, et al., "Time course of cell sheet adhesion to porcine heart tissue after transplantation," *PLoS One*, vol. 10, p. e0137494, 2015.

14）K. Nishida, M. Yamato, Y. Hayashida, K. Watanabe, K. Yamamoto, E. Adachi, et al., "Corneal reconstruction with tissue-engineered cell sheets composed of autologous oral mucosal epithelium," *N. Engl. J. Med.*, vol. 351, pp. 1187–1196, 2004.

15）Y. Sawa, S. Miyagawa, T. Sakaguchi, T. Fujita, A. Matsuyama, A. Saito, et al., "Tissue engineered myoblast sheets improved cardiac function sufficiently to discontinue LVAS in a patient with DCM: report of a case," *Surgery Today*, vol. 42, pp. 181–184, 2012.

16）C. Burillon, L. Huot, V. Justin, S. Nataf, F. Chapuis, E. Decullier, et al., "Cultured autologous oral mucosal epithelial cell sheet（CAOMECS）transplantation for the treatment of corneal limbal epithelial stem cell deficiency," *Investigative Ophthalmology & Visual Science*, vol. 53, pp. 1325–1331, 2012.

17）T. Ohki, M. Yamato, M. Ota, R. Takagi, D. Murakami, M. Kondo, et al., "Prevention of esophageal stricture after endoscopic submucosal dissection using tissue-engineered cell sheets," *Gastroenterology*, vol. 143, pp. 582–588, 2012.

18）M. Sato, M. Yamato, K. Hamahashi, T. Okano, and J. Mochida, "Articular cartilage regeneration using cell sheet technology," *Anatomical record (Hoboken)*, vol. 297, pp. 36–43, 2014.

19）T. Iwata, K. Washio, T. Yoshida, I. Ishikawa, T. Ando, M. Yamato, et al., "Cell sheet engineering and its application for periodontal regeneration," *J. Tissue Engineering and Regenerative Medicine*, vol. 9, pp. 343–356, 2015.

20）Y. Yaguchi, D. Murakami, M. Yamato, T. Hama, K. Yamamoto, H. Kojima, et al., "Middle ear mucosal regeneration with three-dimensionally tissue-engineered autologous middle ear cell sheets in rabbit model," *J. Tissue Engineering and Regenerative Medicine*, doi: 10.1002/

term.1790.

21) M. Kanzaki, M. Yamato, J. Yang, H. Sekine, R. Takagi, T. Isaka, et al, "Functional closure of visceral pleural defects by autologous tissue engineered cell sheets," *European J. Cardio-Thoracic Surgery*, vol. 34, pp. 864–869, 2008.

22) M. Egami, Y. Haraguchi, T. Shimizu, M. Yamato, and T. Okano, "Latest status of the clinical and industrial applications of cell sheet engineering and regenerative medicine," *Archives of Pharmacal Research*, vol. 37, pp. 96–106, 2014.

23) K. Tadakuma, N. Tanaka, Y. Haraguchi, M. Higashimori, M. Kaneko, T. Shimizu, et al., "A device for the rapid transfer/transplantation of living cell sheets with the absence of cell damage," *Biomaterials*, vol. 34, pp. 9018–9025, 2013.

24) M. Heskins, J.E. Guillet, and E. James, "Solution properties of poly (*N*-isopropylacrylamide)," *J. Macromolecular Science*, vol. A2, pp. 1441–1445, 1968.

25) K. Matsuura, S. Masuda, Y. Haraguchi, N. Yasuda, T. Shimizu, N. Hagiwara, et al., "Creation of mouse embryonic stem cell-derived cardiac cell sheets," *Biomaterials*, vol. 32, pp. 7355–7362, 2011.

26) K. Matsuura, M. Wada, T. Shimizu, Y. Haraguchi, F. Sato, K. Sugiyama, et al., "Creation of human cardiac cell sheets using pluripotent stem cells," *Biochemical and Biophysical Research Communications*, vol. 425, pp. 321–327, 2012.

27) Y. Haraguchi, K. Matsuura, T. Shimizu, M. Yamato, and T. Okano, "Simple suspension culture system of human iPS cells maintaining their pluripotency for cardiac cell sheet engineering," *J. Tissue Engineering and Regenerative Medicine*, vol. 9, pp. 1363–1375, 2015

28) A. Kushida, M. Yamato, C. Konno, A. Kikuchi, Y. Sakurai, and T. Okano, "Decrease in culture temperature releases monolayer endothelial cell sheets together with deposited fibronectin matrix from temperature-responsive culture surfaces," *J. Biomedical Materials Research*, vol. 45, pp. 355–362, 1999.

29) K. Nishida, M. Yamato, Y. Hayashida, K. Watanabe, N. Maeda, H. Watanabe, et al., "Functional bioengineered corneal epithelial sheet grafts from corneal stem cells expanded ex vivo on a temperature-responsive cell culture surface," *Transplantation*, vol. 77, pp. 379–385, 2004.

30) K. Ohashi, T. Yokoyama, M. Yamato, H. Kuge, H. Kanehiro, M. M. Tsutsumi, et al., "Engineering functional two- and three-dimensional liver systems in vivo using hepatic tissue sheets," *Nature Medicine*, vol. 13, pp. 880–885, 2007.

31) K. Kim, K. Ohashi, R. Utoh, K. Kano, and T. Okano, "Preserved liver-specific functions of hepatocytes in 3D co-culture with endothelial cell sheets," *Biomaterials*, vol. 33, pp. 1406–1413, 2012.

32) A. Arauchi, T. Shimizu, M. Yamato, T. Obara, and T. Okano, "Tissue-engineered thyroid cell sheet rescued hypothyroidism in rat models after receiving total thyroidectomy comparing with nontransplantation models," *Tissue Engineering Part A*, vol. 15, pp. 3943–3949, 2009.

33) T. Saito, K. Ohashi, R. Utoh, H. Shimizu, K. Ise, H. Suzuki, et al., "Reversal of diabetes by the creation of neo-islet tissues into a subcutaneous site using islet cell sheets," *Transplantation*, vol. 92, pp. 1231–1236, 2011.

34) E. Watanabe, M. Yamato, Y. Shiroyanagi, K. Tanabe, and T. Okano, "Bladder augmentation using

tissue-engineered autologous oral mucosal epithelial cell sheets grafted on demucosalized gastric flaps," *Transplantation*, vol. 91, pp. 700–706, 2011.

35) S. Sekiya, T. Shimizu, M. Yamato, and T. Okano, "Hormone supplying renal cell sheet in vivo produced by tissue engineering technology," *Biores Open Access*, vol. 2, pp. 12–19, 2013.

36) S. Takagi, T. Shimizu, G. Kuramoto, K. Ishitani, H. Matsui, M. Yamato, et al., "Reconstruction of functional endometrium-like tissue in vitro and in vivo using cell sheet engineering," *Biochemical and Biophysical Research Communications*, vol. 446, pp. 335–340, 2014.

37) D. Fujisawa, H. Sekine, T. Okano, H. Sakurai, and T. Shimizu, "Ex vivo prefabricated rat skin flap using cell sheets and an arteriovenous vascular bundle," *Plastic and Reconstructive Surgery Global Open*, vol. 3, p. e424, 2015.

38) T. Tatsumi, M. Sugimoto, D. Lillicrap, M. Shima, K. Ohashi, T. Okano, et al., "A novel cell-sheet technology that achieves durable factor VIII delivery in a mouse model of hemophilia A," *PLoS One*, vol. 8, p. e83280, 2013.

39) N. Watanabe, K. Ohashi, K. Tatsumi, R. Utoh, I.K. Shim, K. Kanegae, et al., "Genetically modified adipose tissue-derived stem/stromal cells, using simian immunodeficiency virus-based lentiviral vectors, in the treatment of hemophilia B," *Human Gene Therapy*, vol. 24, pp. 283–294, 2013.

40) J. Akimoto, S. Takagi, M. Nakayama, A. Arauchi, M. Yamato, and T. Okano, "Transplantation of cancerous cell sheets effectively generates tumour-bearing model mice," *J. Tissue Engineering and Regenerative Medicine*, doi: 10.1002/term.1850.

41) A. Arauchi, C.H.Yang, S. Cho, E.A. Jarboe, C.M. Peterson, Y.H. Bae, et al., "An immunocompetent, orthotopic mouse model of epithelial ovarian cancer utilizing tissue engineered tumor cell sheets," *Tissue Engineering Part C Methods*, vol. 21, pp. 23–34, 2015.

42) Y. Haraguchi, T. Shimizu, M. Yamato, and T. Okano, "Cell therapy and tissue engineering for cardiovascular disease," *Stem Cells Translational Medicine*, vol. 1, pp. 136–141, 2012.

43) N. Sekiya, G. Matsumiya, S. Miyagawa, A. Saito, T. Shimizu, T. Okano, et al., "Layered implantation of myoblast sheets attenuates adverse cardiac remodeling of the infarcted heart," *J. Thoracic and Cardiovascular Surgery*, vol. 138, pp. 985–993, 2009.

44) R. Zweigerdt, R. Olmer, H. Singh, A. Haverich, and U. Martin, "Scalable expansion of human pluripotent stem cells in suspension culture," *Nature Protocols*, vol. 6, pp. 689–700, 2011.

45) A Abbott, "Biology`s new dimension," *Nature*, vol. 424, pp. 870–872, 2004.

46) F. Dell'Accio, C. De Bari, and F.P. Luyten, "Microenvironment and phenotypic stability specify tissue formation by human articular cartilage-derived cells in vivo," *Experimental Cell Research*, vol. 287, pp. 16-27, 2003.

47) N. Kaneshiro, M. Sato, M. Ishihara, G. Mitani, H. Sakai, and J. Mochida, "Bioengineered chondrocyte sheets may be potentially useful for the treatment of partial thickness defects of articular cartilage," *Biochemical and Biophysical Research Communications*, vol. 349, pp. 723-731, 2006.

48) G. Mitani, M. Sato, J.I. Lee, et al., "The properties of bioengineered chondrocyte sheets for cartilage regeneration," *BMC Biotechnology*, vol. 9, p. 17, 2009.

49) W. Sekine, Y. Haraguchi, T. Shimizu, M. Yamato, A. Umezawa, and T. Okano, "Chondrocyte differentiation of human endometrial gland-derived MSCs in layered cell sheets," *The Scientific*

World J., vol. 2013, p. 359109, 2013.

50) Y. Haraguchi, W. Sekine, T. Shimizu, M. Yamato, S. Miyoshi, A. Umezawa, et al., "Development of a new assay system for evaluating the permeability of various substances through three-dimensional tissue," *Tissue Engineering Part C Methods*, vol. 16, pp. 685–692, 2010.

51) W. Sekine, Y. Haraguchi, T. Shimizu, A. Umezawa, and T. Okano, "Thickness limitation and cell viability of multi-layered cell sheets and overcoming the diffusion limit by a porous-membrane culture insert," *J. Biochips & Tissue Chips*, vol. S2, p. 001, 2011.

52) Y. Haraguchi, T. Shimizu, K. Mizuuchi, H. Kawata, M. Kobayashi, Y. Hirai, et al., "Noninvasive cross-sectional observation of three-dimensional cell sheet-tissue-fabrication by optical coherence tomography," *Biochemistry and Biophysics Reports*, vol. 2, pp. 57–62, 2015.

53) A. Hasegawa, Y. Haraguchi, T. Shimizu, and T. Okano, "Rapid fabrication system for three-dimensional tissues using cell sheet engineering and centrifugation," *J. Biomedical Materials Research Part A*, vol. 103, pp. 3825–3833, 2015.

54) Y. Tsuda, T. Shimizu, M. Yamato, A. Kikuchi, T. Sasagawa, S. Sekiya, et al., "Cellular control of tissue architectures using a three-dimensional tissue fabrication technique," *Biomaterials*, vol. 28, pp. 4939–4946, 2007.

55) N. Asakawa, T. Shimizu, Y. Tsuda, S. Sekiya, T. Sasagawa, M. Yamato, et al., "Pre-vascularization of in vitro three-dimensional tissues created by cell sheet engineering," *Biomaterials*, vol. 31, pp. 3903–3909, 2010.

56) T. Sasagawa, T. Shimizu, S. Sekiya, Y. Haraguchi, M. Yamato, Y. Sawa, et al., "Design of prevascularized three-dimensional cell-dense tissues using a cell sheet stacking manipulation technology," *Biomaterials*, vol. 31, pp. 1646–1654, 2010.

57) S. Sekiya, M. Muraoka, T. Sasagawa, T. Shimizu, M. Yamato, and T. Okano, "Three-dimensional cell-dense constructs containing endothelial cell-networks are an effective tool for in vivo and in vitro vascular biology research," *Microvascular Research*, vol. 80, pp. 549–551, 2010.

58) K. Matsuura, M. Wada, K. Konishi, M. Sato, U. Iwamoto, Y. Sato, et al., "Fabrication of mouse embryonic stem cell-derived layered cardiac cell sheets using a bioreactor culture system," *PLoS One*, vol. 7, p. e52176, 2012.

59) T. Kikuchi, T. Shimizu, M. Wada, M. Yamato, and T. Okano, "Automatic fabrication of 3-dimensional tissues using cell sheet manipulator technique," *Biomaterials*, vol. 35, pp. 2428–2435, 2014.

60) A. Hasegawa, Y. Haraguchi, H. Oikaze, Y. Kabetani, K. Sakaguchi, and T. Shimizu, "Optical coherence microscopy of living cells and bioengineered tissue dynamics in high-resolution cross-section," *J. Biomedical Materials Research Part B*, doi: 10.1002/jbm.b.33566.

61) T. Iwata, M. Yamato, H. Tsuchioka, R. Takagi, S. Mukobata, K. Washio, et al., "Periodontal regeneration with multi-layered periodontal ligament-derived cell sheets in a canine model," *Biomaterials*, vol. 30, pp. 2716–2723, 2009.

62) T. Shimizu, H. Sekine, J. Yang, Y. Isoi, M. Yamato, A. Kikuchi, et al., "Polysurgery of cell sheet grafts overcomes diffusion limits to produce thick, vascularized myocardial tissues," *The FASEB J.*, vol. 20, pp. 708–710, 2006.

63) H. Sekine, T. Shimizu, K. Sakaguchi, I. Dobashi, M. Wada, M. Yamato, et al., "In vitro fabrication of

functional three-dimensional tissues with perfusable blood vessels," *Nature Communications*, vol. 4, p. 1399, 2013.

64) K. Sakaguchi, T. Shimizu, S. Horaguchi, H. Sekine, M. Yamato, M. Umezu, et al., "In vitro engineering of vascularized tissue surrogates," *Scientific Reports*, vol. 3, p. 1316, 2013.

65) M. Kobayashi, Y. Haraguchi, T. Shimizu, K. Mizuuchi, and H. Iseki, "Real-time, noninvasive optical coherence tomography of cross-sectional living cell-sheets in vitro and in vivo," *J. Biomedical Materials Research Part B*, vol. 103, pp. 1267–1273, 2015.

66) T. Shioyama, Y. Haraguchi, Y. Muragaki, T. Shimizu, and T. Okano, "New isolation system for collecting living cells from tissue," *J. Bioscience and Bioengineering*, vol. 115, pp. 100–103, 2013.

67) H. Kubo, T. Shioyama, M. Oura, A. Suzuki, T. Ogawa, H. Makino, et al., "Development of automated 3-dimensional tissue fabrication system Tissue factory - Automated cell isolation from tissue for regenerative medicine," *Engineering in Medicine and Biology Society (EMBC), 2013, 35th Annual International Conference of the IEEE*, vol. 2013, pp. 358–361, 2013.

68) T. Kobayashi, K. Kan, K. Nishida, M. Yamato, and T. Okano, "Corneal regeneration by transplantation of corneal epithelial cell sheets fabricated with automated cell culture system in rabbit model," *Biomaterials*, vol. 34, pp. 9010–9017, 2013.

69) T. Owaki, T. Shimizu, M. Yamato, and T. Okano, "Cell sheet engineering for regenerative medicine: current challenges and strategies," *Biotechnology J.*, vol. 9, pp. 904–914, 2014.

70) M. Kino-oka and M. Taya, "Recent developments in processing systems for cell and tissue cultures toward therapeutic application," *J. Bioscience and Bioengineering*, vol. 108, pp. 267–276, 2009.

71) R. Kato, D. Iejima, H. Agata, I. Asahina, K. Okada, M. Ueda, et al., "A compact, automated cell culture system for clinical scale cell expansion from primary tissues," *Tissue Engineering Part C Methods*, vol. 16, pp. 947–956, 2010.

72) R. Shiroki, N. Fukami, K. Fukaya, M. Kusaka, T. Natsume, T. Ichihara, et al., "Robot-assisted partial nephrectomy: Superiority over laparoscopic partial nephrectomy," *Int. J. Urology*, doi: 10.1111/iju.13001.

73) G. Granosik, M. Hansen, and J. Borenstein, "The OmniTread Serpentine Robot for Industrial Inspection and Surveillance," *Industrial Robots J., Special Issue on Mobile Robots*, vol. IR32-2, pp. 139–148, Mar. 18th, 2005.

74) 多田隈建二郎，多田隈理一郎，寺田一貴，長谷川浩章，大石千種，勅使河原誠一，明　愛国，下条　誠，"微小震動プレート爪機構，" 1A1-07，第 27 回日本ロボット学会学術講演会，2009.

75) 特許出願 2007-317699，公開番号：特許公開 2009-136982，発明者：後藤昌史　他 4 名，発明の名称：ピンセット

▶ 2.2 糖尿病治療を目指した生体適合性の高い 3次元膵島複合体の構築 ◀

2.1.1 は じ め に

1型糖尿病は，膵臓内の内分泌組織である膵ランゲルハンス氏島（膵島）に存在するベータ細胞が自己免疫疾患により破壊されることで発症する病気である。ベータ細胞は，全身へインスリン分泌を行うことで，血糖値をコントロールする。このため，1型糖尿病ではインスリン欠乏症になり，自ら血糖値の管理が行えなくなる。この病気は，幼児期に発症することが多いことで知られている。この1型糖尿病には，現在，三つの治療法が考えられている。

一つ目の治療法は，インスリン療法である。インスリンを皮下注射することで，血糖値のコントロールを行う。幼少時に発症する1型糖尿病では，一生涯にわたって毎食前と就寝前にインスリン注射を行うことは，非常にたいへんなことである。また，膵島のベータ細胞からコントロールされて分泌されるインスリンとは大きく異なるため，厳密な血糖値のコントロールは難しい。インスリン注射を忘れ，睡眠時の低血糖症の恐れがあり，危険はつねに隣り合わせである。老齢時になるにつれて，さまざまな合併症を引き起こすことも懸念される。これまでにさまざまなインスリンアナログが開発されており，これらの深刻な問題点は改善されてはいるものの，インスリン療法は，根本的な治療法とは言い難い。

二つ目の治療法は，膵臓移植である。心停止ドナーあるいは脳死ドナーから提供された膵臓を，1型糖尿病患者へ移植するいわゆる臓器移植である。臓器保存技術，外科的手技の向上，免疫抑制剤の改良に伴い膵臓移植の生着率は年々増加しており，膵臓移植後の生存率も良くなっている。ただ，臓器移植一般にいえることであるが，いわゆるドナー不足がつねに問題になり，すべての患者が，患者自身が希望する時期に膵臓移植を受けることはできない。また，一卵性双生児からの臓器提供などの特別な場合を除いては，レシピエントは必ず免疫抑制剤を服用する必要がある。仮に，1型糖尿病を発症した幼少時に膵臓の提供を受けた場合には，一生涯にわたって免疫抑制剤を服用することになるため，さまざまな副作用が懸念されている。免疫抑制剤の開発は精力的に行われているものの，安全面にいまだ課題が残っているといえる。

三つ目の治療法は，膵臓から単離・精製した膵島だけを移植する膵島移植と呼ばれる治療法である。インスリン分泌を担う膵島は，膵臓内の外分泌組織の中に直径100～300μm の島状に存在する。大きさが不均一な膵島は，1 000～3 000 個の細胞が集まった凝集塊であり，その細胞の中にはインスリンを分泌するベータ細胞だけでなく，グルカゴンを分泌するアル

2.2 糖尿病治療を目指した生体適合性の高い3次元膵島複合体の構築　　25

ファ細胞，ソマトスタチンを分泌するデルタ細胞と膵ペプチドを分泌する PP 細胞の少なく
とも4種類の内分泌細胞が存在することが知られている。コラーゲンなどを分解する酵素を
用いて膵臓からわずかに存在する膵島だけを単離したのち，この膵島の懸濁液を患者の体内
へ移植するという簡単な治療法である。1970年代の初めから膵島の分離と移植の研究が多
数行われ，膵島だけを移植することができれば1型糖尿病の治療が行えることがわかり[1]，
膵臓移植に替わる根本的治療法として注目を集めている[2),3)]。膵島移植の場合に関しても，
レシピエントの免疫系からの拒絶反応は生じるため，この反応の抑制には免疫抑制剤の服用
は必要になる。また，膵島移植だけに限った問題点ということでは，膵島移植後の生着率が
低いことが知られている。現在の臨床の膵島移植では，2～3人のドナーから集められた膵
島の懸濁液をカテーテルにより1人の患者の肝臓内へ流し込む。肝臓内へ流し込むために血
管内へ注入された膵島は，血流により肝臓内の血管内へ運ばれる。膵島を血液へ流し込む
と，膵島表面は新鮮血液と接触するために，膵島表面上で血液凝固反応や補体活性反応が起
こり，ついでそれにより誘起される炎症反応が引き起こされる[4)~6)]。この一連の反応は，
instant blood mediated inflammatory reaction（IBMIR）として知られている現象である。こ
の一連の活性化反応が生じるために，移植直後に多くの膵島が攻撃を受け，破壊されること
が知られている。これまでに，トロンビン阻害剤であるメラガトラン[7)]あるいは低分子量デ
キストラン硫酸[8)]，あるいは抗凝固剤であるヘパリンを膵島移植と同時に全身投与すること
で，血液中で起きるこれらの活性化反応を抑制しようと試みられてきた。これまでの報告で
は，in vitro の試験から，凝固系の活性化を抑制することで，凝固系のみならず補体系の活
性化が抑制されるために，膵島への保護効果があることが報告されている。しかしながら，
抗凝固剤を全身投与することは出血のリスクをはらんでいることから，臨床での使用は困難
である。このように，膵島移植は膵臓移植と比較して簡便で非侵襲な治療法ではあるもの
の，臨床で使用するにあたり，解決すべき問題はまだ残されている。

　本項では，上述した膵島移植の問題点を解決するために，膵島と生きた細胞の3次元複合
組織体について述べる。膵島の表面を1型糖尿病患者由来の細胞で被覆して3次元複合組織
体を構築し，免疫反応が起きにくい生体適合性の高い膵島の実現を目指したものである。こ
れまでに，高分子ハイドロゲルや半透膜から構成される移植用デバイス内に膵島を閉じ込め
たバイオ人工膵臓が開発されてきた。これは，膵島をカプセル化してレシピエントの免疫系
から物理的に隔離することで移植後の免疫拒絶反応を抑制するアイデアである。これらはマ
イクロカプセルあるいはマクロカプセルと呼ばれ，マウスやラットを用いた小動物，あるい
は一部の大動物では，移植後長期間にわたってレシピエントの血糖値が正常値を示すことが
報告され，良好な成績が発表されてきた。しかしながら，ヒトに対してこれらのバイオ人工
膵臓の使用を考えた場合には，カプセル化後のサイズや移植量が著しく増加するために適当

26   2. 3次元細胞システムの構築法〜機能オリエンテッド〜

な移植部位が見当たらず，臨床での使用は困難になることが予想される。カプセル化後の体積は半径の3乗で増加するために，例えばカプセル化膵島がもとの膵島の3倍の大きさになると，最終的な移植量としては，少なくとも27倍増加することになり，ヒトへの移植に難渋する量になる。また，実際には，空のカプセルやカプセルの大きさが不均一ということもありさらに移植量が増える。そのため，体積増加を引き起こさない方法が，臨床での適用には必要不可欠である。

2.2.2 高分子による細胞の表面修飾方法

　合成高分子による細胞の表面修飾方法は，三つのタイプに分けることができる。一つ目は，細胞膜表面に存在している膜タンパク質との共有結合を利用する方法，二つ目は両親媒性高分子と細胞膜の脂質二重層との疎水性相互作用を利用する方法，三つ目は負電荷に帯電した細胞表面とカチオン性高分子との静電相互作用を利用する方法である。

　合成高分子を膜タンパク質へ共有結合させる場合，ほとんどはN-スクシンイミジル（NHS）基やシアヌル酸クロリドなどの官能基が用いられている。これは，タンパク質に存在するアミノ基へ高い選択性を有することと，生理条件下でマイルドにタンパク質との反応が進行するためである[9)~13)]。例えば，ポリエチレングリコール（PEG）により膵島表面に存在している表面抗原を被覆する試みが報告されている。膵島移植では，多量の免疫抑制剤を投与して膵島への免疫拒絶反応を抑える。しかしながら，免疫抑制剤による副作用が大きな問題となっているため，この免疫抑制剤の使用量を減らすこともレシピエントへの負担を考えた場合，たいへん重要なことになる。ここでは，PEG-NHSが使用されており，膵島表面の膜タンパク質へPEG鎖を共有結合で固定化している。この膵島を，1型糖尿病モデルラットの腎被膜下へ膵島を移植したところ，通常よりも少ない投与量の免疫抑制剤で，膵島の生着期間が延長できた[12)]。また，この高分子修飾を応用して，細胞表面にヘパリン[11)]やトロンボモジュリン[13)]を固定化した報告例もある。ヘパリンやトロンボモジュリンなどの生理活性物質は，凝固系の活性化を抑制でき，移植直後に起きる細胞への傷害反応を防ぐ目的に使用されている。実際，膵島表面に固定されたこれらの生理活性物質は機能し，血液中の凝固反応や補体の活性化の抑制に働くことが報告されており，生着率が向上することが期待されている。膜タンパク質の代謝に伴い，修飾された高分子も細胞表面から消失するものの，移植直後では，効果的な方法である[14)]。他方，細胞膜には，非常に多くの膜タンパク質が存在しており，この共有結合により化学修飾により，膜タンパクの機能を損なう危険性は否定できない。

　二つ目の方法は，両親媒性高分子による細胞の表面修飾である。両親媒性高分子とは，分子内に疎水性部分と親水性部分を同時に有する高分子化合物のことである。例えば，親水性

の PEG と疎水部を有するリン脂質の複合体（PEG 脂質，**図 2.10**）の誘導体や疎水性の長いアルキル鎖を側鎖に有するポリビニルアルコール（PVA）などが，それである[14)~17)]。これら両親媒性高分子の疎水部であるアルキル鎖は，疎水性相互作用により，自発的に細胞膜の脂質二重膜へ導入されるため，細胞表面は親水性の高分子鎖で被覆できることになる。この方法を利用して，膵島表面に免疫反応を制御できるさまざまな生理活性物質の固定化が可能になる。例えば，プラスミノーゲン活性化因子であるウロキナーゼを膵島表面に固定化することで，1 型糖尿病モデルマウスへ移植後の膵島の生着期間を大幅に延長できる[18)]。これらの表面修飾は，細胞膜との相互作用によるものであるため，細胞機能，とりわけ膵島のインスリン分泌能への影響はほとんどみられない。

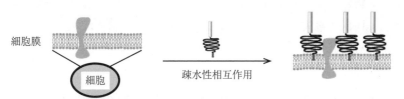

（a） ssDNA-PEG 脂質の構造式。ここで導入する ssDNA はどのような配列でも可能である。

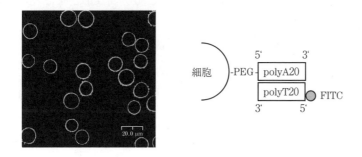

（b） 疎水性相互作用により細胞膜へ ssDNA-PEG 脂質を導入することで，細胞機能への影響はほとんどみられない。

（c） polyA20-PEG 脂質により細胞（浮遊系細胞である CCRF-CEM 細胞を使用している）を表面修飾したのち，蛍光標識した polyT20（FITC-polyT20）を反応させ，共焦点レーザー顕微鏡で観察した。（文献 22) から，一部改変して使用）

図 2.10 短鎖 DNA を有する PEG 脂質である ssDNA-PEG 脂質を用いた細胞の表面修飾

三つ目は，静電相互作用を利用した細胞表面の高分子修飾である。細胞の表面は，シアル酸などが発現されているため，負に帯電している。そのため，カチオン性高分子は多点で静電相互作用することにより，細胞表面とポリイオンコンプレックスを形成し，細胞表面が高

分子鎖で被覆されることになる。さらに，アニオン性高分子とカチオン性高分子を交互に反応させて，細胞表面上に高分子積層膜を形成する試みがある[19),20)]。この高分子積層に利用できる高分子としては，ポリアリルアミン，ポリリジン，ポリエチレンイミン，ポリスチレンスルホン酸などが挙げられる。これらのイオン性高分子を用いた高分子膜積層法は，容易に生理条件下で容易に反応が進行する。例えば，ポリアリルアミンとポリスチレンスルホン酸を用いて，高分子積層膜によるヒト膵島のカプセル化に成功したとの報告がある[20)]。しかしながら，ポリリジンやポリエチレンイミンに代表されるカチオン性高分子は細胞毒性が非常に強く，細胞膜に接触するとただちに細胞膜が破壊される。そのため，細胞の表面修飾に使用する際には，濃度や反応時間には，十分に注意を払う必要がある。

2.2.3 細胞の表面修飾方法を利用した細胞膜への短鎖 DNA の導入

前項で紹介した疎水性相互作用による両親媒性高分子を用いた細胞の表面修飾方法を利用すれば，短鎖 DNA を細胞表面に容易に導入できる。PEG 脂質の PEG 鎖末端に単鎖のオリゴ DNA（ssDNA）を結合した ssDNA-PEG 脂質（図 2.10 (a)）を利用すれば，細胞表面や膵島表面に選択的に ssDNA を導入できることになる（図 (b)）[21),22)]。例えば，20 個のアデニン残基を有する polyA20-PEG 脂質と 20 個のチミン残基を有する polyT20-PEG 脂質を用意する。PEG 鎖の末端がマレイミド基を有する Maleimide-PEG 脂質を合成し，5' あるいは 3' 末端にチオール基が導入された ssDNA（polyA20-SH あるいは polyT20-SH）を反応させることで，polyA20-PEG 脂質と polyT20-PEG 脂質を合成できる。まず，細胞表面への DNA の導入についてであるが，polyA20-PEG 脂質で細胞を室温で 30 分間反応させたのち，バッファーで洗浄する。その後，蛍光標識した polyT20（FITC-polyT20）を反応させる。図 (c) に示したように，細胞表面には，FITC-polyT20 由来の強い蛍光が見られることから，細胞表面に polyA20 が導入されていることがわかる。また，細胞膜表面には，均一な蛍光がみられ，PEG 脂質により細胞表面全体に DNA を導入できたことがわかる。また，細胞毒性を示さないことは，本表面修飾剤の重要なことである。このように，ssDNA-PEG 脂質を利用することで，任意の配列の ssDNA を細胞表面に導入できることが可能になる。細胞表面に導入した ssDNA を利用して，2 次元上あるいは 3 次元状に配列できる。

2.2.4 2 次元状に細胞を配列する方法

これまで，基板上の特定の場所，部位に細胞を 2 次元状に配列する方法は報告されている。あらかじめ，細胞接着タンパク質であるフィブロネクチンやビトロネクチンなどを，細胞を接着させたい部分に固定化し，自発的に細胞を接着させるアプローチである。ここでは，細胞接着タンパク質を固定化した部分以外に細胞が接着するのを抑制するために，PEG

2.2 糖尿病治療を目指した生体適合性の高い3次元膵島複合体の構築　　29

などで基板を表面処理して，細胞接着を抑制する工夫がなされている。細胞接着タンパク質の基板上へのパターニングは，マイクロコンタクトプリント法やフォトリソグラフィー法によって行われている[23]～[26]。

マイクロコンタクトプリント法では，ポリジメチルシロキンサン（PDMS）を用いて任意形状のスタンプを作成し，基板への接触面に細胞接着タンパク質を塗布して，基板へ転写する方法である。

フォトリソグラフィー法では，UV照射などでフォトマスクを通して，細胞接着タンパク質固定化ドメインと非固定化ドメインを作成し，細胞を接着させることで，細胞のパターニングを行う方法である。これらの方法では，おもに，細胞接着を利用して2次元状に細胞を配列させるため，接着細胞が対象になる。ただ，これまで行われた研究のほとんどは，1種類の細胞でしか2次元上の配列を実現できていない。しかしながら，細胞表面に発現している膜タンパク質に対する抗体を利用すれば，望む細胞を基板へ固定化できるため，複数種類の細胞を2次元状に配列できる。

前項で述べたように，ssDNAを細胞表面に導入することができるため，その相補配列のssDNA'鎖を基板上へパターニングできれば，自在に細胞を配列できることになる。また，DNA配列を変えることで，さまざまな組合せが実現できるため，複数種類の細胞の配列が可能になることが期待できる。

ここで，ssDNA-PEG脂質を用いて取り組んできた多種類の細胞を基板の望む部位に配列する方法を紹介する。まず，金薄膜をコーティンしたガラス基板上に，5'末端にチオール基を有するssDNA（ssDNA'-SH）をプリントする（**図2.11**(a)）。プリント法に関しては，上述したコンタクトプリンティング法やフォトリソグラフィー法，インクジェットプリンターを用いることで簡便にパターニングを行うことができる。容易に反応が進行する金チオール反応を利用することで，ワンステップでssDNA'-SHを基板上へ固定化できるため非常に便利である。また，固定化されたssDNA'の変性はほとんど見られないことが知られているため，DNAどうしのハイブリダイゼーションの利用に適した表面処理だといえる。つぎに，前述したように，ssDNA'の相補配列であるssDNAを有するssDNA-PEG脂質を導入した細胞を用意する。この細胞懸濁液を，基板上へ播種すると，ssDNA'をプリントされた部位のみに細胞が固定できることになる[22]。細胞と基板との固定化反応は，DNAどうしのハイブリダイゼーションで進行するため，非常に速い反応であり，細胞が基板上へ接触すれば固定化が完了することになる。図に，インクジェットプリンターを用いた2次元状の細胞配列の結果を示す。まず，インクジェットプリンターのインクカートリッジ内にpolyT20-SH溶液を充填し，金基板上にロゴマークをプリントする（図(b)）。つぎに，相補配列であるpolyA20を有するpolyA20-PEG脂質で表面修飾した細胞を用意し，基板上に播種してしば

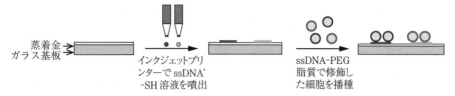

（a） 金蒸着したガラス基板上を用意する．インクジェットプリンターのインクカートリッジに ssDNA'-SH 溶液を充填する．描きたい画像をデジタルデータとしてパソコンに取り込み，ssDNA'-SH 溶液をインクとして金基板上にプリントする．ssDNA-PEG 脂質で処理した細胞の懸濁液を基板全面上に播種し，しばらく反応させる．洗浄後，正立蛍光顕微鏡で観察する．ssDNA' と ssDNA とのハイブリダイゼーションにより細胞が所定の位置に固定化される．

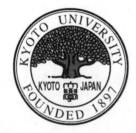

（b） 京都大学のロゴマーク

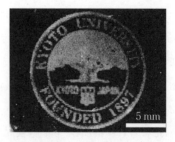

（c） 細胞を播種して洗浄後，正立蛍光顕微鏡で観察した基板の蛍光像

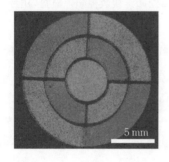

（d） ダーツの的の形に SeqA'（HS-TGT GTG AAA TTG TTA TCC GCA）と SeqB'（SH-ACA CGG AAA TGT TGA ATA CTA）を交互にプリントし，中心の円状部分には，両方の ssDNA をプリントする．PEG 脂質を用いて，SeqA（TGC GGA TAA CAA TTT CAC ACA）と SeqB（TAG TAT TCA ACA TTT CCG TGT）を導入した細胞（それぞれ赤色と緑色に蛍光標識）の混合液を基板一面に播種し，洗浄後，正立蛍光顕微鏡で観察した．中心の円状部分には，赤色と緑色に蛍光標識された両方の細胞が固定化されているため，黄色に見えている．（文献 27）から，一部改変して使用）

図 2.11 細胞の 2 次元配列

らく反応させた．あらかじめ，蛍光標識された細胞を使用している．基板に固定化されなかった細胞を洗浄して，除去したのち，倒立の蛍光顕微鏡で観察したところ，蛍光像からわかるように，細胞で京都大学のロゴマークを明瞭に描くことができている（図(c)）[27]．このように，インクジェットプリンターを利用することで，細胞を 2 次元状に自在に配列することが可能になる．また，複数種類の DNA 配列を利用することで，基板上に複数種類の細胞を自在に配列できる．ダーツボード状に，2 種類の DNA を固定化した例を示す（図(d)）．中心部の円形部分には，2 種類の配列（SeqA'-SH と SeqB'-SH）の混合溶液をスポットする．それ以外の部分には，それぞれ，SeqA'-SH と SeqB'-SH の溶液をパターニングしておく．つぎに，それぞれの相補配列である SeqA と SeqB を有する SeqA-PEG 脂質と SeqB-

2.2 糖尿病治療を目指した生体適合性の高い3次元膵島複合体の構築 *31*

PEG脂質で表面修飾した細胞を用意し，二つの細胞を混合させ，基板上に播種した。ここでは，SeqA-PEG脂質で処理した細胞は赤色で蛍光標識され，SeqB-PEG脂質で処理した細胞は緑色で蛍光標識されている。蛍光顕微鏡で観察してみると，SeqA'-SHとSeqB'-SHの両方が固定化されている中心の円形部分が，黄色の蛍光が観察されており，これは，緑色の細胞と赤色の細胞が固定化されていることを示す。つまり，SeqA-PEG脂質とSeqB-PEG脂質で処理されたそれぞれ2種類の細胞が固定化されていることになる。ほかの部分では，固定化されたDNA配列に対して，緑色と赤色の細胞がそれぞれ選択的に固定化されていることがわかる。つまり，基板状に固定化されたDNA配列を制御することで，多種類の細胞を自在に2次元状に配列できることを示す結果である。これらの方法は，薬剤のスクリーニングや遺伝子機能解析のハイスループットアッセイ，細胞間相互作用の解析を目的とした細胞アレイを作製することができ，さらに分化誘導の研究で利用できるものと期待している[28]~[32]。

2.2.5 3次元状に細胞を配列する方法

DNAどうしのハイブリダイゼーションを利用して細胞を2次元状に配列する方法を前項で紹介したが，この手法を応用すれば細胞どうしを自在に接着させることができ，3次元状に配列することも可能になる[21]。赤色で蛍光標識した細胞を，polyA20-PEG脂質で処理し，また，緑色標識した細胞をpolyT20-PEG脂質で処理する。つまり，それぞれの細胞表面にpolyA20とpolyT20を導入する。その後，この2種類の細胞を混合すると細胞表面上のpolyA20とpolyT20間のハイブリダイゼーションにより細胞どうしが接着することになる（**図2.12**(a)，(b)）。共焦点レーザー顕微鏡での観察写真からわかるように，赤色標識の細胞と緑色標識の細胞が交互に並んでいることからも，DNAどうしのハイブリダイゼーションで細胞が接着していることがわかる。

この ssDNA-PEG脂質を用いた細胞どうしの接着に関して，もう少し詳しく調べてみた（**図2.13**）[33]。ssDNA鎖の末端に赤色と緑色で蛍光標識したpolyA20-PEG脂質とpolyT20-PEG脂質を用意する。細胞を，それぞれのPEG脂質で処理し，二つの細胞を混合してただちに共焦点レーザー顕微鏡で観察した。2種類の細胞を混合した直後では，細胞膜が均一に赤色と緑色蛍光で標識されている2種類の細胞が観察された。しかしながら，細胞どうしの接着に伴い，その界面でのみ黄色の蛍光が観察されていく様子がみられた（図(a)）。つまり，細胞どうしの接着を誘導しているpolyA20-PEG脂質とpolyT20-PEG脂質が細胞どうしの界面に自発的に集合して，細胞どうしの接着を誘導していることを示している。1時間後に接着した細胞を観察したところ，細胞どうしの界面に黄色の蛍光が局在して観察されているものの，赤色蛍光と緑色蛍光は細胞膜上には観察されなかった。つまり，細胞膜に導入さ

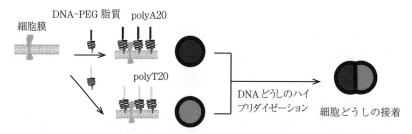

（a） PEG 脂質により polyT20 と polyA20 を細胞へ導入し，両者を混合する．あらかじめ，細胞は赤色と緑色で蛍光標識しておく．

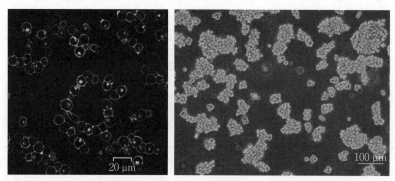

（b） 共焦点レーザー顕微鏡で観察すると，赤色と緑色の細胞が交互に並んでいることがわかる．

（c） 明視野像からわかるように，細胞は 3 次元状に集合する．（文献 22）から，一部改変して使用）

図 2.12 細胞の 3 次元配列が可能になる ssDNA-PEG 脂質を用いた細胞接着

れたほとんどの polyA20-PEG 脂質と polyT20-PEG 脂質は，細胞どうしの接着に利用されていることがわかった．また，DNA の二重らせん構造のインターカレーターとして知られている 4',6-Diamidino-2-phenylindole（DAPI）を添加したところ，細胞どうしの接着界面にのみ DAPI 由来の蛍光が観察された（図(b)）．つまり，polyA20-PEG 脂質と polyT20-PEG 脂質により形成された DNA の二重らせん構造が細胞どうしの接着界面に存在していることを示す結果であり，蛍光標識した polyA20-PEG 脂質と polyT20-PEG 脂質の結果を支持するものである．

また，ssDNA-PEG 脂質を用いた細胞どうしの接着状態は，細胞表面の ssDNA の導入量に大きく依存することがわかってきた（図(c)）．末端が DNA を持たないメトキシ基を有する PEG 脂質と ssDNA-PEG 脂質を混合して，細胞表面に導入する ssDNA 量をコントロールする．ここでは，細胞膜に存在している PEG 脂質の導入量は一定にしている．ssDNA の導入量が少ない場合では，細胞どうしの接着状態は非常に弱く，小さい接着面で二つの細胞は接着している状態である．しかしながら，ssDNA の導入量を大きくしていくと，細胞どうしの接着面は大きくなっていくことがわかった．前述したとおり，細胞どうしの接着により

2.2 糖尿病治療を目指した生体適合性の高い3次元膵島複合体の構築

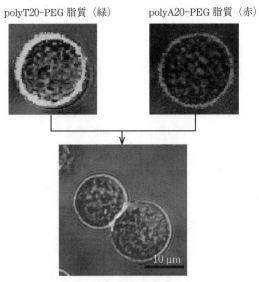

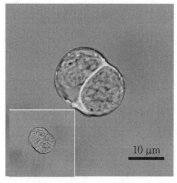

（a）あらかじめ緑色と赤色で蛍光標識した polyT-PEG 脂質と polyA-PEG 脂質を用いて，細胞接着を行った．細胞どうしの接着界面では，黄色の蛍光が見られたことから，polyT-PEG 脂質と polyA-PEG 脂質どうしのハイブリダイゼーションにより細胞が接着していることがわかる．

（b）DNA のインターカレーターである DAPI を添加すると，細胞どうしの界面だけに取り込まれる．このことも，polyT-PEG 脂質と polyA-PEG 脂質どうしのハイブリダイゼーションにより細胞が接着していることを示す結果である．

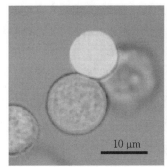
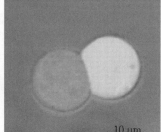
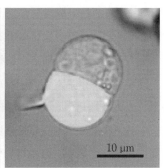

（c）細胞どうしの接着挙動の変化．ここでは，細胞への DNA-PEG 脂質の導入量を 2.5% から 100% と変化させて，細胞どうしを接着させて観察した．（文献 33）から，一部改変して使用）

図 2.13 DNA 間のハイブリダイゼーションを利用した細胞接着

ssDNA-PEG 脂質は，側方拡散により細胞どうしの界面に集合するため，細胞表面に存在する ssDNA 量がこの細胞接着状態を支配する因子であることがわかる．

この細胞どうしの接着はランダムに起きると，図 2.12 に示したように細胞の凝集塊が形成される．3次元状に望む位置に細胞を配列することは非常に難しく，細胞一つひとつを操作しない限りは，身体のような構造体の形成は難しい．3次元状の細胞の配列には，さらな

34　　2．3次元細胞システムの構築法〜機能オリエンテッド〜

る工夫が必要であることはいうまでもない。ただ，この表面修飾技術を利用することで，3次元状に細胞を配列でき，糖尿病治療へ役立つ可能性がでてきた。次項では，その応用例を紹介する。

2.2.6 生細胞で被覆した膵島と糖尿病治療への応用

本項では，糖尿病の治療を目的に行われている膵島移植を例にとり，細胞の3次元配列の有用性を紹介する。膵臓には，血液中にインスリンなど糖代謝で重要な働きをするホルモンを分泌する内分泌組織である膵島が存在することは，すでに述べたとおりである。自己免疫疾患により膵島が破壊されてしまうとインスリン欠乏症になる（1型糖尿病）。その治療法として注目されているのが膵島移植[3]であり，細胞移植で医療として唯一定着しつつある。2〜3人の脳死あるいは心停止ドナーから単離した膵島を1型糖尿病患者へ移植すると，いわゆる免疫拒絶反応が移植後10日前後で起きる。ただ，最近注目されていることであるが，膵島は肝臓の血管内に移植されることから，通常の拒絶反応が起こる前段階においても，移植膵島により血液凝固や補体活性が起こり，最終的には多くの膵島が死滅することが報告されている[4),6]。細胞の3次元配列技術を駆使することで，これら一連の生体反応を抑制し，さらに膵島表面の抗原を覆い拒絶反応を抑制することを目指してきた。提案しているのは，患者由来の生きた細胞で膵島を被覆する試みである[21]。アイデアとしては，レシピエント由来の生きた細胞で膵島をカプセル化できれば移植後の生体適合性は飛躍的に改善するということである。ここで重要になるのは，異なる細胞どうしを接着する技術である。この細胞接着を実現できれば，細胞による膵島のカプセル化も可能になるものと考えられた。

膵島は，大きさが100〜300 µm の細胞の凝集塊であり，インスリン分泌能を有する3次元状の組織体である。前項で紹介した ssDNA-PEG 脂質を用いて，膵島表面に polyA20 を導入する。膵島は，細胞の凝集塊ではあるが，ssDNA-PEG 脂質で処理することで，その最表層に存在している細胞に対してのみ ssDNA を導入することができる。また，他方，固定したい細胞表面に，その相補配列である polyT20 を導入する。これら2種類を混合する（**図2.14**(a)）。ここで使用した細胞は，細胞培養でよく使用されるヒト胎児由来腎細胞（HEK293）である。図(b) に示したように，polyA20 と polyT20 どうし間のハイブリダイゼーションにより膵島表面に細胞が固定されていることがわかる。このように，ssDNA-PEG 脂質を利用することで，3次元状組織体の表面にだけ，細胞を固定化でき，新しい3次元組織体を構築することが可能になった。興味深いことに，この複合体の状態で培養すると，膵島表面に接着していた細胞が伸展して増殖する様子が観察された。培養3日後には，膵島表面に固定化された細胞の層が形成されていることがわかり，膵島の表面が細胞で被覆されていた。

また，細胞でカプセル化した膵島のインスリン分泌能を調べたところ，インスリン分泌量

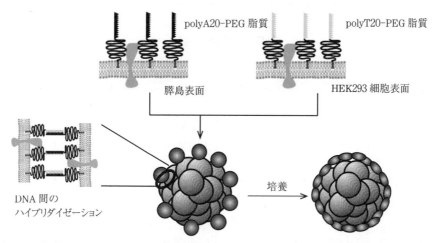

（a） PEG 脂質を用いて，膵島表面に polyA20 を，固定したい細胞に polyT20 を導入し，両者を混合することで，膵島表面に細胞を固定化できる。

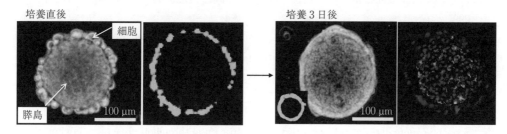

（b） 固定化直後は，膵島表面に細胞（GFP 恒常発現）が接着している様子がわかる。（左図）培養3日後では，細胞が接着・伸展し，膵島表面に細胞の層が形成されている。（右図）インスリンの免疫染色像から，膵島はインスリンを合成していることがわかり，機能への影響はほとんどみられない。
（文献 21）から，一部改変して使用）

図 2.14　生きた細胞と膵島との3次元複合組織体の構築方法

の低下はみられるもののグルコース応答には，ほとんど影響はみられなかった。ここで使用した細胞は培養細胞ではあるものの，生きた細胞により膵島のカプセル化が実現できることを示す結果であった。もし，1型糖尿病患者由来の細胞を分離して膵島のカプセル化に利用できれば，免疫拒絶反応が起こりにくい膵島の表面加工が可能になるかもしれない。

2.2.7　おわりに

ssDNA-PEG 脂質を細胞の表面修飾剤に利用することで，2次元状あるいは3次元状に細胞を自由自在に配列することができるようになる。細胞の機能を阻害することなく，2次元あるいは3次元状の細胞の複合体を構築できることは，今後，再生医療の発展に貢献できるものと期待されている。

引用・参考文献

1) W. f. Ballinge and P. E. Lacy, "Transplantation of Intact Pancreatic-Islets in Rats," *Surgery*, vol. 72, pp. 175–186, 1972.

2) E. A. Ryan, J. R. Lakey, R. V. Rajotte, G. S. Korbutt, T. Kin, S. Imes, et al., "Clinical outcomes and insulin secretion after islet transplantation with the Edmonton protocol," *Diabetes*, vol. 50, pp. 710–719, Apr. 2001.

3) A. M. Shapiro, J. R. Lakey, E. A. Ryan, G. S. Korbutt, E. Toth, G. L. Warnock, et al., "Islet transplantation in seven patients with type 1 diabetes mellitus using a glucocorticoid-free immunosuppressive regimen," *N. Engl. J. Med.*, vol. 343, pp. 230–238, Jul. 27, 2000.

4) W. Bennet, B. Sundberg, C. G. Groth, M. D. Brendel, D. Brandhorst, H. Brandhorst, et al., "Incompatibility between human blood and isolated islets of Langerhans: a finding with implications for clinical intraportal islet transplantation?," *Diabetes*, vol. 48, pp. 1907–1914, Oct. 1999.

5) W. Bennet, B. Sundberg, T. Lundgren, A. Tibell, C. G. Groth, A. Richards, et al., "Damage to porcine islets of Langerhans after exposure to human blood in vitro, or after intraportal transplantation to cynomologus monkeys: protective effects of sCR1 and heparin," *Transplantation*, vol. 69, pp. 711–719, Mar. 15, 2000.

6) L. Moberg, H. Johansson, A. Lukinius, C. Berne, A. Foss, R. Kallen, et al., "Production of tissue factor by pancreatic islet cells as a trigger of detrimental thrombotic reactions in clinical islet transplantation," *Lancet*, vol. 360, pp. 2039–2045, Dec. 21–28, 2002.

7) L. Ozmen, K. N. Ekdahl, G. Elgue, R. Larsson, O. Korsgren, and B. Nilsson, "Inhibition of thrombin abrogates the instant blood-mediated inflammatory reaction triggered by isolated human islets: possible application of the thrombin inhibitor melagatran in clinical islet transplantation," *Diabetes*, vol. 51, pp. 1779–1784, Jun. 2002.

8) M. Goto, H. Johansson, A. Maeda, G. Elgue, O. Korsgren, and B. Nilsson, "Low molecular weight dextran sulfate prevents the instant blood-mediated inflammatory reaction induced by adult porcine islets," *Transplantation*, vol. 77, pp. 741–747, Mar. 15, 2004.

9) J. L. Contreras, D. Xie, J. Mays, C. A. Smyth, C. Eckstein, F. G. Rahemtulla, et al., "A novel approach to xenotransplantation combining surface engineering and genetic modification of isolated adult porcine islets," *Surgery*, vol. 136, pp. 537–547, Sep. 2004.

10) D. Y. Lee, J. H. Nam, and Y. Byun, "Functional and histological evaluation of transplanted pancreatic islets immunoprotected by PEGylation and cyclosporine for 1 year," *Biomaterials*, vol. 28, pp. 1957–1966, Apr. 2007.

11) S. Cabric, J. Sanchez, T. Lundgren, A. Foss, M. Felldin, R. Kallen, et al., "Islet surface heparinization prevents the instant blood-mediated inflammatory reaction in islet transplantation," *Diabetes*, vol. 56, pp. 2008–2015, Aug. 2007.

12) D. Y. Lee, S. Lee, J. H. Nam, and Y. Byun, "Minimization of immunosuppressive therapy after islet transplantation: combined action of heme oxygenase-1 and PEGylation to islet," *Am. J.*

Transplant, vol. 6, pp. 1820-1828, Aug. 2006.

13) C. L. Stabler, X. L. Sun, W. Cui, J. T. Wilson, C. A. Haller, and E. L. Chaikof, "Surface re-engineering of pancreatic islets with recombinant azido-thrombomodulin," *Bioconjug Chem*, vol. 18, pp. 1713-1715, Nov.-Dec. 2007.

14) Y. Teramura, Y. Kaneda, T. Totani, and H. Iwata, "Behavior of synthetic polymers immobilized on a cell membrane," *Biomaterials*, vol. 29, pp. 1345-1355, Apr. 2008.

15) S. Miura, Y. Teramura, and H. Iwata, "Encapsulation of islets with ultra-thin polyion complex membrane through poly (ethylene glycol)-phospholipids anchored to cell membrane," *Biomaterials*, vol. 27, pp. 5828-5835, Dec. 2006.

16) Y. Teramura and H. Iwata, "Cell surface modification with polymers for biomedical studies," *Soft Matter*, vol. 6, pp. 1081-1091, 2010.

17) Y. Teramura and H. Iwata, "Bioartificial pancreas microencapsulation and conformal coating of islet of Langerhans," *Adv. Drug. Deliv. Rev.*, vol. 62, pp. 827-840, Jun. 15, 2010.

18) Y. Teramura and H. Iwata, "Improvement of graft survival by surface modification with poly (ethylene glycol)-lipid and urokinase in intraportal islet transplantation," *Transplantation*, vol. 91, pp. 271-278, Feb. 15, 2011.

19) M. Chanana, A. Gliozzi, A. Diaspro, I. Chodnevskaja, S. Huewel, V. Moskalenko, et al., "Interaction of polyelectrolytes and their composites with living cells," *Nano. Lett.*, vol. 5, pp. 2605-2612, Dec. 2005.

20) S. Krol, S. del Guerra, M. Grupillo, A. Diaspro, A. Gliozzi, and P. Marchetti, "Multilayer nanoencapsulation. New approach for immune protection of human pancreatic islets," *Nano. Lett.*, vol. 6, pp. 1933-1939, Sep. 2006.

21) Y. Teramura, L. N. Minh, T. Kawamoto, and H. Iwata, "Microencapsulation of islets with living cells using polyDNA-PEG-lipid conjugate," *Bioconjug Chem*, vol. 21, pp. 792-796, Apr. 21, 2010.

22) Y. Teramura, H. Chen, T. Kawamoto, and H. Iwata, "Control of cell attachment through polyDNA hybridization," *Biomaterials*, vol. 31, pp. 2229-2235, Mar. 2010.

23) F. Yamauchi, M. Okada, K. Kato, L. M. Jakt, and H. Iwata, "Array-based functional screening for genes that regulate vascular endothelial differentiation of Flk1-positive progenitors derived from embryonic stem cells," *Biochim Biophys Acta*, vol. 1770, pp. 1085-1097, Aug. 2007.

24) J. Hu, J. Shi, F. Zhang, L. Lei, X. Li, L. Wang, et al., "High resolution and hybrid patterning for single cell attachment," *Microelectronic Engineering*, vol. 87, pp. 726-729, May-Aug. 2010.

25) C. Ingham, J. Bomer, A. Sprenkels, A. van den Berg, W. de Vos, and J. van Hylckama Vlieg, "High-resolution microcontact printing and transfer of massive arrays of microorganisms on planar and compartmentalized nanoporous aluminium oxide," *Lab. Chip.*, vol. 10, pp. 1410-1416, Jun. 7, 2010.

26) H. Miyazaki, T. Maki, K. Kato, and H. Iwata, "Surface-displayed antibodies as a tool for simultaneously controlling the arrangement and morphology of multiple cell types with microscale precision," *ACS. Appl. Mater. Interfaces*, vol. 1, pp. 53-55, Jan. 2009.

27) K. Sakurai, Y. Teramura, and H. Iwata, "Cells immobilized on patterns printed in DNA by an inkjet printer," *Biomaterials*, vol. 32, pp. 3596-3602, May 2011.

28) P. J. Hung, P. J. Lee, P. Sabounchi, R. Lin, and L. P. Lee, "Continuous perfusion microfluidic cell

culture array for high-throughput cell-based assays," *Biotechnol Bioeng*, vol. 89, pp. 1-8, Jan. 5, 2005.

29) J. Ziauddin and D. M. Sabatini, "Microarrays of cells expressing defined cDNAs," *Nature*, vol. 411, pp. 107-110, May 3, 2001.

30) C. Yue, M. Oelke, M. E. Paulaitis, and J. P. Schneck, "Novel cellular microarray assay for profiling T-Cell peptide antigen specificities," *J. Proteome Research*, vol. 9, pp. 5629-5637, Nov. 2010.

31) H. Yamazoe and H. Iwata, "Cell microarray for screening feeder cells for differentiation of embryonic stem cells," *J. Biosci Bioeng*, vol. 100, pp. 292-296, Sep. 2005.

32) A. W. Peterson, M. Halter, A. Tona, K. Bhadriraju, and A. L. Plant, "Surface plasmon resonance imaging of cells and surface-associated fibronectin," *BMC Cell Biol*, vol. 10, p. 16, 2009.

33) Y. Teramura, "Cell surface modification with ssDNA-PEG-lipid for analysing intercellular interactions between different cells," *Biomaterials*, vol. 48, pp. 119-128, Apr. 2015.

▶ 2.3 磁気細胞操作技術による3次元細胞組織の構築 ◀

2.3.1 は じ め に

　磁気操作のおもな利点は，対象をリモートコントロールできることにある。磁性ナノ粒子を用いて細胞を磁気標識し，外部から磁場を印加することにより，標的細胞を遠隔操作することが可能となる。生物プロセス工学の観点から，標的細胞を物理的に操作する方法の開発は次世代におけるティッシュエンジニアリングおよび再生医療に有用と考えられる。機能性磁性ナノ粒子を用いた磁気細胞操作技術や，磁力を用いたティッシュエンジニアリング技術（magnetic force-based tissue engineering, Mag-TE）などの開発が行われている。ここでは，磁力を用いた遺伝子導入技術および3次元組織構築法について紹介する。

2.3.2 機能性磁性ナノ粒子

　磁性ナノ粒子は，細胞分離[1]，薬物や細胞のターゲティング[2], [3]，磁気共鳴イメージング（magnetic resonance imaging, MRI）の造影剤[4]，交流磁場で発熱することを利用したガン温熱療法[5]といった種々の医療技術に使用されてきた。これらの用途で使用される磁性ナノ粒子の多くは，マグネタイト（magnetite）Fe_3O_4 を含む MFe_2O_3 の組成物（M は，ニッケル，コバルト，マグネシウムまたは亜鉛などの二価金属陽イオンを表す）およびマグヘマイト Fe_2O_3 といったフェライトである。医療用途のための最も必要な条件は無毒性であることから，マグネタイトやマグヘマイトといった生体にとって毒性の低い磁性ナノ粒子の研究が最も活発に行われている。

　磁性ナノ粒子に生体親和性およびターゲティング能力を付与するために，薬物送達システ

ム（drug delivery system, DDS）の概念を適用した機能性磁性ナノ粒子が開発されており，一次粒子径 10 nm のマグネタイトを 200 nm のカチオニックリポソーム内にカプセル化することでマグネタイトカチオニックリポソーム（magnetite cationic liposome, MCL）が作製されている（図 2.15）。MCL は細胞に静電的相互作用を介して吸着することで，細胞培養液に添加することによって標的細胞を磁気標識することが可能である。

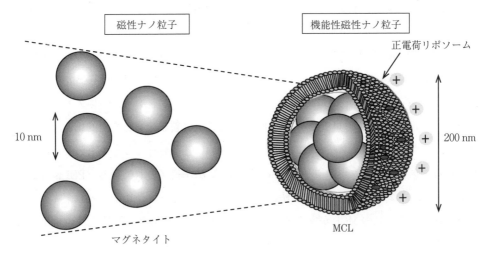

図 2.15　機能性磁性ナノ粒子 MCL

2.3.3 磁力を用いた遺伝子導入法

サイトカインなどの成長因子は，増殖・分化・生存のために細胞を刺激することから，ティッシュエンジニアリングにおける重要な要素の一つである。しかし，タンパク質としての半減期が短いことから，一過性の効果しか示さない場合もあることが成長因子の使用における課題の一つとなっており，DDS の分野で盛んに研究が行われている。この問題を解決するアプローチの一つとして，サイトカイン遺伝子を用いた遺伝子治療が検討されている。また，iPS 細胞の作製[6]をはじめ，細胞機能の遺伝子改変を含む，遺伝子導入細胞の再生医療分野における使用が注目されている[7]。

ウイルスが宿主細胞にウイルスゲノムを導入する能力は遺伝子工学的に有用であり，いくつかのタイプのウイルスはベクターとして，標的細胞への遺伝子導入に使用されている。最も一般的に使用されているウイルスベクターは，レトロウイルスやアデノウイルス，アデノ随伴ウイルスに基づくものである。レトロウイルスベクターは，宿主細胞のゲノム DNA に目的遺伝子を組み込むことができるので，安定に持続した遺伝子発現が必要な場合に有用であり，*in vitro* および *in vivo* で広範に使用されている。レトロウイルスベクターを用いた遺伝子送達システムにおいて，高い力価を有するウイルスベクターを調製するためには，ウ

イルスベクターを濃縮する必要がある。磁力を用いたレトロウイルスベクターの濃縮法に関する文献は，Hughes らの報告が最初である[8]。Hughes らは，ストレプトアビジンを結合させた磁性粒子にビオチン化抗体やレクチンを結合することで，レトロウイルスベクターを磁性粒子に吸着させ，ウイルスベクター産生細胞の培養上清からレトロウイルスベクターを磁力で濃縮することに成功している。一方で，ウイルスベクター産生細胞から発芽するレトロウイルスベクターは，ウイルスベクター産生細胞の細胞膜成分をまとうため，正電荷を持つリポソームやポリマーとレトロウイルスベクターとの間に静電的相互作用によって吸着することが期待される。レトロウイルスベクター/磁性ナノ粒子複合体を作製するために，Scherer ら[9]はポリエチレンイミン（polyethylenimine, PEI）結合磁性ナノ粒子からなる transMAG^{PEI}（平均粒子径 200 nm）を開発している。レトロウイルスベクターを transMAG^{PEI} に吸着したレトロウイルスベクター/磁性ナノ粒子複合体を標的細胞に添加し，磁力でレトロウイルスベクターと標的細胞とを物理的に接触させることで遺伝子導入効率を促進させるマグネトフェクション（magnetofection）法が提案されている。PEI 結合磁性ナノ粒子を用いたマグネトフェクション法は，現在広く認識され，遺伝子導入試薬キットとして市販されている。先の MCL がマグネトフェクションのための新たな機能性磁性ナノ粒子として利用可能か検討するための実験スキームを図 2.16 に示す[10]。MCL をレトロウイルスベクター溶液に加え，レトロウイルスベクター/MCL 複合体を磁力によって回収し，マウス神経芽細胞腫細胞株 Neuro2a 細胞に添加すると，レトロウイルスの力価は 55 倍に増加することから，MCL がレトロウイルスベクターを捕捉し，磁力で濃縮できることがわかる[11]。さらに，MCL を用いたレトロウイルスベクターのマグネトフェクションの可能性について，

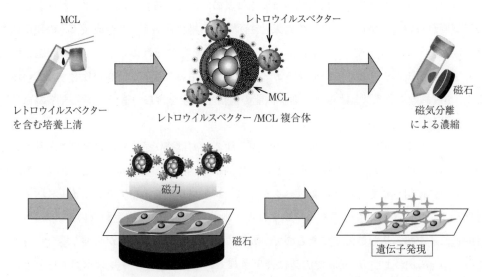

図 2.16　MCL を用いたレトロウイルスベクターの磁気濃縮とマグネトフェクション

マウス筋芽細胞株 C2C12 細胞に遺伝子導入を行うと，遺伝子導入効率は添加した MCL 量と印加した磁石の磁場強度に依存して増加することが示されている[10]。一般的に，正電荷を持つポリマーであるポリブレンは，標的細胞へのレトロウイルス感染の増強のために使用されていることから，MCL を用いたマグネトフェクションの遺伝子導入効率に関してポリブレンを用いた従来法と比較すると，遺伝子導入効率はポリブレンを用いた場合と比べて 7 倍高い。

アデノウイルスベクターは高い遺伝子導入効率を示すこと，高濃度ベクターの調製が容易であること，神経など非分裂細胞への遺伝子導入が可能であることなど，ベクターとして優れた性質を有している。しかしながら，アデノウイルスベクターの遺伝子導入効率は標的細胞のコクサッキー–アデノウイルス受容体（coxackie-adenovirus receptor, CAR）の状態に大きく依存するが，多くの重要な標的細胞はほとんど CAR を発現しない[12]。Scherer ら[9]によって，細胞表面にほとんど CAR を発現しない NIH3T3 細胞や初代ヒト末梢血リンパ球に対してマグネトフェクションの有効性が実証されたことから，マグネトフェクション法は，磁力によって物理的にウイルスベクターと標的細胞を接触させ，遺伝子導入を促進する優れた方法であることが示されている。

さらに，磁気標識されたベクターは，外部磁場を印加することにより，磁気誘導によって目的の領域にターゲティングすることができる。CAD（computer aided design）を利用してレーザーでアクリル板に（例えば「M」「A」「G」の文字の）溝（例えば，幅 200 μm）を掘り，その溝に磁性体を詰め込んだ磁場収束デバイスが利用できる。磁場収束デバイスの下に磁石を設置して細胞培養皿の下に設置し，レトロウイルスベクター/MCL 複合体を添加することで，遺伝子導入細胞の微細なパターンが形成される[11]。これらのことから，マグネトフェクションは，高い遺伝子導入効率が達成可能であるとともに，磁気誘導によって標的部位に遺伝子を送達することが可能なことから，非常に有用な手法である。薬物の磁気ターゲティングにおいて，がん患者の治療においてある程度の成功が報告されている[13]ことから，遺伝子治療において，マグネトフェクション法はターゲティングが必要とされる場合の有望な選択肢になりえる。

2.3.4 3 次元組織様構造の構築

ティッシュエンジニアリングは元来，生体組織の構造を再構築するために，生分解性ポリマーからなる 3 次元足場担体へ細胞を播種する手法が基本となっており，ティッシュエンジニアリング分野の研究は，足場担体の設計や新たなバイオマテリアルの開発に注力されてきた。生分解性足場担体の使用は，しかしながら，足場内への細胞遊走が不十分な場合があることや，足場ポリマーの生分解に伴う炎症反応の惹起などの問題がある。特に骨格筋の

ティッシュエンジニアリングにおいて，筋芽細胞どうしの相互作用は筋分化のために必須であるため，細胞間相互作用を物理的に阻害する足場担体が存在しない3次元培養環境は，より効果的であると考えられる。しかし，細胞の上に細胞を播種しても，即座に上下の細胞が接着して3次元組織が形成されることはないことから，3次元足場担体を使用せずに3次元組織構造を作製することは困難である。これは，細胞外マトリックス（extracellular matrix, ECM）の欠如によって引き起こされると考えられる。東京女子医科大学の岡野らのグループは，足場担体を使用しない組織構築法として，細胞シート工学の概念に基づく方法を開発している（第3巻2.2節参照）。熱応答性ポリマー上に堆積したECMごと，シート状に細胞層を回収することで，積層後に速やかに上下の細胞が接着可能であることから，細胞シート工学の手法はティッシュエンジニアリングにおける有望なアプローチであり，臨床研究が行われている[14]。

　一方，井藤らのグループは，細胞間相互作用を増強するための物理的なアプローチとして磁力を選択している。ここでは，骨格筋ティッシュエンジニアリングを例に，磁力を用いた3次元組織構築法を解説する。

2.3.5 骨格筋ティッシュエンジニアリング

　骨格筋のティッシュエンジニアリングは，筋ジストロフィーのような病気，怪我による外傷や腫瘍切除による筋機能損失を治療するための有望なアプローチである。Liら[15]は，近年発展の著しいゲノム編集技術を用いて，デュシェンヌ型筋ジストロフィ患者の細胞から作製したiPS細胞のジストロフィン遺伝子を修復することに成功している。このことにより，遺伝子修復iPS細胞を用いた新しい筋ジストロフィー治療が期待される。再生医療分野以外においても，ティッシュエンジニアリングで作製した骨格筋組織は，動力素子としてのバイオアクチュエータへの応用が注目されている。HerrとDennis[16]は，カエルの半腱様筋を用いた水泳ロボットを設計し，筋駆動のアクチュエータを提案している。Feinbergら[17]は，心筋細胞をポリジメチルシロキサン（polydimethylsiloxane, PDMS）薄膜へマイクロパターニングすることによって，さまざまな動きをする「筋肉薄膜」を作製している。田中ら[18]は，より実用的なバイオアクチュエータのプロトタイプとして，細胞シート工学技術により構築された心筋細胞シートを用いて，マイクロポンプを作製している。

　生体内の筋肉と生理学的に同様な骨格筋組織を構築するために，骨格筋の構造を模倣することは重要である。そのために，人工骨格筋組織は① 多核筋管の形成をもたらす細胞融合につながる高い細胞密度と② 骨格筋の収縮力を発揮するための筋管の配向性，といった二つの構造的特徴を持つ必要がある。生体内の骨格筋組織は平行に整列した筋線維（筋細胞）の束で構成されている。筋線維の束を筋束といい，さらに筋束は基底膜に覆われてその周り

にコラーゲンなどからなる ECM で薄く覆われている。この ECM の中に神経や血管が含まれ，さらに筋束が束になって筋肉が形成されることから，この 200 μm 以下の径を持つ筋束が骨格筋の最小単位であると考えられる。骨格筋は高密度の筋細胞から形成され，ECM は全体の 10% 程度である。また，筋束周囲の基底膜下に存在する筋衛星細胞は，損傷した骨格筋組織の修復に重要な役割を果たしていると考えられている。骨格筋が損傷すると，筋衛星細胞は活性化して筋芽細胞になることで遊走・増殖し，細胞融合して筋管に分化することで修復する。したがって，筋衛星細胞や筋芽細胞は，骨格筋ティッシュエンジニアリングにおける有用な細胞源である。

　コラーゲンやマトリゲルのような ECM は，骨格筋組織を作製するために使用されてきた。最も一般的な骨格筋ティッシュエンジニアリングのアプローチは，コラーゲンやマトリゲルの ECM 溶液と筋芽細胞を混合してゲル化させる方法である。ECM 成分は，骨格筋組織の発生およびシグナル伝達に重要な役割を果たし，かつ，組織の柔軟性を維持しながら機械的強度の向上に寄与する。しかしながら，ゲルを混合して作製された骨格筋組織は，結果的にほとんどの部分がゲル成分から構成され，生体内の骨格筋組織とは類似していない。Mag-TE 法では，磁力を用いて磁気標識細胞を積層することで高密度の筋芽細胞からなる組織を構築可能である。さらに，形状を工夫することで，組織内に張力を発生させ，高密度かつ配向性を持った筋束様組織の構築が可能となる。以下に，Mag-TE による骨格筋組織構築法を述べる。

2.3.6 筋芽細胞シートの作製

　Mag-TE 法による筋芽細胞シートの作製手順を**図 2.17** に示す[19]。MCL を用いて磁気標識した C2C12 筋芽細胞を，細胞が接着しない超低接着性培養表面を持つ細胞培養プレートのウェルに播種し，磁石をウェルの下に設置する。磁気標識した C2C12 細胞は，即座に磁石に引き寄せられて各ウェルの底面に均一に蓄積されて重層化する。磁石を設置した状態で，3 次元培養を 1 日間行うことで組織化を誘導し，C2C12 細胞からなる高密度かつ多層のシート状細胞組織が形成する。磁石を設置しない場合では，細胞どうしが凝集してスフェロイド状の小さな凝集体を形成し，均一な連続した細胞シートを形成しない。興味深いことに，C2C12 細胞シートは，磁力を用いた 3 次元培養の間に収縮する。これは，3 次元培養によって筋芽細胞が ECM を産生し，細胞近傍の ECM の再構成に伴う組織化によって引き起こされる現象であると考えられる。結果として，得られる C2C12 細胞シートは，実質的な強度を有している。組織学的観察により，4×10^6 個の細胞を 24 ウェルプレートのウェルに播種した場合に形成される細胞シートの厚さは約 300 μm である[19]。それより少ない細胞数では，シートは劇的に収縮して均一な細胞シートを形成しない。一方，4×10^6 個より多い細

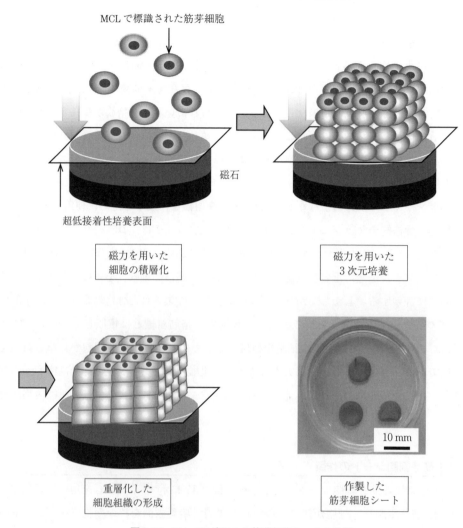

図 2.17 Mag-TE 法による筋芽細胞シートの作製

胞を使用した場合，培養液中の栄養素や酸素の消費が速く，毎日の培地交換では追い付かないために枯渇状態が誘導されるので，培養細胞の状態は悪い．したがって，一度に作製可能な細胞シートの厚さは，磁束密度の依存というよりも，栄養素や酸素の到達範囲に依存するといえる．より分厚い組織を構築する，あるいは，移植後の良好な生着を達成するためには，組織内に血管を導入するなどの工夫が必要となる．

2.3.7 遺伝子導入筋芽細胞シートの作製

筋芽細胞は，遺伝子導入細胞の細胞源としても有望である．筋芽細胞は，筋組織から容易に単離され，大量に増幅培養することができる．また，筋芽細胞のユニークな生物学的特徴は，移植後に分化することで増殖能を持たない筋管細胞となる点，あるいは，生体内の既存

の筋線維と融合する点にあり，遺伝子発現の安定供給源として機能することが期待される。遺伝子導入によってヒトエリスロポエチン（erythropoietin, EPO）を分泌する筋芽細胞を樹立し，尿毒症マウスに移植すると，マウス体内において機能的に活性な EPO の十分かつ持続的な発現を達成可能なことが実証されている[20]。

　ティッシュエンジニアリングにおける移植の成否は，移植後の血管新生に大きく依存することから，血管新生は現在のティッシュエンジニアリング研究の焦点となっている。こんにちまで，血管内皮細胞増殖因子（vascular endothelial growth factor, VEGF），塩基性線維芽細胞増殖因子（basic fibroblast growth factor, bFGF）など，いくつかの血管新生因子が有効であることがわかっている。血管新生因子で最も研究されている分子は VEGF である。血管新生が VEGF の用量依存的に発生するという報告[21]があるように，治療の成功には高効率の遺伝子導入を必要とする。VEGF 遺伝子導入 C2C12（C2C12/VEGF）細胞シートは，MCL を用いたマグネトフェクション法でレトロウイルスベクターを導入することによって作製することができる[10]。C2C12/VEGF 細胞シートの VEGF 発現量は約 200 ng/day[10]である。in vivo における C2C12/VEGF 細胞シートの血管新生における効果を調べるために，C2C12/VEGF 細胞シートを無胸腺マウスの皮下に移植すると，移植 2 週間後に C2C12/VEGF 細胞シート内に高密度の毛細血管の形成が観察される。マグネトフェクションから組織構築までの一連の流れが，MCL の利用によって可能となることから，本手法は非常に効率のよいアプローチとして，ティッシュエンジニアリングに有用であると考えられる。

2.3.8 筋束様組織の作製

　体内の筋肉組織の両端部は腱を介して骨に結合しており，筋肉に生じる張力は筋線維の配向を促進する。ティッシュエンジニアリングで作製した骨格筋においても，骨格筋組織を固定して内部張力を利用することで，配向性をもたせる工夫がなされている。Dennis と Kosnik[22]は，人工の腱としてラミニンで被覆したシルクの縫合糸を利用し，設置した縫合糸に筋芽細胞が接着することによって細胞組織を固定することに成功している。一方，井藤らは配向した筋組織を作製するために，二つの虫ピンで両端を留めるべく，環状組織の形成を誘導する手法を選択している[19]。

　Mag-TE 法による筋芽細胞の環状組織作製スキームを図 2.18 に示す。環状組織は，C2C12 細胞シートの収縮を利用することによって作製する。培養ウェルの中心に円柱状の構造物を設置して細胞シートを作製すると，細胞シートは収縮して円柱の周囲に巻き付いて環状の構造が形成される。その後，I 型コラーゲンとマトリゲルを含む溶液を培養ウェルに入れて，すぐに抜き取ることによって環状組織を薄くゲルコートする。ゲルコートされた環状組織を円柱から外して，8 mm 間隔で設置された 2 本の虫ピンの周りに引っ掛けて，分化誘導培地

46   2. 3次元細胞システムの構築法〜機能オリエンテッド〜

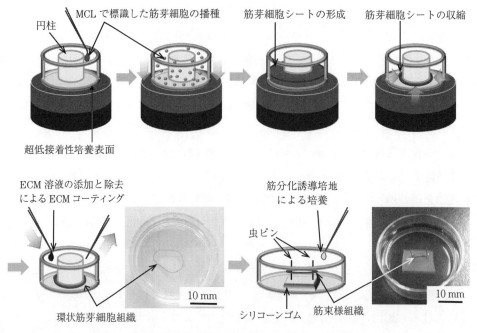

図 2.18 Mag-TE 法による筋芽細胞の環状組織の作製スキーム

で培養を7日間行う。環状組織は収縮して虫ピンの間で引っかかり，細い筋を形成する。分化誘導7日目には，筋芽細胞は融合して筋管が形成される。その結果，周りをECMで薄く被覆された ① 直径 200 μm 以下の高密度の筋管細胞からなる ② 一方向に配向した筋束様の組織作製が可能である。

作製した筋束様組織を α アクチニンに対する特異的抗体を用いて染色すると，サルコメア構造が観察される[23]。また，ウェスタンブロット解析により，筋分化の後期マーカーであるミオシン重鎖の発現が検出される。これらの結果から，作製した筋束様組織は収縮能を持つことが示唆される。筋束は神経を含まないが，人工的に電気刺激を与えることで収縮運動させることができる。作製した筋束様組織の収縮特性を調べるために，周波数を変えて電気パルスで刺激すると，0.2〜2Hz までは一度ずつの電気パルスに応答してリズミカルに収縮運動（単収縮）して力を発揮し，それ以上の周波数では一度ずつのパルスに応答しきれずに弛緩せずに強く収縮する「強縮」といった筋生理学的な現象が観察される。ここで，筋束様組織の最大収縮力は，単収縮で 33.2 μN（1.06 mN/mm^2）である[23]。しかしながら，この収縮力は成体マウス骨格筋の 0.5% 以下に留まることから，筋束様組織の機能強化が課題となる。

一般に，筋力増強のためのアプローチとしては，筋力トレーニングが挙げられる。ティッシュエンジニアリングで作製した筋束様組織は電気パルスによって収縮運動させることが可

能であることから，電気刺激を行いながら培養することで収縮運動を繰り返して筋組織を成熟させることができると考えられる。現在までに，骨格筋組織における電気刺激培養の報告はあるが，電気刺激培養の三つのパラメーターである電圧〔V/mm〕・パルス幅〔ms〕・周波数〔Hz〕をそれぞれ変えて検討した例はなかった。そこで，最近これらのパラメーターを変えて電気刺激培養を行い，収縮力増強における効果が検討されたところ，印加電圧やパルス幅といった電気的なパラメーターが異なっていても，筋組織の負荷が同じであれば，その電気刺激培養の筋力トレーニングとしての効果は同じであることが見いだされた[24]。筋組織における負荷として，「最大収縮力に対して何％の収縮力を発揮させる電気刺激条件か」を% Pt（percent peak twitch force）として設定することが可能である。電気刺激培養における収縮運動の負荷を培養4日目から24.5%Ptで始め，培養7日目からは50～60% Ptに負荷を上げて14日目まで培養すると，電気刺激培養なしの場合と比較して約5倍の収縮力の増強が得られる。このことから，筋組織が幼弱な時期は負荷を低くして筋力トレーニングを開始し，その後，負荷を上げて培養するスケジュールが効果的であるといえる。

2.3.9 お わ り に

　本節では，磁力を用いた遺伝子導入および3次元組織構築技術について，特に骨格筋組織に焦点を当てて述べた。Mag-TEの技術によって作製した骨格筋組織は，生理学的に機能的であることから，再生医療や薬剤スクリーニング，さらにはバイオアクチュエータの開発に適用可能であると考えられる。

　本技術を実用化するためには，機能性磁性ナノ粒子の安全性は重要な問題である。MCLの使用に当たっては，あらかじめ標的細胞を用いて細胞増殖に対する毒性を調べて，毒性のない範囲で添加されるべきである。いままでに，さまざまな細胞を使用して細胞増殖に対する毒性が調べられたところ，100 pg/cell以下の濃度でMCLは細胞増殖抑制を示さないという報告がある[25]～[30]。また，MCLによる磁気標識は，間葉系幹細胞（mesenchymal stem cell, MSC）[31]やES細胞[32]の分化を損なわない。さらに，MCLの *in vivo* における急性毒性試験として，MCLを限界投与量（90 mg）でマウス腹腔内に投与されたところ，10匹のマウスのいずれも試験中に死亡しないことが報告されている。これらのマウスにおいて，MCL投与の数日後からマウス肝臓および脾臓でマグネタイトの蓄積が観察されているが，投与後10日には観察されないため，クリアランスが起こると考えられる[33]。磁性ナノ粒子の安全性に関しては，肝臓がんを検出するためのMRIの造影剤としてResovistが市販されており，臨床での実績もあることから，すでにかなり詳細に調べられている。また，MCLに関しても，MCLを用いたがん温熱療法の臨床研究が開始されている[34]。今後，ティッシュエンジニアリングにおけるMCLの安全性に関しては，臨床研究を始める前に，ターゲットの細胞ある

いは組織を特定して，詳細に調べる必要がある。

引用・参考文献

1) H. Norell, Y. Zhang, J. McCracken, T. Martins da Palma, A. Lesher, Y. Liu, J. J. Roszkowski, A. Temple, G. G. Callender, T. Clay, R. Orentas, J. Guevara-Patiño, and M. I. Nishimura, "CD34-based enrichment of genetically engineered human T cells for clinical use results in dramatically enhanced tumor targeting," *Cancer Immunol. Immunother.*, vol. 59, no. 6, pp. 851-862, 2010.

2) M. Y. Hua, H. W. Yang, C. K. Chuang, R. Y. Tsai, W. J. Chen, K. L. Chuang, Y. H. Chang, H. C. Chuang, and S. T. Pang, "Magnetic-nanoparticle-modified paclitaxel for targeted therapy for prostate cancer," *Biomaterials*, vol. 31, no. 28, pp. 7355-7363, 2010.

3) K. Cheng, T. S. Li, K. Malliaras, D. R. Davis, Y. Zhang, and E. Marbán, "Magnetic targeting enhances engraftment and functional benefit of iron-labeled cardiosphere-derived cells in myocardial infarction," *Circ. Res.*, vol. 106, no. 10, pp. 1570-1581, 2010.

4) G. H. Gao, G. H. Im, M. S. Kim, J. W. Lee, J. Yang, H. Jeon, J. H. Lee, and D. S. Lee, "Magnetite-nanoparticle-encapsulated pH-responsive polymeric micelle as an MRI probe for detecting acidic pathologic areas," *Small*, vol. 6, no. 11, pp. 1201-1204, 2010.

5) A. Ito, M. Shinkai, H. Honda, and T. Kobayashi, "Medical application of functionalized magnetic nanoparticles," *J. Biosci. Bioeng.*, vol. 100, no. 1, pp. 1-11, 2005.

6) K. Takahashi and S. Yamanaka, "Induction of pluripotent stem cells from mouse embryonic and adult fibroblast cultures by defined factors," *Cell*, vol. 126, no. 4, pp. 663-676, 2006.

7) D. Sheyn, O. Mizrahi, S. Benjamin, Z. Gazit, G. Pelled, and D. Gazit, "Genetically modified cells in regenerative medicine and tissue engineering," *Adv. Drug Deliv. Rev.*, vol. 62, no. 7-8, pp. 683-698, 2010.

8) C. Hughes, J. Galea-Lauri, F. Farzaneh, and D. Darling, "Streptavidin paramagnetic particles provide a choice of three affinity-based capture and magnetic concentration strategies for retroviral vectors," *Mol. Ther.*, vol. 3, no. 4, pp. 623-630, 2001.

9) F. Scherer, M. Anton, U. Schillinger, J. Henke, C. Bergemann, A. Krüger, B. Gänsbacher, and C. Plank, "Magnetofection: enhancing and targeting gene delivery by magnetic force in vitro and in vivo," *Gene Ther.*, vol. 9, no. 2, pp. 102-109, 2002.

10) H. Akiyama, A. Ito, Y. Kawabe, and M. Kamihira, "Genetically engineered angiogenic cell sheets using magnetic force-based gene delivery and tissue fabrication techniques," *Biomaterials*, vol. 31, no. 6, pp. 1251-1259, 2010.

11) A. Ito, T. Takahashi, Y. Kameyama, Y. Kawabe, and M. Kamihira, "Magnetic concentration of a retroviral vector using magnetite cationic liposomes," *Tissue Eng. Part C Methods*, vol. 15, no. 1, pp. 57-64, 2009.

12) R. J. Pickles, J. A. Fahrner, J. M. Petrella, R. C. Boucher, and J. M. Bergelson, "Retargeting the coxsackievirus and adenovirus receptor to the apical surface of polarized epithelial cells reveals the glycocalyx as a barrier to adenovirus-mediated gene transfer," *J. Virol.*, vol. 74, no. 13, pp. 6050-6057, 2000.

2.3 磁気細胞操作技術による 3 次元細胞組織の構築　　49

13) A. S. Lübbe, C. Bergemann, H. Riess, F. Schriever, P. Reichardt, K. Possinger, M. Matthias, B. Dörken, F. Herrmann, R. Gürtler, P. Hohenberger, N. Haas, R. Sohr, B. Sander, A. J. Lemke, D. Ohlendorf, W. Huhnt, and D. Huhn, "Clinical experiences with magnetic drug targeting: a phase I study with 4'-epidoxorubicin in 14 patients with advanced solid tumors," *Cancer Res.*, vol. 56, no. 20, pp. 4686–4693, 1996.

14) M. Egami, Y. Haraguchi, T. Shimizu, M. Yamato, and T. Okano, "Latest status of the clinical and industrial applications of cell sheet engineering and regenerative medicine," *Arch. Pharm. Res.*, vol. 37, no. 1, pp. 96–106, 2014.

15) H. L. Li, N. Fujimoto, N. Sasakawa, S. Shirai, T. Ohkame, T. Sakuma, M. Tanaka, N. Amano, A. Watanabe, H. Sakurai, T. Yamamoto, S. Yamanaka, and A. Hotta, "Precise correction of the dystrophin gene in duchenne muscular dystrophy patient induced pluripotent stem cells by TALEN and CRISPR–Cas9," *Stem Cell Rep.*, vol. 4, no. 1, pp. 143–154, 2015.

16) H. Herr, and R. G. Dennis, "A swimming robot actuated by living muscle tissue," *J. Neuroeng. Rehabil.*, vol. 1, no. 1, p. 6, 2004.

17) A. W. Feinberg, A. Feigel, S. S. Shevkoplyas, S. Sheehy, G. M. Whitesides, and K.K. Parker, "Muscular thin films for building actuators and powering devices," *Science*, vol. 317, no. 5843, pp. 1366–1370, 2007.

18) Y. Tanaka, K. Morishima, T. Shimizu, A. Kikuchi, M. Yamato, T. Okano, and T. Kitamori, "An actuated pump on-chip powered by cultured cardiomyocytes," *Lab Chip*, vol. 6, no. 3, pp. 362–368, 2006.

19) Y. Yamamoto, A. Ito, M. Kato, Y. Kawabe, K. Shimizu, H. Fujita, E. Nagamori, and M. Kamihira, "Preparation of artificial skeletal muscle tissues by a magnetic force-based tissue engineering technique," *J. Biosci. Bioeng.*, vol. 108, no. 6, pp. 538–543, 2009.

20) Y. Hamamori, B. Samal, J. Tian, and L. Kedes, "Myoblast transfer of human erythropoietin gene in a mouse model of renal failure," *J. Clin. Invest.*, vol. 95, no. 4, pp. 1808–1813, 1995.

21) N. Davies, S. Dobner, D. Bezuidenhout, C. Schmidt, M. Beck, A. H. Zisch, and P. Zilla, "The dosage dependence of VEGF stimulation on scaffold neovascularization," *Biomaterials*, vol. 29, no. 26, pp. 3531–3538, 2008.

22) R. G. Dennis and P. E. Kosnik 2nd, "Excitability and isometric contractile properties of mammalian skeletal muscle constructs engineered in vitro." *In Vitro Cell Dev. Biol. Anim.*, vol. 36, no. 5, pp. 327–335, 2000.

23) Y. Yamamoto, A. Ito, H. Fujita, E. Nagamori, Y. Kawabe, and M. Kamihira, "Functional evaluation of artificial skeletal muscle tissue constructs fabricated by a magnetic force-based tissue engineering technique," *Tissue Eng. Part A*, vol. 17, no. 1-2, pp. 107–114, 2011.

24) A. Ito, Y. Yamamoto, M. Sato, K. Ikeda, M. Yamamoto, H. Fujita, E. Nagamori, Y. Kawabe, and M. Kamihira, "Induction of functional tissue-engineered skeletal muscle constructs by defined electrical stimulation," *Sci. Rep.*, 4 : 4781, 2014.

25) A. Ito, Y. Takizawa, H. Honda, K. Hata, H. Kagami, M. Ueda, and T. Kobayashi, "Tissue engineering using magnetite nanoparticles and magnetic force: heterotypic layers of cocultured hepatocytes and endothelial cells," *Tissue Eng.*, vol. 10, no. 5-6, pp. 833–840, 2004.

26) A. Ito, K. Ino, M. Hayashida, T. Kobayashi, H. Matsunuma, H. Kagami, M. Ueda, and H. Honda,

"Novel methodology for fabrication of tissue-engineered tubular constructs using magnetite nanoparticles and magnetic force," *Tissue Eng.*, vol. 11, no. 9-10, pp. 1553-1561, 2005.

27) A. Ito, E. Hibino, C. Kobayashi, H. Terasaki, H. Kagami, M. Ueda, T. Kobayashi, and H. Honda, "Construction and delivery of tissue-engineered human retinal pigment epithelial cell sheets, using magnetite nanoparticles and magnetic force," *Tissue Eng.*, vol. 11, no. 3-4, pp. 489-496, 2005.

28) A. Ito, H. Jitsunobu, Y. Kawabe, and M. Kamihira, "Construction of heterotypic cell sheets by magnetic force-based 3-D coculture of HepG2 and NIH3T3 cells," *J. Biosci. Bioeng.*, vol. 104, no. 5, pp. 371-378, 2007.

29) A. Ito, T. Takahashi, Y. Kawabe, and M. Kamihira, "Human beta defensin-3 engineered keratinocyte sheets constructed by a magnetic force-based tissue engineering technique," *J. Biosci. Bioeng.*, vol. 108, no. 3, pp. 244-247, 2009.

30) K. Shimizu, A. Ito, J. K. Lee, T. Yoshida, K. Miwa, H. Ishiguro, Y. Numaguchi, T. Murohara, I. Kodama, and H. Honda, "Construction of multi-layered cardiomyocyte sheets using magnetite nanoparticles and magnetic force," *Biotechnol. Bioeng.*, vol. 96, no. 4, pp. 803-809, 2007.

31) K. Shimizu, A. Ito, T. Yoshida, Y. Yamada, M. Ueda, and H. Honda, "Bone tissue engineering with human mesenchymal stem cell sheets constructed using magnetite nanoparticles and magnetic force," *J. Biomed. Mater. Res. B Appl. Biomater.*, vol. 82, no. 2, pp. 471-480, 2007.

32) M. Horie, A. Ito, T. Maki, Y. Kawabe, and M. Kamihira, "Magnetic separation of cells from developing embryoid bodies using magnetite cationic liposomes," *J. Biosci. Bioeng.*, vol. 112, no. 2, pp. 184-187, 2011.

33) A. Ito, Y. Nakahara, K. Tanaka, Y. Kuga, H. Honda, and T. Kobayashi, "Time course of biodistribution and heat generation of magnetite cationic liposomes in mouse model," *Jpn. J. Hyperthermic Oncol.*, vol. 19, no. 3, pp. 151-159, 2003.

34) A. Ito and T. Kobayashi, "Intracellular hyperthermia using magnetic nanoparticles: a novel method for hyperthermia clinical applications," *Thermal. Med.*, vol. 24, no. 4, pp. 113-129, 2008.

▶ 2.4 付属器を備えた皮膚の構築 ◀

2.4.1 皮膚組織の構造と機能

皮膚組織は体内と外界と隔てて生物個体の恒常性を維持する臓器で，ヒトの場合成人で 1.6m²，重量も体重の 15〜6% を占めている。その機能としては，「生体を覆って水分の喪失を防ぐ」，「微生物の侵入や物理化学的刺激から生体を守る」ことが基本的な機能として考えられる。そのため表皮細胞（keratinocyte）と呼ばれる平板な細胞が積み重なって，隙間なく皮膚の表面を覆っている（表皮層）。この表皮細胞は表皮の最下層にある基底層で分裂し，分化・成熟するに従って表面の層へと移行していく。そのため表皮層はさまざまな成熟段階の表皮細胞が層状に重なって，ヒトの場合 10 層程度の細胞層を形成している。表皮層の下

には，膠原線維や弾性線維などの支持組織と，おもに線維芽細胞からなる真皮層が存在している。真皮層は皮膚組織の柔軟性を担うとともに組織全体の適度な張力を生み出している。

また，ほ乳類など高等動物の皮膚には，毛嚢や脂腺，汗腺などの付属器が存在している。おもに毛嚢と汗腺により，皮膚はもう一つの機能である「体温調節」を行っている。この機能は付加的あるいは高次的なものであるので，同じ個体の皮膚組織でも身体部位や状況によって存在しないこともある。例えば，全身を毛で覆われている動物でも鼻の周囲や足底部分は毛嚢がないことが多い。

皮膚組織のうち表皮層は脳や神経と同じ外胚葉から発生し，真皮層は骨や筋肉と同じ中胚葉から発生する。マウスの場合，胎生初期は1～2層の角化細胞層が胎児表面を覆っている。しだいに厚さを増す表皮層とすぐ下の真皮層の境界面で，上皮細胞と間葉細胞の相互作用が生じて付属器の原基である毛芽が作られる。この毛芽がしだいに成長し，毛嚢ができあがる[1]。付属器原基の形成には上皮－間葉細胞間の相互作用が重要であることは多くの研究から明らかになっており，形態形成に重要なシグナル分子であるWnt（ウィント）やBMP（bone morphogenic protein）などによって時空間的に制御されている[2]。また，付属器原基形成である毛芽の形成についても上記シグナルの濃度勾配が関与していて，いわゆるチューリングモデルが適用できる[3]。

2.4.2 表皮幹細胞と組織再生

皮膚組織の幹細胞システムはすでに明らかになっている。表皮の幹細胞は「バルジ領域」と呼ばれる毛嚢の中央付近に存在することがよく知られている。この表皮幹細胞は表皮層にある角化細胞にも毛嚢などの付属器を構成する細胞にも分化できる（図2.19[4]）。表皮基底層には増殖が盛んな前駆細胞が存在し表皮層のターンオーバーを支えているが，分裂したバルジ領域の幹細胞から必要に応じてこの部分に前駆細胞が供給される。また，皮膚組織に創

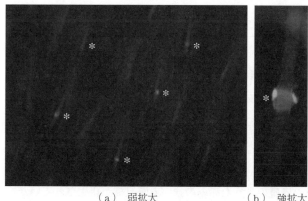

（a）弱拡大　　（b）強拡大

図2.19 （口絵3参照）バルジ領域に存在する皮膚組織幹細胞。表皮幹細胞のマーカーであるケラチン15の発現（緑色蛍光）を認めた（＊印）。

52　　2.　3次元細胞システムの構築法〜機能オリエンテッド〜

傷が生じた場合，速やかに創傷部位を覆うために周囲から前駆細胞が移動する。そのために周辺の前駆細胞が不足するので，バルジ領域から細胞が供給される。

　一方，毛嚢底部にある毛母にも角化した表皮細胞からなる毛をつくるための前駆細胞が存在する。毛の生え変わりのリズムである毛周期に伴って毛母にも細胞の供給が必要であるが，バルジ領域からはここにも前駆細胞を供給している。

　発生過程のマウス皮膚組織では一斉に毛芽が作られるためほぼすべての毛嚢で毛周期は一致しているが（第1毛周期），その後しだいに毛周期はばらばらとなり，必要に応じて毛が生えかわる。この第2毛周期以降のプロセスは計画的な組織再生と考えられ，毛周期に関わる因子には TNF（tumor necrosis factor）-α など組織修復や炎症に関係するものも多い[5]。

2.4.3　創傷皮膚の組織再生

　皮膚は外界から個体を守るためにつねにターンオーバーしながら，一定の強度を維持している。一方で，当然のことながらさまざまな原因による皮膚組織自体の損傷も多いため，皮膚組織はつねに再生できるようなシステムを準備している。皮膚の再生にとって最も重要なことは，創傷部位をできるだけ早く被覆することである。そこでは複雑な作業は省略されるため，創傷部位の皮膚組織には付属器が存在しないことが多い。付属器が存在せず覆われただけの皮膚組織は，多くの場合瘢痕を形成していて機能的にも審美的にも問題がある。一方で発生段階途中の皮膚組織は成体と異なり，付属器を伴った皮膚を再生することが可能である。貫志らはマウス胎児の皮膚にハサミで傷をつけて皮膚再生時に瘢痕が残るかどうかを，さまざまな時期の胎児を用いて検討した[6]。その結果，ある発生段階までのマウス胎児は，付属器を含む完全な皮膚組織を再生する能力を有していることがわかった。しかし，成体マウスの皮膚にはそのような能力はすでにない。胎児と成体マウスの能力の違いは，再生するための細胞そのものの違いと，再生を保証する環境の違いの両方にありうる。

2.4.4　*In vivo* 皮膚再構成モデル

　皮膚組織再生を詳細に解析するため，マウスを用いた *in vivo*（生体内）皮膚再構成モデルを用いた[7,8]。この方法は成体マウスの皮膚に全層欠損を作り，その欠損部分に胎児皮膚構成細胞をばらばらにして移植する。通常は皮膚に欠損部位ができると周囲から表皮細胞が遊走して，創傷を被覆しようとするため，そのままでは移植した胎児細胞は排除されてしまう。そこで，シリコン製のチャンバーを皮膚欠損部位に挿入することで，胎児細胞が生着するまで周囲からの表皮細胞の遊走を防ぐことができる（**図 2.20**(a)）。移植後1週間でチャンバーを取り除くと，ちょうど胎児の皮膚のような赤みの強い皮膚組織が新生されていた。チャンバーが当たっていた部分では筋膜が剥き出しで表皮細胞がなく，このチャンバーが目

2.4 付属器を備えた皮膚の構築

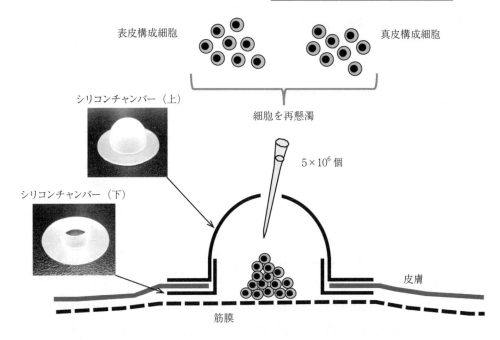

（a） マウス胎児由来の皮膚構成細胞をヌードマウス背部皮膚欠損部分に移植

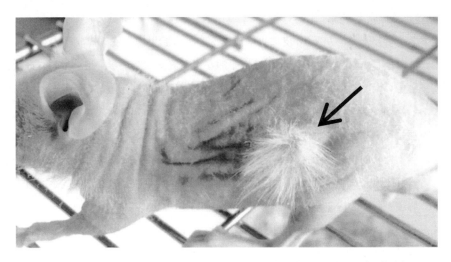

（b） 3〜4週間後には移植部分に毛嚢などの付属器を備えた完全な皮膚が形成（矢印）

図2.20 *In vivo* マウス皮膚再構成モデル

的どおり表皮細胞の遊走を防いでいた．さらに，2〜3週間すると，欠損部位に新生された皮膚から多くの毛が伸び始める（図(b)）．面白いことに伸びてくる毛の色（白，黒，茶色など）は，移植した皮膚構成細胞が由来する胎児の毛の色に依存している．さらに，ヒト由来の表皮細胞をマウス真皮細胞とともに移植すると，表皮層がヒト特異的抗体で染色されるハイブリッド皮膚組織ができる．この *in vivo* 皮膚再構成モデルを用いることにより，成体

54 2. 3次元細胞システムの構築法～機能オリエンテッド～

マウスを用いて胎児皮膚構成細胞など移植した細胞の皮膚組織形成能力を解析することができるため，最近では再生医療研究にも応用されている。

2.4.5 *In vitro* における自律的組織構築

皮膚は組織工学的アプローチが臨床応用まで到達している臓器の一つで，1970年代からヒト皮膚組織由来の表皮細胞を培養することにより *in vitro*（試験管内）で表皮細胞のシートを作製する試みが行われてきた[9]。培地や細胞外基質の改善が進み初代培養の効率が飛躍的に向上し，現在はさまざまな種類の培養皮膚が広範囲の熱傷などの患者に利用されている[10]。臨床応用されているこれらの培養皮膚は個体表面を覆う最低限の機能は有しているが，残念ながら毛嚢などの付属器はない。そのことが培養皮膚の最大の問題点であり，毛嚢などの付属器を備えた皮膚組織を *in vitro* で作製することができれば，広範囲熱傷患者の治療においても quality of life が格段にあがることが期待される。

In vivo においては胎児由来の皮膚細胞のように十分な能力を有した細胞を移植することによって，付属器を備えた皮膚組織を再構成することができた。同様に胎児由来の皮膚細胞を用いても，*in vitro* で付属器を有した培養皮膚を作製することはできない。*In vivo* と *in vitro* の組織形成を詳細に比較することによって，*in vitro* の組織形成で不足している要因を同定する必要がある。*In vivo* 皮膚再構成モデルでは胎児由来皮膚構成細胞をばらばらな状態にして移植した。移植された細胞は自律的な再配置をしながら，結果として3次元組織を再構築していた。このような3次元レベルでの組織構築を *in vitro* で行うことはこれまで困難であったが，武部らは肝臓の原基を培養内で自律的に作製させることに成功した[11]。武部らの方法はマトリゲルでコーティングしたプレートに iPS 細胞に由来する肝前駆細胞を間葉系幹細胞と血管内皮細胞とともに播種すると，細胞が自律的に凝集して肝臓原基が形成された。この肝臓原基をマウスに移植すると，ホストマウス組織との血管形成を通じて血流が開始し，肝臓としての機能を有していることが確認された。

武部らの方法を皮膚組織形成に応用するため，前述のマウス胎児皮膚構成細胞を間葉系幹細胞と血管内皮細胞とともにマトリゲルでコーティングしたプレートに播種した（**図 2.21**(a)）。すると，播種後数時間で細胞が凝集を始め，72時間以内で球状細胞塊を形成した。面白いことに，皮膚構成細胞を用いて形成された細胞塊は層状の構造を有していた（図(b)，(c)）。さまざまな染色して検討したところ，表皮細胞はこの層状構造の外側に，また血管内皮細胞は内側に位置していた。実験では移植した場合に，この細胞塊が皮膚組織原基すなわち付属器原基として機能できるかについては検討できていないが，武部らにより開発された細胞の自律的な3次元構築は皮膚構成細胞にも応用可能であることが示唆された。実際に武部らはこのアプローチによりさまざまな器官原基の作製に成功しており，細胞や組織

2.4 付属器を備えた皮膚の構築 55

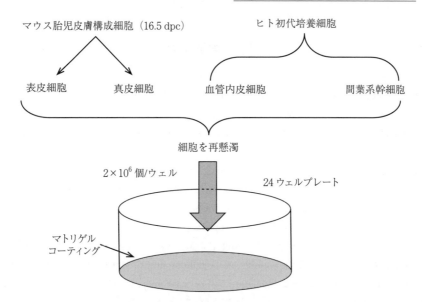

(a) マウス胎児皮膚構成細胞はヒト初代培養細胞（血管内皮細胞，間葉系幹細胞）とともにマトリゲルでコーティングしたプレートに播種

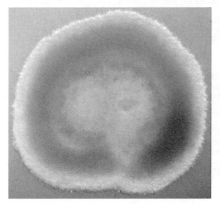

(b) 実体顕微鏡画像（播種後数時間のうちに細胞塊を形成し始め，72時間で完全な球状の細胞塊となった）

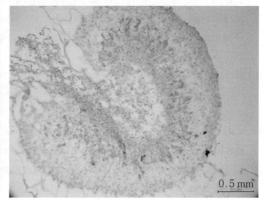

(c) H&E染色画像（細胞塊は内部に層状構造を形成していた）

図 2.21 *In vitro* 皮膚組織原基の作製

の種類によらずかなり普遍的な原理であるといえる[12]。

残された課題は毛囊などの付属器を形成しうる組織原基を *in vitro* でどのようにして誘導するかであるが，これに対してはまだ十分な解決方法は得られていない。これまでの研究からWntやBMPなどいくつかのシグナル分子が付属器の初期形成を誘導すること，さらに付属器の再生にはTNF-αなどの炎症性サイトカインが関わっていることがわかってきた[2,3,5]。このような知見に基づいて，今後付属器を備えた「完全な」皮膚組織の開発が期待されている。

引用・参考文献

1) S. B. Mahjour, F. Ghaffarpasand, and H. Wang, "Hair follicle regeneration in skin grafts: current concepts and future perspectives," *Tissue. Eng. Part B Rev.*, vol. 18, no. 1, pp. 15-23, 2012.

2) R. B. Widelitzcorresponding, "Wnt signaling in skin organogenesis," *Organogenesis*, vol 4, no. 2, pp. 123-133, 2008.

3) S. Sick, S. Reinker, J. Timmer, and T. Schlake, "WNT and DKK determine hair follicle spacing through a reaction-diffusion mechanism," *Science*, vol. 314, no. 5804, pp. 1447-1450, 2006.

4) A. Bose, M. T. Teh, I. C. Mackenzie, and A. Waseem, "Keratin k15 as a biomarker of epidermal stem cells," *Int. J. Mol. Sci.*, vol. 14, no. 10, pp. 1938-19398, 2013.

5) C. C. Chen, L. Wang, M. V. Plikus, T. X. Jiang, P. J. Murray, R. Ramos, C. F. Guerrero-Juarez, M. W. Hughes, O. K. Lee, S. Shi, R. B. Widelitz, A. D. Lander, and C. M. Chuong, "Organ-level quorum sensing directs regeneration in hair stem cell populations," *Cell*, vol 161, no. 2, pp. 277-290, 2015.

6) K. Kishi, K. Okabe, R. Shimizu, and Y. Kubota, "Fetal skin possesses the ability to regenerate completely: complete regeneration of skin," *Keio J. Med.*, vol. 61, no. 4, pp. 101-108, 2012.

7) K. Kataoka, R. J. Medina, T. Kageyama, M. Miyazaki, T. Yoshino, T. Makino, and N. H. Huh, "Participation of adult mouse bone marrow cells in reconstitution of skin," *Am. J. Pathol.*, vol. 163, no. 4, pp. 1227-1231, 2003.

8) R. J. Medina, K. Kataoka, M. Miyazaki, N, and H. Huh, "Efficient differentiation into skin cells of bone marrow cells recovered in a pellet after density gradient fractionation," *Int. J. Mol. Med.*, vol. 17, no. 5, pp. 721-727, 2006.

9) J. G. Rheinwald and H. Green, "Serial cultivation of strains of human epidermal keratinocytes: the formation of keratinizing colonies from single cells," *Cell*, vol. 6, no. 3, pp. 331-343, 1975.

10) K. Hata, "Current issues regarding skin substitutes using living cells as industrial materials," *J. Artif. Organs.*, vol. 10, no. 3, pp. 129-132, 2007.

11) T. Takebe, K. Sekine, M. Enomura, H. Koike, M. Kimura, T. Ogaeri, R. R. Zhang, Y. Ueno, Y. W. Zheng, N. Koike, S. Aoyama, Y. Adachi, and H. Taniguchi, "Vascularized and functional human liver from an iPSC-derived organ bud transplant," *Nature*, vol. 499, no. 7459, pp. 481-484, 2013.

12) T. Takebe, M. Enomura, E. Yoshizawa, M. Kimura, H. Koike, Y. Ueno, T. Matsuzaki, T. Yamazaki, T. Toyohara, K. Osafune, H. Nakauchi, H. Y. Yoshikawa, and H. Taniguchi, "Vascularized and Complex Organ Buds from Diverse Tissues via Mesenchymal Cell-Driven Condensation," *Cell Stem Cell*, vol. 16, no. 5, pp. 556-565, 2015.

▶ 2.5 高弾性血管の創生 ◀

2.5.1 はじめに

生体の組織・器官を構成する細胞は，それが置かれている環境に起因する圧力，摩擦力，張力といった力学刺激を受けている。細胞には力学刺激を感知し，その情報を細胞内に伝達することで応答を起こす仕組みが備わっている。力学刺激は，細胞レベルでは分化方向や代謝を変化させ，組織レベルでは機能維持に影響を与えることが知られている。血管内では，血液の流れ（血流）や血管内圧に基づく力学刺激が発生し，血管内面を覆う内皮細胞または血管中膜を構成する平滑筋細胞には，せん断応力（ずり応力）や伸展張力が作用する。これまでの多くの研究により，このような血管系細胞が力学刺激に反応して形態や機能に関連する多くの遺伝子の発現が変化することが示された。このような血管系細胞の力学応答は循環系の恒常性の維持に重要な役割を果たしており，それに異常が生じると動脈瘤，動脈硬化，血栓症といったさまざまな血管病の発生につながることも報告されている。

一方で，血管壁内に存在する平滑筋細胞は収縮・弛緩することによって，血管壁の粘弾性や血管径の調節に重要な役割を果たしていることが知られている。血管壁内では，その力学環境の変化に応じて，平滑筋細胞が自らの構造を適応させるという興味深い特性を示すことも明らかにされている。このように血管の力学特性（おもに弾性）を理解するために，定量的な力学パラメーターを負荷し得る培養実験法も開発されており，平滑筋細胞に対する力学刺激の受容メカニズムの把握が進められている。

ここでは，血管中膜を構成する平滑筋細胞の力学刺激に対する応答と，それが高弾性血管を創出するため力学的パラメーターの役割に焦点を当てて概説する。

2.5.2 血管の力学

血管（blood vessel）は，動脈（artery）と静脈（vein）に大きく分けることができる。動脈は内膜（intima），中膜（media），外膜（adventitia）の3層構造のうち，中膜が分厚いことが静脈と異なる特徴である。図2.22に示すように壁厚の大半を占めている中膜はおもに平滑筋細胞（smooth muscle cell）と弾性線維（elastic fiber），膠原線維（collagen fiber）から構成されている。この部分が血管の力学に主要な役割を果たしており，力学的機能を左右している。動脈を中膜における弾性線維と平滑筋の構造で分類する場合，弾性線維に富むものを弾性動脈（elastic artery），平滑筋に富むものを筋性動脈（muscular artery）と呼ぶ（図2.23）[1]。弾性動脈は大動脈から頸動脈程度の範囲の太い動脈であり，心収縮期には血圧上昇

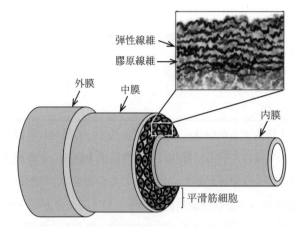

図2.22 血管構造およびラット大動脈中膜

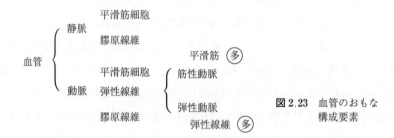

図2.23 血管のおもな構成要素

により容量が増加して血液を動脈内に貯留し，心収縮期には容量が減少しながら血圧を保つ。筋性動脈は大動脈から分かれて心臓，脳，腎臓などの器官にいく動脈であり，収縮や拡張の範囲が大きく，器官への血流調節を行う。

中膜を構成する平滑筋細胞と弾性線維，膠原線維の弾性率はそれぞれ 0.01～0.1 MPa, 0.6 MPa, 10^3 MPa[2] といわれている。弾性線維はおもにエラスチン（elastin）やフィブリリン（fibrillin）などから構成される伸展性に優れた引張強度の低い材料であり，膠原線維はコラーゲン（collagen）を主成分とする硬くて強い材料である。一般に，血管壁の材料特性は

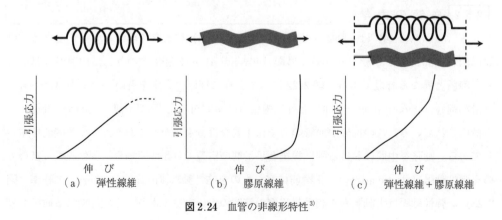

図2.24 血管の非線形特性[3]

非線形の粘弾性体であるといわれている。図2.24に示すように，引張応力-ひずみ（伸び）関係の非線形性は無負荷状態での弾性線維と膠原線維のたるみ量の違いによって説明される。すなわち低ひずみ領域では膠原線維はたるんでおり，力を負担するのがおもに弾性線維であるため，変形しやすいのに対し，ひずみの増加につれて硬い膠原線維が伸ばされ力を負担するようになるため，変形し難くなると考えられている。また，血管壁の粘弾性特性は，平滑筋が有する大きな粘性により生じ，そのヒステリシスのループ面積は平滑筋の量や活性度に依存する。

2.5.3 血管の力学パラメーター

血流と接触する内皮細胞には摩擦力であるせん断応力（shear stress）が，血管中膜を構成する平滑筋細胞，さらには内皮細胞には心臓の拍動に伴う血圧の変化として，血管の円周方向に周期的に伸展張力（tensile stress）が作用する。ハーゲン・ポアズイユの法則[4]から粘性流体の流れの特性を導出する。

図2.25に示す半径aの血管に対して，中心からの距離rと$r+\delta r$ の二つの円筒面の間にある流体部分の運動を考える。

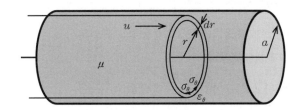

図2.25 血管の力学パラメータの模式図

rにおける流速をuとすると，rにおける速度勾配は

$$\xi = \frac{du}{dr} \tag{2.1}$$

（せん断応力）＝（粘性係数）×（速度勾配）であるから，粘性係数をμとすれば

$$\tau = \mu \frac{du}{dr} \tag{2.2}$$

（力）＝（せん断応力）×（面積）であるから，半径rの円筒に働く力F_1は，流れと逆向きで

$$F_1 = -S\mu \frac{du}{dr} = -2\pi rL\mu \frac{du}{dr} \tag{2.3}$$

また，半径$r+\delta r$の円筒に働く力F_2は

$$F_2 = -2\pi rL\mu \frac{du}{dr} - \frac{d}{dr}\left(2\pi rL\mu \frac{du}{dr}\right)\delta r \tag{2.4}$$

60   2. 3次元細胞システムの構築法〜機能オリエンテッド〜

となり，管壁にいくほど力は大きく，$F_2 > F_1$ である。

点Aの圧を P_1，点Bの圧を P_2 とすると，圧は上流側のほうが大きいので，$P_1 > P_2$ であり，r と $r+\delta r$ のリング面に働く力の差は $\pi \delta r^2$ の項を無視すると

$$\Delta F = (P_1 - P_2)2\pi r\delta r \tag{2.5}$$

流れは定常であるから，式（2.3）と（2.4）の差は式（2.5）に等しい。したがって

$$F_2 - F_1 = \Delta F = -\frac{d}{dr}\left(2\pi rL\mu\frac{du}{dr}\right)\delta r = 2\pi r\delta r\left(P_1 - P_2\right) \tag{2.6}$$

$$L\mu\frac{d}{dr}\left(2\pi r\frac{du}{dr}\right) = r\left(P_1 - P_2\right) \tag{2.7}$$

両辺を積分すると，円筒の中心では速度勾配は0であるから，$r = 0$ で $du/dr = 0$ と置ける。

$$\frac{du}{dr} = \frac{r}{2}\frac{\left(P_1 - P_2\right)}{\mu L} \tag{2.8}$$

さらに r で積分すると，管壁では流速は0であるから，$r = a$ で $u = 0$ と置ける。

$$u = \left(a^2 - r^2\right)\frac{\left(P_1 - P_2\right)}{4\mu L} \tag{2.9}$$

式（2.9）は流速分布が放物線状になることを示している。

管全体での流量，つまり血流量は

$$Q = \int_0^a u2\pi rdr = \int_0^a \left(a^2 - r^2\right)\frac{\left(P_1 - P_2\right)}{4\mu L}2\pi rdr = \frac{\pi a^4 \Delta P}{8\mu L} \tag{2.10}$$

これより粘性係数を書き換えると，血管半径 a の円筒面におけるせん断応力（τ）は，距離 L だけ離れた断面A，B間の力の差 $\pi a^2\left(P_1 - P_2\right)$ が半径 a の円筒面 $2\pi aL$ にかかるものであるため，式（2.10）を用いると，式（2.11）が得られる[5]。

$$\tau = \frac{\pi a^2\left(P_1 - P_2\right)}{2\pi aL} = \frac{a\Delta P}{2L} = \frac{4\mu Q}{\pi a^3} \tag{2.11}$$

ヒトの生理条件下において大動脈では1〜2 Pa，静脈では0.1〜0.6 Pa[6]のせん断応力が作用する。ただし，これらは血管が直線的で血流が層流の場合で，実際には血管の分岐部や湾曲部では血流の剥離や2次流れを生じ，乱流性のせん断応力が好発する。

一方で，血管内圧 P を受ける血管の場合，血管肉厚 t が血管平均半径 r に比較して十分小さいと仮定すると，血管の周方向の応力（伸展張力：σ_θ）は力のつり合い条件から求められる。軸方向の単位長さで中心線を含む縦断面で分割した血管について，壁方向の力のつり合いは式（2.12）で表される。

$$\tau 2pr = 2\sigma_\theta t \tag{2.12}$$

したがって，周方向の応力は

$$\sigma_\theta = \frac{pr}{t} \tag{2.13}$$

となる。ここで，血管内圧により血管半径 r から $r + \Delta r$ になったとすると円周方向のひずみ ε_θ は式（2.14）のように求められる。

$$\varepsilon_\theta = \frac{2\pi (r + \Delta r) - 2\pi r}{2\pi r} = \frac{\Delta r}{r} \tag{2.14}$$

また，このひずみは円周方向の応力による伸展と，軸応力によるポアソン比による縮小の和となるため，式（2.15）が得られる。

$$\varepsilon_\theta = \frac{\sigma_\theta}{E} - v\frac{\sigma_z}{E} = \frac{(2-v)pr}{2Et} \tag{2.15}$$

生理条件下において，周期的に伸展するひずみは，大動脈で 0.09～0.12，頸動脈で 0.01～0.02，大腿動脈で 0.02～0.15，肺動脈で 0.06～0.1[7]である。

2.5.4 弾性線維の形成

生体組織は細胞と細胞外基質から作られる。細胞外基質は細胞を支える足場の役割を果たし，この足場の特性が生体組織の硬さや伸縮性を決める。おもな足場として，剛性・硬さを調節する主成分がコラーゲンの膠原線維，伸びを調節する主成分がエラスチンの弾性線維，その隙間の水分を保持する主成分がヒアルロン酸の複合糖質の3種類がある。生化学的研究でも材料化学的応用研究でも不溶性という性質のため，弾性線維の形成機構は完全には解明されていない。近年，可溶化技術や遺伝子工学の発展により，弾性線維の形成に関与する分子はエラスチンだけではなく，フィブリリンやフィブリン[8]といった線維形成誘導因子，リシルオキシダーゼといった酵素[9]，エラスチン結合タンパクなどのレセプター分子や分子シャペロン，それ以外にも多くの分子が関わる複雑なシステムで，弾性線維が形成されることが示唆され始めている。弾性線維の主成分はエラスチンであるが，エラスチンを弾性線維として正常に作り上げるには，ほかの多くの分子が必要である。また，細胞・組織の再生研究や分化の研究から，細胞自体のエラスチン産生を増加させることは可能である。**図 2.26**に弾性線維の形成メカニズムの模式図を示し，以下に形成過程を順に述べる。

① 細胞は外部の刺激を，細胞表面の受容体あるいは細胞内部に取り込んだあとの受容体で受け取る。外部からの情報を細胞内部に酵素の活性化によって伝え，細胞核内でエラスチンの前駆体であるトロポエラスチン（tropoelastin）の遺伝子の発現を促す[10],[11]。

② その後，トロポエラスチンが合成され，細胞表面まで運ばれ，細胞の外に出される。

③ 細胞内で作られたトロポエラスチンが，細胞外に出る際にばらばらにならずに，細胞

62   2. 3次元細胞システムの構築法〜機能オリエンテッド〜

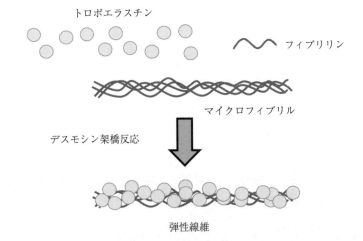

図2.26 弾性線維の形成メカニズム

周辺で弾性線維として形成されるための，マイクロフィブリル (microfibrils) と呼ばれる微細繊維を形成する。このマイクロフィブリルに対し，トロポエラスチンが移動し，コアセルベーションと呼ばれる凝集反応で結合し分子密度が高い状態になる。中でもマイクロフィブリルにはフィブリリンが多く含まれる。

④　その後，マイクロフィブリルに結合したトロポエラスチンに対し，酵素のリシルオキシターゼが結合し，トロポエラスチン中のアミノ酸配列のうち隣り合わない2〜4のリシン側鎖 (KAAKまたはKAAAK) (K：リシン，A：アラニン) などに対し作用することで，側鎖間で架橋され，しっかりした弾性線維が形成される。リシン側鎖四つから形成される架橋はデスモシン (desmosine) と呼ばれるエラスチン特有の強靱な架橋構造として知られている[12]。

トロポエラスチンがマイクロフィブリに架橋することによって，弾性線維を形成するため，トロポエラスチンとマイクロフィブリが弾性線維の形成に必須なことが明らかである。また，弾性線維が形成され，量的に増大すると，弾性線維内の筋線維内にある筋原線維を構成しているミオシン線維の一部である，ミオシン重鎖も量的に増大する。これらのことから，弾性線維の形成に伴い，トロポエラスチンとマイクロフィブリの量が増大するだけでなくミオシン重鎖の量も増大すると考えられる。

2.5.5　バイオリアクターと高弾性血管の誘導

ポリエステルやePTFEを材料とする人工血管は広く臨床で使われているが，1〜6 mmの小口径の人工血管は実用化に至っていない。その理由は移植後初期の段階における血栓形成，または移植後の長期的な過程において内膜肥厚による狭窄症が生じるなどがあげられ

る[13]。これらを克服するために，生体内の血管同様に多層構造で高細胞密度を有し，さらには血管内圧に耐える剛性や弾性を備え持つ，小口径人工血管の創出が必要である。最近，このような小口径血管を創出するために，生体の拍動流（pulsatile flow）を再現したバイオリアクターが示された[14]。図 2.27 に示すように，生分解性ポリマーの内面に血管平滑筋細胞を直径 3 mm の管腔構造積層細胞体へアセンブル[14),15)]し，拍動流による力学刺激を印加したところ，単なる層流培養よりも拍動流を印加した条件において，弾性線維形成マーカーであるフィブリリン 1, 2, エラスチン，SM1 が有意に発現していることが明らかになった。こ

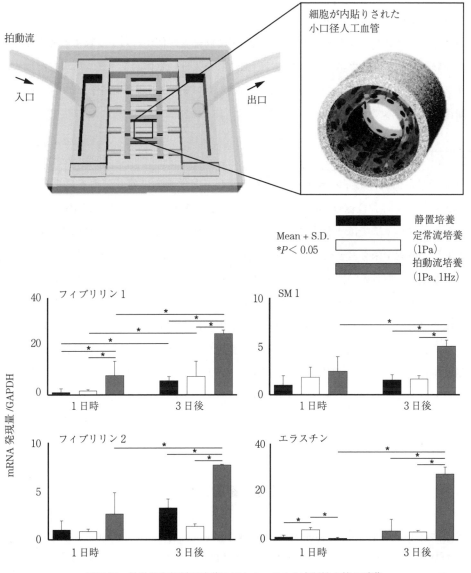

図 2.27 拍動流印加循環培養リアクターによる高弾性血管の誘導

のときの拍動流の印加条件は以下のとおりであった。

せん断応力：1 Pa，印加周期：1 Hz，管腔内圧：最大 115 mmHg/最低 90 mmHg，ひずみ：0.015。

先に述べたように，細胞は力学刺激を感知し，応答することで組織形成および機能維持を示すことが知られている[16]。血管壁の弾性を担う平滑筋や弾性線維は，せん断応力に加え，周方向の進展張力を感知することで，弾性線維の産生を亢進する可能性が示唆される。一方で，せん断応力に対する内皮細胞応答に関する研究はこれまでに多く報告されている[17),18)]。例えば，せん断応力の強さに依存し，内皮細胞内の Ca^{2+} 濃度の上昇を引き起こし，細胞全体へ瞬時に伝搬することが知られている。実際の血管において，血流のせん断応力を内皮細胞が感知し，それがトリガーとなって中膜の平滑筋細胞が何かしらを受容する可能性は否定できない。これらのメカニズムの解明は，上述したように生体内をうまく再現したバイオリアクターの開発などを通して，*ex vivo* リアルタイムモニタリグ評価を行い，さらなる展開を期待するところである。

2.5.6 お わ り に

本節では，血流の力学パラメーターを概説し，力学刺激に対しておもに平滑筋細胞のmRNA レベルでの弾性線維形成の有意性を紹介し，高弾性血管の創生に関する知見を示した。最近，メディアでは「血管力」なる言葉を耳にすることがある[19]。血管は，全身に血液とともに，酸素や栄養素を運び，老廃物を排出する，まさにライフラインである。「血管力」とはある意味，血管の弾性を維持し，血液を滞りなく全身に届け続けることなのだろう。本節で示したように，弾性血管の誘導はサイトカインやホルモンなどの神経伝達物質による化学刺激だけでなく，せん断や伸展といった力学刺激によっても調節し得ることを示唆する。さらに，身体に及ぼす運動に置き換えると，至適な力学刺激が血管内の弾性線維を維持し，平滑筋細胞の異常増殖や膠原線維の多重合成を抑制する報告もある[20),21)]。今後，これらの重要な臨床的課題が血管のメカノバイオロジー研究で解決されていくと，動脈硬化をはじめ血管の病態解明につながるだけでなく，それらに対する新しい予防法，治療法の開発にも貢献するであろう。

引用・参考文献

1) H. Tomiyama, T. Arai, Y. Koji, M. Yambe, Y. Hirayama, Y. Yamamoto, et al., "The relationship between high-sensitive C-reactive protein and pulse wave velocity in healthy Japanese men," *Atherosclerosis*, vol. 174, pp. 373-377, Jun. 2004.

2) Y.-c. Fung, *Biomechanics: mechanical properties of living tissues*: Springer Science & Business Media, 2013.

3) A. C. Burton, "Relation of structure to function of the tissues of the wall of blood vessels," *Physiological reviews*, vol. 34, pp. 619-642, 1954.

4) A. S. Anayiotos, S. A. Jones, D. P. Giddens, S. Glagov, and C. K. Zarins, "Shear-Stress at a Compliant Model of the Human Carotid Bifurcation," *J. Biomechanical Engineering-Transactions of the Asme*, vol. 116, pp. 98-106, Feb. 1994.

5) 神谷　瞭, "特集：バイオメカニクスの現状と将来 循環系のバイオメカニクス 最近のトピックス," *BME*, vol. 6, pp. 19-25, 1992.

6) A. Kamiya and T. Togawa, "Adaptive Regulation of Wall Shear-Stress to Flow Change in the Canine Carotid-Artery," *Am. J. Physiology*, vol. 239, pp. H14-H21, 1980.

7) C. G. Caro, *The mechanics of the circulation*: Cambridge University Press, 2012.

8) S. Kasamatsu, A. Hachiya, T. Fujimura, P. Sriwiriyanont, K. Haketa, M. O. Visscher, et al., "Essential role of microfibrillar-associated protein 4 in human cutaneous homeostasis and in its photoprotection," *Scientific Reports*, vol. 1, Nov. 22, 2011.

9) K. Csiszar, "Lysyl oxidases: A novel multifunctional amine oxidase family," *Progress in Nucleic Acid Research and Molecular Biology*, vol. 70, pp. 1-32, 2001.

10) M. Horiguchi, T. Inoue, T. Ohbayashi, M. Hirai, K. Noda, L. Y. Marmorstein, et al., "Fibulin-4 conducts proper elastogenesis via interaction with cross-linking enzyme lysyl oxidase," *Proc. Natl. Acad. Sci. USA*, vol. 106, pp. 19029-19034, Nov. 10, 2009.

11) C. M. Kielty, S. Stephan, M. J. Sherratt, M. Williamson, and C. A. Shuttleworth, "Applying elastic fibre biology in vascular tissue engineering," *Philosophical Transactions of the Royal Society B-Biological Sciences*, vol. 362, pp. 1293-1312, Aug. 29, 2007.

12) J. Rosenbloom, W. R. Abrams, and R. Mecham, "Extracellular-Matrix .4. The Elastic Fiber," *Faseb Journal*, vol. 7, pp. 1208-1218, Oct. 1993.

13) H. Inoguchi, I. K. Kwon, E. Inoue, K. Takamizawa, Y. Maehara, and T. Matsuda, "Mechanical responses of a compliant electrospun poly (L-lactide-co-epsilon-caprolactone) small-diameter vascular graft," *Biomaterials*, vol. 27, pp. 1470-1478, Mar. 2006.

14) Y. Yamagishi, T. Masuda, M. Matsusaki, M. Akashi, U. Yokoyama, and F. Arai, "Microfluidic perfusion culture system for multilayer artery tissue models," *Biomicrofluidics*, vol. 8, Nov. 2014.

15) M. Matsusaki, H. Ajiro, T. Kida, T. Serizawa, and M. Akashi, "Layer-by-Layer Assembly Through Weak Interactions and Their Biomedical Applications," *Advanced Materials*, vol. 24, pp. 454-474, Jan. 24, 2012.

16) T. Masuda, I. Takahashi, T. Anada, F. Arai, T. Fukuda, T. Takano-Yamamoto, et al., "Development of a cell culture system loading cyclic mechanical strain to chondrogenic cells," *J. Biotechnology*, vol. 133, pp. 231-238, Jan. 20, 2008.

17) N. Ohura, K. Yamamoto, S. Ichioka, T. Sokabe, H. Nakatsuka, A. Baba, et al., "Global Analysis of Shear Stress-Responsive Genes in Vascular Endothelial Cells," *J. Atherosclerosis and Thrombosis*, vol. 10, pp. 304-313, 2003.

18) K. Yamamoto, K. Furuya, M. Nakamura, E. Kobatake, M. Sokabe, and J. Ando, "Visualization of

flow-induced ATP release and triggering of Ca2+ waves at caveolae in vascular endothelial cells," *J. Cell Science*, vol. 124, pp. 3477-3483, Oct. 15, 2011.

19) NHK 科学・環境番組部，"「血管力」で若返る！,"「NHK ためしてガッテン」, 2016.

20) W. P. Cheng, B. W. Wang, S. C. Chen, H. Chang, and K. G. Shyu, "Mechanical stretch induces the apoptosis regulator PUMA in vascular smooth muscle cells," *Cardiovascular Research*, vol. 93, pp. 181-189, Jan. 2012.

21) W. T. Gerthoffer, "Mechanisms of vascular smooth muscle cell migration," *Circulation Research*, vol. 100, pp. 607-621, Mar. 16, 2007.

▶ 2.6 細胞システムの機能長期保持 ◀

2.6.1 は じ め に

Thomson らが 1998 年にヒト ES 細胞を樹立し[1]，山中らが 2006 年にマウス人工多能性幹細胞（iPS）を発表[2]してから多くの研究者が再生医療や創薬分野での応用を目指して研究を行っている。これまでの研究の発展には目覚ましいものがあるが，同時に実応用には課題が存在することも明らかとなってきた。課題の一つとして細胞の形質が不安定なことが挙げられる[3]。ES/iPS 細胞は培地組成やフィーダー細胞のロット，継代や培地交換のタイミングなどで変化してしまうほどである。これら ES/iPS 細胞の品質管理は将来的に臨床の場に置いて用いられる際に非常に重要であるだけでなく，現在世界中の研究室で行われている研究結果の再現性などにも大きく影響する。

これら再生医療分野だけでなく，医薬品開発分野においても培養細胞の品質管理は非常に重要である。医薬品開発ではその初期段階において，培養細胞を用いてスクリーニングなどのアッセイを行うが，その際に用いる細胞の形態および機能が標的としている疾患の表現型を保持していることがその後の段階での開発の成否に大きく影響を及ぼす。これまでに *in vitro* においてその効果が確認された医薬品やサプリメントなどの多くの候補化合物が動物試験においてその効果が確認できなかったのも，培養細胞が適切な環境で培養されていないことが大きな原因として挙げられる。したがって，培養細胞をいかにして本来の生体内にある表現型に近づけるかというのは非常に重要な課題である。

さまざまな要因が培養細胞の形態を変化させる。例えば，生体より細胞を採取・選別し培養するプライマリーカルチャーの場合は多くの細胞が採取する際に形態が変化し，場合によっては死滅する。これは採取する際のさまざまなストレスや採取したあとの環境が生体内の環境と異なるためである（**図 2.28**）。例えば，ラットから肝細胞を単離する際には一酸化窒素合成酵素が生じ，一酸化窒素が多く発生し，細胞の形態を変化させることが知られてい

2.6 細胞システムの機能長期保持　　67

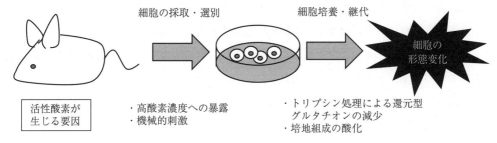

図 2.28 生体より採取した細胞はさまざまな要因により生じる酸化ストレスにより形態が変化する。

る[4]。また，細胞を継代する際に通常使用するトリプシンによって還元型グルタチオンが減少することも報告されている[5]。さらに，通常の細胞は単体で存在するのではなく，細胞外マトリックスにより取り囲まれている。これらの細胞外マトリックスは細胞を取り囲み，保護することにより細胞の形態や機能に大きく影響しているが，培養細胞として培養する際には共培養を行う必要がある。本節ではこれら細胞の形態に影響を及ぼす因子について解説し，細胞の形態および機能の長期保持に関する試みを紹介する。

2.6.2 細胞の形態に大きな影響を及ぼす因子：酸化ストレス

スーパーオキシドアニオン，ヒドロキシルラジカル，一重項酸素および過酸化水素は活性酸素種と呼ばれ酸素分子がより反応性の高い状態に変化した化合物である[6]。これらの活性酸素種はタンパク質の翻訳語修飾を通じてシグナル伝達を制御している[7]。例えば，過酸化水素はタンパク質中のシステインを酸化することでジスルフィド結合またはスルフェニルアミドの形成を促進する[8]。活性酸素種が重要な役割を果たしているのがミトコンドリアである[7]。ミトコンドリア内の活性酸素種は細胞の分化，オートファジー，老化，代謝および免疫細胞の活性化に関わっている。通常は精密に制御されており，低酸素状態，飢餓状態，成長因子や病原体による感染などの外的環境の変化にも対応し細胞機能を調節している。しかしながら，ミトコンドリアが活性酸素種の量を制御できなくなると，さまざまな障害が現れる。例えば，がん細胞はミトコンドリア内の活性酸素種を利用して増幅していることが知られている[9]。このことからもわかるように，ミトコンドリア内の活性酸素種は細胞の生理機能を調製していると同時にバランスが崩れると細胞の性質に影響を与えるという二面性を有している。

細胞培養は通常 95% の空気と 5% の二酸化炭素で培養される。しかしながら，生体内の細胞の多くはより低酸素環境下に存在している。すなわち，培養されている細胞は生体内の環境より高濃度の酸素に暴露されており，このような環境下においては過剰な活性酸素が生じている。また，細胞の培地中に含まれる成分が酸化前駆体となり，活性酸素種を生じている

ことも報告されている[10]。例えば，多くの培地には細胞増殖に必要な鉄などの金属が加えられているが，これらの金属はラジカル反応を触媒することが知られている[11]。また，フラボノイドやポリフェノールおよびチオールを有する化合物は培地中において酸化され，過酸化水素やスーパーオキシドアニオンを生じる[10]。

　細胞培養の際に生じるこれら過剰の活性酸素を除去する試みとして，ビタミンなどの抗酸化物質を培地に添加することが考えられる。例えば，アスコルビン酸を加えることでiPS細胞の作製効率が向上したという報告がある[12]。また，N-アセチルシステインは酸化ストレスによって引き起こされるiPS細胞の品質低下を防ぐことが報告されている[13]。しかしながら，これらの小分子抗酸化剤はそれ自体が酸化されて抗酸化能を示すことから，酸化前駆体となって培地中に過酸化水素などの活性酸素種を生じることが知られている[10]。生じた活性酸素種は細胞の形態にさまざまな影響を及ぼす。すなわち，酸化ストレスを消去するために加えた抗酸化剤が引き金となって細胞の形態変化を引き起こす。例えば，ヒト骨髄性白血病細胞HL-60はアスコルビン酸を添加することで分化および細胞死が誘発されることが報告されている[14]。また，N-アセチルシステインはマウス頭蓋冠細胞，歯髄間質細胞および初代ヒトケラチノサイトの分化を誘導することが報告されている[15]。これらの事例の多くは小分子抗酸化剤の濃度によりその影響の大きさが変化することから，小分子抗酸化剤を用いた制御は非常に困難であることがわかる。これらの小分子抗酸化剤は細胞の中に入り込むために，本来細胞内に存在する活性酸素量の調節機能を乱すことが原因として挙げられる。このように細胞にさまざまな影響を与える活性酸素種であるが，細胞本来の機能を発現するのにも必要であるために，不必要な過剰に発生した活性酸素種のみを消去することがきわめて重要となる。そのためには小分子抗酸化剤ではない別の方法が必要であると考えられる。これら小分子抗酸化剤の問題点を解決するために活性酸素を消去する高分子を用いて新たなバイオ界面を設計している[16]。生体適合性を有し，なおかつ酸化ストレスを消去する高機能なバイオ界面を構築するために，**図2.29**に示すブロックポリマー（PEG-b-PMNT）を細胞培養材料表面にコーティングした。用いたブロックポリマーはその側鎖に活性酸素種を触媒的に消去する2,2,6,6-テトラメチルピペリジン-1-オキシル（TEMPO）を有するため，細胞培養中に生じた活性酸素種を消去する。また，生体適合性を有するポリエチレングリコール（PEG）をセグメントとして有するために，細胞へのダメージが低減される。従来の小分子抗酸化剤と異なるのは，ポリマーを共有結合により培養機材に結合させているために，細胞内に入り込んで細胞内の正常なレドックス反応を壊すことがなく，細胞培養の過程において発生し細胞外に存在する過剰な活性酸素種を選択的に消去する新しい培養機材として期待される。以下，具体的な設計に関して説明する。

　カルボキシル基を表面に有する培養デッシュを1-(3-ジメチルアミノプロピル)-3-エチル

2.6 細胞システムの機能長期保持

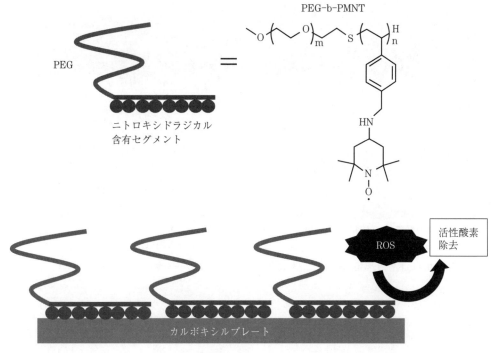

図 2.29 活性酸素を消去するバイオ界面の設計。カルボキシル基を有する培養デッシュに活性酸素種を消去するポリマー（PEG-b-PMNT）をコーティングすることで細胞培養中に発生する過剰な酸化ストレスを除去する。

カルボジイミド塩酸塩（EDC）で活性化し，ブロックポリマー（PEG-b-PMNT）を反応させて共有結合により固定化させた。ESR により解析したところ，ポリマーの結合量は 0.25 chain/nm^2 であった。

ヒト骨髄性白血病細胞 HL-60 はその分化に活性酸素種が働いていることが詳しく調べられている。ブチル酸を加えると活性酸素が発生し細胞が分化することが知られている（図 2.30(a)）[14]。開発した酸化ストレスを除去する培養機材を用いて培養すると，ブチル酸を加えた際の細胞の分化が抑制されていることが確認できた（図(b)）。

細胞培養中の酸化ストレスを除去する方法として，小分子抗酸化剤を用いる方法が考えられる。ヒト骨髄性白血病細胞においても上記のブチル酸を加えた際にビタミン類を添加しておくと，細胞分化が抑制されることが報告されている[14]。しかしながら，これらの小分子抗酸化剤は細胞内に入り込み，細胞内の還元環境を乱すことが懸念される。そこでヒト骨髄性白血病細胞に種々の小分子抗酸化剤を加えてその効果を確認した（図 2.31）。その結果，小分子抗酸化剤の場合，これらの化合物の添加で 7〜8% の細胞が分化していることが確認された。その一方，開発した活性酸素を消去する高分子を共有結合させた培養皿を用いた場合は分化した細胞はまったく観察されなかった。この違いは，細胞内に入り込む小分子抗酸化

70　2．3次元細胞システムの構築法〜機能オリエンテッド〜

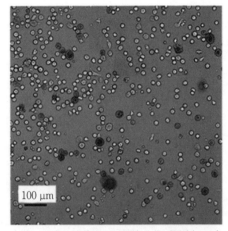

（a）通常の培養皿では細胞分化（黒点）が多く観察される。　　（b）開発した酸化ストレスを消去する培養皿を用いると細胞分化が抑制されていた。

図2.30　ヒト骨髄性白血病細胞に活性酸素種を発生させるブチル酸を加えた際の細胞分化

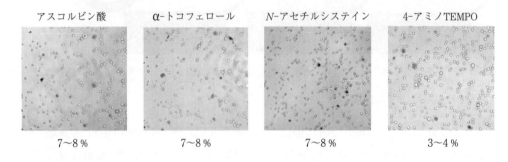

アスコルビン酸　　　α-トコフェロール　　　N-アセチルシステイン　　　4-アミノTEMPO

7〜8％　　　　　7〜8％　　　　　7〜8％　　　　　3〜4％

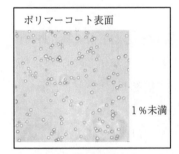

ポリマーコート表面

1％未満

図2.31　小分子抗酸化剤をヒト骨髄性白血病細胞に加えた際の細胞分化への影響。ビタミンなどの小分子抗酸化剤を添加すると7〜8％の細胞が分化する（黒点）が，開発した培養皿では分化した細胞はまったく観察されなかった。

剤と異なり，高分子をコーティングした培養皿では細胞内に抗酸化剤が細胞内に入り込まないために，細胞内の還元環境を壊さなかったものと考えられる。

JC-1（5,5',6,6'-tetrachloro-1,1',3,3'tetraethylbenzimidazolylcarbocyanine iodide）を用いてミトコンドリアの膜電位を観察した。この試薬はミトコンドリアの膜電位が良好な状態であると赤色の蛍光を示すため，赤/緑の蛍光強度比が高いほど膜電位の状態が良好な状態で保たれている指標となる。通常の培養皿で培養した際の蛍光強度比と比較すると，活性

酸素種を消去するポリマーをコーティングした培養皿ではミトコンドリアの膜電位が良好な状態で保たれていることが確認できた（**図 2.32**）。一方で，種々の小分子抗酸化剤を添加してもミトコンドリアの膜電位の顕著な改善効果は見られなかった。

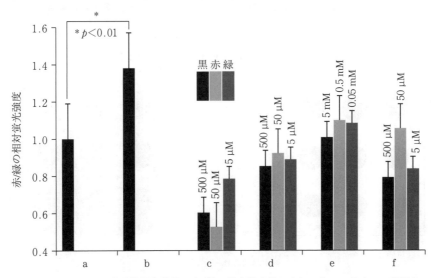

図 2.32 JC-1 による膜電位測定結果。赤/緑の蛍光強度比によりミトコンドリアの状態を解析した。ポリマーコートしていない培養皿を 1 とした。赤/緑が高いほどミトコンドリアの膜電位は良好とされる。
　　a：ポリマーコートなし，b：PEG-b-PMMT ポリマーコート，c：ascorbic acid,
　　d：α-tocophenol, e：N-acetyl cysteine, f：4-amino-TEMPO

再生医療や細胞治療分野では細胞の品質管理がきわめて重要であるが，細胞の性質の維持管理にはさまざまな課題を解決しなければならない。培養環境中に生じる過剰な酸化ストレスは細胞の形態にさまざまな影響を及ぼす。小分子抗酸化剤を添加することで一定の効果は得られているものの，その効果は加える抗酸化剤の濃度に依存し，加える濃度によっては細胞機能を低下する結果も報告されており，品質管理の観点からもより高度な培養技術の開発が求められている。これまでに開発した活性酸素種を消去する上記のポリマーコートディッシュは，培養中に生じる細胞外の過剰な活性酸素を消去するため，細胞内の正常のレドックス反応を阻害しない点において，小分子抗酸化剤を用いた系とはまったく異なる。

2.6.3　肝機能を長期にわたり発現するスフェロイドシステムの構築

細胞機能を効果的に発現することは再生医療や細胞治療分野において重要なだけでなく，医薬品開発の前臨床段階においても重要である。例えば，医薬品の開発の初期段階において，肝臓に存在する代謝酵素の影響を正確に評価できれば，あとの段階で予期しない副作用や薬剤の失活の可能性を減少させることが期待できる。肝臓の細胞を単層培養することによ

72 2. 3次元細胞システムの構築法〜機能オリエンテッド〜

り，ある程度の評価は可能であるが，単層培養した系では長期間にわたり肝臓の機能を高発現することが非常に困難である。肝臓の機能を長期にわたり発現する試みとして3次元培養系が報告されている[17)〜19)]。これまでに微細加工を施したハイスループットスクリーニング可能な細胞アレイシステムが開発された[20),21)]。フォトリソグラフィー技術を用いてポリエチレングリコールセグメントを含むポリマーを固定化した。ポリマーを固定化した部分には細胞が接着しないために細胞アレイの構築が可能となる（**図2.33**）。

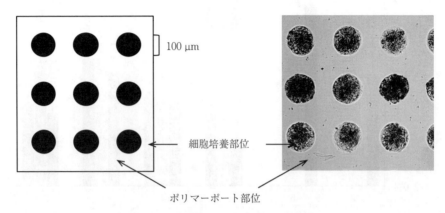

図2.33 微細加工による細胞アレイ構築

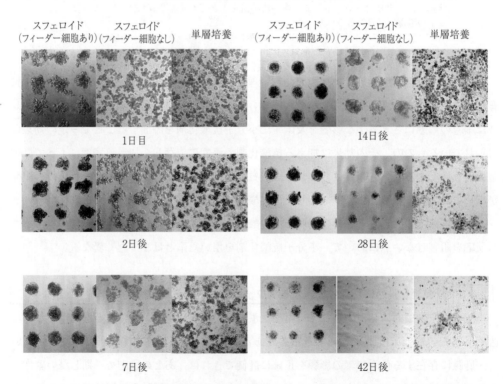

図2.34 ラット初代肝細胞のスフェロイド構築。フィーダー細胞を用いることで24日後もスフェロイドが維持されている。

フィーダー細胞を播種し，その後ラット初代肝細胞を播種することでフィーダー細胞上に肝細胞スフェロイドが形成される。フィーダー細胞を用いた場合は速やかにスフェロイドの形成が確認され，42日後もスフェロイドが形成されていた（**図 2.34**）。

培養したラット初代肝細胞の機能を評価した（**図 2.35**）。アルブミン産生および代謝酵素であるシトクロム P450 の活性を評価した。どちらの評価結果においてもフィーダー細胞を用いてスフェロイド形成させた肝細胞の機能が42日間にわたり高発現されていることが確認できたが，単層培養およびフィーダー細胞がない状態でのスフェロイドでは速やかに肝機能の低下がみられた。

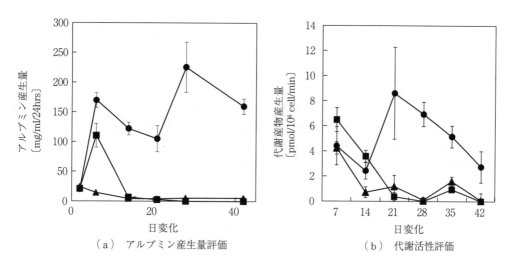

図 2.35 ラット初代肝細胞の機能評価（●スフェロイド培養（フィーダー細胞あり），■スフェロイド培養（フィーダー細胞なし），▲単層培養）

2.6.4 お わ り に

細胞治療や再生医療分野は新しい医療技術として期待されているものの，用いられる細胞は培養環境により大きく影響を受ける。治療に用いられる細胞や組織は適正な環境において培養され品質が管理される必要がある。ここで紹介した酸化ストレスは培養細胞の性質に大きな影響を及ぼすほかにも，例えば臓器移植の際の再灌流時にも発生し，組織にダメージを与えることが知られている。小分子抗酸化剤やその他の抗酸化物質を加えることで一定の改善効果がみられているが，いまだに十分な方法は確立されていない。細胞の機能を長期間にわたり発現する技術開発も重要である。細胞を3次元培養することで機能の持続的な発現がみられるが，生体内の組織を培養系で再現するには，いまだに解決されていない課題も多い。機械工学・材料化学・生物学といった分野横断的な研究開発により今後さらなる発展が望まれる分野である。

引用・参考文献

1) J. A. Thomson, J. Itskovitz-Eldor, S. S. Shapiro, M. A. Waknitz, J. J. Swiergiel, V. S. Marshall, and J. M. Jones.A, "Embryonic stem cell lines derived from human blastocysts," *Science*, vol. 282, no. 5391, pp. 1145–1147, 1998.

2) K. Takahashi and S. Yamanaka, "Induction of Pluripotent Stem Cells from Mouse Embryonic and Adult Fibroblast Cultures by Defined Factors," *Cell*, vol. 126, no. 4, pp. 663–676, 2006.

3) M. K. Furue, "Standardization of human embryonic stem (ES) cell and induced pulripoent stem (iPS) cell research in Japan," *Tissue Culture Research Communications*, vol. 27, no. 4, pp. 139–147, 2008.

4) M. P. Lopez-Garcia and S. M. Sanz-Gonzalez, "Peroxynitrite generated from constitutive nitric oxide synthase mediates the early biochemical injury in short-term cultured hepatocytes," *FEBS Lett.*, vol. 466, no. 1, pp. 187–191, 2000.

5) J. J. Reiners Jr., P. Mathieu, C. Okafor, D. A. Putt, and L. H. Lash, "Depletion of cellular glutathione by conditions used for the passaging of adherent cultured cells," *Toxicol. Lett.*, vol. 115, no. 2, pp. 153–163, 2000.

6) T. Finkel, "Oxygen radicals and signaling," *Curr. Opin. Cell Biol.*, vol. 10, no. 2, pp. 248–253, 1998.

7) L. A. Sena and N. S. Chandel, "Physiological roles of mitochondrial reactive oxygen species," *Mol. Cell*, vol. 48, no. 2, pp. 158–167, 2012.

8) T. Finkel, "From sulfenylation to sulfhydration: what a thiolate needs to tolerate," *Sci. Signal.*, vol. 5, no. 215, p.10, 2012.

9) R. A. Cairns, I. S. Harris, and T. W. Mak, "Regulation of cancer cell metabolism," *Nat. Rev. Cancer*, vol. 11, no. 2, pp. 85–95, 2011.

10) B Halliwell, "Cell Culture, Oxidative Stress, and Antioxidants: Avoiding Pitfalls," *Biomed J.*, vol. 37, no. 3, pp. 99–105, 2014.

11) P. J. Evans, J. M. Tredger, J. B. Dunne, and B. J. Halliwell, "Catalytic metal ions and the loss of reduced glutathione from University of Wisconsin preservation solution," *Transplantation*, vol. 62, no. 8, pp. 1046–1049, 1996.

12) M. A. Esteban, T. Wang, B. Qin, J. Yang, D. Qin, J. Cai, W. Li, Z. Weng, J. Chen, S. Ni, K. Chen, Y. Li, X. Liu, J. Xu, S. Zhang, F. Li, W. He, K. Labuda, Y. Song, A. Peterbauer, S. Wolbank, H. Redl, M. Zhong, D. Cai, L. Zeng, and D. Pei, "Vitamin C enhances the generation of mouse and human induced pluripotent stem cells," *Cell Stem Cell*, vol. 6, no. 1, pp. 71–79, 2010.

13) I. Berniakovich, L. Laricchia-Robbio, and J. C. Izpisua Belmonte, "N-acetylcysteine protects induced pluripotent stem cells from in vitro stress: impact on differentiation outcome.," *Int. J. Dev. Biol.*, vol. 56, no. 9, pp. 729–735, 2012.

14) D. Richard, P. Hollender, and B. Chénais, "Butyric acid increases invasiveness of HL-60 leukemia cells: role of reactive oxygen species," *FEBS Lett.*, vol. 518, no. 1–3, pp. 159–163, 2002.

15) J. H. Jun, S. H. Lee, H. B. Kwak, Z. H. Lee, S. B. Seo, K. M. Woo, H. M. Ryoo, G. S. Kim, and J. H.

Baek, "N-acetylcysteine stimulates osteoblastic differentiation of mouse calvarial cells," *J. Cell Biochem.*, vol. 103, no. 4, pp. 1246–1255, 2008.

16) Y. Ikeda, T. Yoshinari, and Y. Nagasaki, "A novel biointerface that suppresses cell morphological changes by scavenging excess reactive oxygen species," *J. Biomed. Mater. Res. A*, vol. 103, no. 9, pp. 2815–2822, 2015.

17) Y. Kim and P. Rajagopalan, "3D hepatic cultures simultaneously maintain primary hepatocyte and liver sinusoidal endothelial cell phenotypes," *PLoS One*, vol. 5, no. 11, e15456, 2010.

18) M. B. Esch, J. M. Prot, Y. I. Wang, P. Miller, J. R. Llamas-Vidales, B. A. Naughton, D. R. Applegate, and M. L. Shuler., "Multi-cellular 3D human primary liver cell culture elevates metabolic activity under fluidic flow," *Lab Chip*, vol. 15, no. 10, pp. 2269–2277, 2015.

19) J. Jiang, J. E. Wolters, S. G. van Breda, J. C. Kleinjans, and T. M. de Kok, "Development of novel tools for the in vitro investigation of drug-induced liver injury," *Expert. Opin. Drug Metab. Toxicol.*, vol. 11, no. 10, pp. 1523–1537, 2015.

20) R. Kojima, K. Yoshimoto, E. Takahashi, M. Ichino, H. Miyoshi, and Y. Nagasaki, "Spheroid array of fetal mouse liver cells constructed on a PEG-gel micropatterned surface: upregulation of hepatic functions by co-culture with nonparenchymal liver cells," *Lab Chip*, vol. 9, no. 14, pp. 1991–1993, 2009.

21) Y. Ikeda, T. Jomura, U. Horiuchi, J. Saeki, K. Yoshimoto, T. Ikeya, and Y. Nagasaki, "Long-term survival and functional maintenance of hepatocytes by using a microfabricated cell array," *Colloids Surf. B Biointerfaces*, vol. 97, pp. 97–100, 2012.

3.

3次元細胞システムの構築法
～構造オリエンテッド～

▶ 3.1 フルイディクスを駆使したハイドロゲルファイバーの作製 ◀

3.1.1 はじめに

　細胞を点（0次元）とみなしたとき，0次元の細胞から組み立てられる最もシンプルな形状が線（1次元）である．細胞を用いて組織体を構築する際に，0次元からワンステップで複雑な3次元構造を構築することは容易ではないが，そのような線形の構造を介すれば比較的簡単に複雑な構造を作製できるようになる．例えば，**図3.1**に示すように，x方向に配列した1次元の構造体をy方向に並べることによって平面的な2次元構造を得ることができ，その構造体をさらにz方向へ積層化すれば，立体的な3次元構造を作製することが可能である．また，筋線維や血管組織，神経束などに代表されるように，生体内において線形の組織は多数存在しており，これらの組織の形態を模倣するという観点からも，1次元構造体の利用は有意義であるといえる．

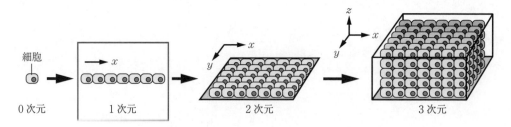

図3.1 1次元組織体を用いる3次元生体組織への細胞アセンブリ

　細胞を正確に1次元的に配列する方法としてはさまざまなものが挙げられよう．平面的な培養環境における手法としては，細胞培養基材の表面に細胞接着性部位と非接着性部位を線形にパターン化する手法が挙げられる．このようなパターンは，フォトリソグラフィーやマイクロコンタクトプリンティング（スタンプ）などの技術を用いて作製することができ，材料としてはコラーゲンやフィブロネクチンなどの細胞接着性を有するタンパク質や，細胞非

接着性の合成ポリマーなどが利用される。そしてパターン化表面に細胞を播種すると，細胞は接着性部位に選択的に接着するため，細胞を任意の位置に配列させることができ，1次元的な構造体が得られる[1]。しかしこの場合，細胞は平面的な基材に接着した状態であり，基材表面から細胞を剥離した場合に線形の形状を維持することは困難である。そのため，回収した線形の組織を3次元的な生体組織構築における単位構造として利用することはできない。つまり，細胞が3次元空間においても線形に配列した単位組織を作製するためには，少なくとも一時的に，なんらかの固体の足場やサポート材料を利用する必要があるといえよう。

そのような線形の組織を作製するための方法の一つとして，人工透析に用いられる中空糸を利用した手法が開発されてきた。中空糸には微細な孔が多数存在しており，細胞懸濁液を中空糸内部に導入することで細胞を簡単に充填することができる。また，中空糸は内外の効率的な物質交換を可能とし，中心部の細胞に対しても酸素や栄養分を供給できるため，細胞培養に適した形態であるといえる。これまでに，肝実質細胞を直径 100〜200 μm の中空糸内に高密度に充填して培養することで，線形の微小な肝組織を作製する手法が開発されており，生体外における肝機能の長期維持が実証されている[2]。そして，中空糸を用いて作製された組織を束状に集積化させることによって，3次元の構造体を形成することも可能であると考えられる。

一方で，ファイバー状に加工したハイドロゲル材料を用いて線形の組織を作製する手法も近年数多く報告されている。ハイドロゲルは物質透過性を有するため，ハイドロゲルのマトリックスを介して内部に包埋した細胞には酸素や栄養分を効率的に供給できる。そして，マイクロフルイディクス（微小流体工学）技術を用いれば直径数十〜数百 μm の微小なハイドロゲルを形成でき，さらにその形状を制御することができる。また，細胞接着性のハイドロゲル材料を使用することで，ハイドロゲルの表面に細胞を接着させることもできるため，例えばハイドロゲルの内部と表面に異なる種類の細胞を担持させ共培養を行うことも可能になる。このような利点があるため，マイクロフルイディクスを利用してハイドロゲルファイバーを作製し，新しい細胞培養系として活用する研究例が近年多数報告されている。本節では，ハイドロゲル材料からなるマイクロファイバーについて，その材料や作製方法，さらに線形組織作製の応用例を概説する。

3.1.2 ハイドロゲルの材料

細胞培養に利用されるハイドロゲルの材料としては，架橋ポリエチレングリコールやポリアクリルアミドなどの合成材料と，アルギン酸，フィブリン，アガロース，コラーゲン，ゼラチンなどの生体由来材料がともに広く利用されている。これらの中で，アルギン酸は，微

小なハイドロゲルファイバーの作製において最も頻繁に使用される材料であるといえよう。アルギン酸は褐藻類から抽出されるアニオン性の多糖類であり，そのナトリウム塩は**図3.2**(a) に示すような化学構造をとっている。アルギン酸ナトリウムの水溶液を Ca^{2+}，Mg^{2+}，Ba^{2+} などの多価カチオンを含む水溶液と接触させると，アルギン酸分子の有するカルボキシ基がこれらのカチオンを介してペアを形成し，安定なハイドロゲルが生成する（図(b)）。

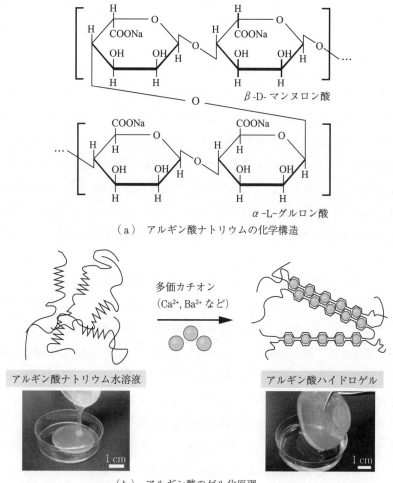

(a) アルギン酸ナトリウムの化学構造

(b) アルギン酸のゲル化原理

図3.2

このゲル化反応は，温度やpHの厳密な制御を必要とせず穏和な条件で行うことができるため，細胞へ大きなダメージを与えることなく細胞をハイドロゲル内に包埋することができる。また，アルギン酸は瞬時にゲル化するため，微小なハイドロゲルファイバーの形成のために要する時間は非常に短く，通常は1秒以下である。さらに，アルギン酸の濃度や種類を変更することで，細胞培養の足場として利用可能な物理的強度の高いハイドロゲルを作製す

ることもできる．加えて，アルギン酸ハイドロゲルが必要でなくなった時点で，多価カチオンのキレート剤やアルギン酸分解酵素を用いて処理すれば，アルギン酸ゲルを選択的に分解・除去できる．また，アルギン酸自体は細胞接着性を有してはいないが，細胞接着性ペプチドを修飾したアルギン酸を用いる，あるいはコラーゲンなどを混合することで，細胞接着性を付与することもできる．

これらの特徴を有していることが，アルギン酸がハイドロゲルファイバー作製のための素材として最も頻繁に利用されている理由であるといえよう．

3.1.3 ハイドロゲルファイバーの作製法

ファイバーのような細長い形状のハイドロゲル材料を作製するためには，いくつかの手法が想起される．例えば，細長いチューブの中でハイドロゲルの前駆体水溶液（例えばアルギン酸ナトリウム水溶液）をゲル化させれば，チューブの形状に応じたファイバーが得られるであろう．また，合成高分子ベースのハイドロゲル材料の場合には，光重合による構造形成手法も利用可能である．しかしながら，これらの手法ではファイバーの作製速度や量に限界があり，またファイバー内部において複数種の細胞を正確に配置することは困難である．一方で，例えばエレクトロスピニング法のように連続的にファイバーを作製する手法を用いれば，ファイバーの作製速度が上昇するためさまざまな用途において利用可能となるものと考えられる．

連続的にハイドロゲルファイバーを生成するための最も簡単な手法は，ゲル化剤を含む水溶液中にノズルを通してハイドロゲルの前駆体水溶液を連続的に押し出すことである（**図 3.3**（a））．この手法では，ノズル径，前駆体水溶液の押出し速度，あるいは周囲のゲル化剤水溶液の流れの速度を調節することで，ファイバー径を制御することが可能である[3),4)]．ま

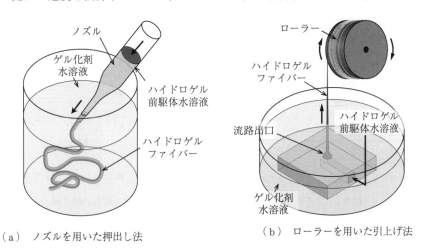

（a）ノズルを用いた押出し法　　　（b）ローラーを用いた引上げ法

図 3.3 ハイドロゲルファイバーのさまざまな作製法

た，前駆体水溶液中にあらかじめ細胞を懸濁しておくことで，ハイドロゲルファイバーの内部に細胞を包埋することも可能である。なお，これらの操作において，ゲル化が瞬時に起き，また強度の高いハイドロゲルを作製できるという意味でも，アルギン酸が頻繁に用いられている。

また，引上げ法によるファイバーの作製法も報告されている[5]。図(b)に示すように，前駆体水溶液を導入し吐き出すための流路構造の出口をゲル化剤水溶液に浸し，前駆体水溶液をその流路を通してゲル化剤水溶液に連続的に導入すると，出口においてハイドロゲルが形成される。その際にローラーを用いてハイドロゲルを連続的に引き伸ばすと，流路の出口からは前駆体溶液が連続的に供給されるため，ファイバー状のハイドロゲルが生成する。この手法においても，流速および引上げ速度を制御することでファイバー径を調節することができる。

また近年，マイクロ流路の内部において前駆体溶液をゲル化させることで，マイクロスケールのハイドロゲルファイバーを作製する研究例も報告されている。ハイドロゲルファイバー作製のために用いられるマイクロ流路構造の模式図を**図3.4**に示す。直径が数十〜数百 μm の微小な流路構造の内部においては，流れが乱れることのない安定した層流が形成される。図に示すマイクロ流路内にゲル化剤水溶液と前駆体水溶液をそれぞれ連続的に導入すると，これらの流体は流路内で接触したあとに並行流を形成し混合し合うことはない。この際，拡散によってゲル化剤成分が前駆体水溶液の流れに供給されるため，細長いハイドロゲルファイバーが連続的に形成される。この方法では，流れの効果によって前駆体水溶液が引き延ばされるため，上述した押出し法や引上げ法と比較してより均一で微細なハイドロゲルファイバーを作製することができる。そして，この手法によって得られるファイバーの断面はほぼ円形になる。

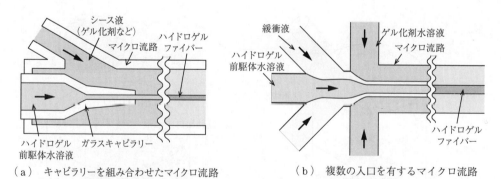

(a) キャピラリーを組み合わせたマイクロ流路　　(b) 複数の入口を有するマイクロ流路

図3.4 マイクロ流路を用いたハイドロゲルファイバー作製の模式図

なお，アルギン酸をハイドロゲルの材料として用いる場合には，ゲル化があまりに急激に起こるため，合流点においてハイドロゲルが形成されることで流路が閉塞しやすいという問

題がある。この問題を解決するために，例えば図(b)に示すように，ゲル化剤を含まない緩衝液を導入することで前駆体水溶液とゲル化剤水溶液の直接的な接触を防ぐ，といった操作が行われることもある。

3.1.4 ハイドロゲルファイバーの作製例

　細胞をハイドロゲルファイバーの内部に導入し培養する場合には，ファイバーの直径が小さくなるほど，細胞に対して効率的に酸素や栄養分を供給できる。マイクロ流路構造や微小なキャピラリーを用いたハイドロゲルファイバーの作製手法が報告されて10年近く経つが，その当初は円形の断面を有する均質なファイバーの作製がほとんどであった。例えば，アルギン酸のファイバーに限っていえば，マイクロ流路内において流れをゲル化する手法[6]や，マイクロノズルアレイ構造を利用して複数のファイバーを同時に多数形成する方法[7]が開発されてきた。そしてファイバーの内部において細胞を生存したまま包埋し，また細胞が増殖する様子も観察されている。しかしながら，これらの均質なファイバーにおいて，細胞はハイドロゲルのマトリックス中にランダムに存在するため，断面のある一定の位置に細胞を配置する，あるいは複数種の細胞をそれらの位置を制御して包埋する，といったことは困難であった。

　一方近年，断面が組成の異なる複数の部分によって構成された異方的・複合的なマイクロファイバーを作製する手法も報告されている。そのための方法の一つが，図3.5(a)に示すような，キャピラリーを複数個つなぎ合わせることで作製した多重管を利用する手法である[8),9)]。この流路構造の上流からコアとなる前駆体水溶液を導入し，さらに途中からコアを取り囲むように組成の異なる前駆体水溶液を導入する。この際，多層の同軸層流が形成されるため，それをゲル化することによって，コア-シェル型のハイドロゲルファイバーを得ることができる。また例えば，コアとなる部分の水溶液に，ゲルを形成しない液体を利用すれば，シェル部のみがゲルで構成された，中空状のハイドロゲルファイバーが得られる。コア部とシェル部で強度や組成の異なるファイバーを作製することもでき，さらに，それぞれの

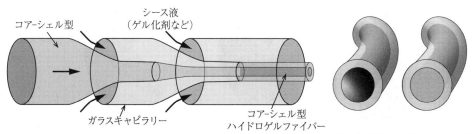

（a）同軸の多重管を用いたファイバー作製の模式図　　（b）中空状およびコア-シェル型ハイドロゲルファイバー

図3.5

82   3．3次元細胞システムの構築法〜構造オリエンテッド〜

部位に異なる細胞を包埋した共培養系を構築することも可能である．これらの構造は，全体的に見れば1次元的な構造ではあるが，断面位置における細胞の位置を制御できるという意味で，1.5次元的な構造であるともいえる．

より複雑に構成されたマイクロ流体デバイスを用いれば，上述したようなコア-シェル型構造以外にも異方的な断面パターンを有するさまざまなハイドロゲルファイバーを作製することが可能となる．**図 3.6**(a) に示すように，複数の入口流路を有するマイクロ流路を用

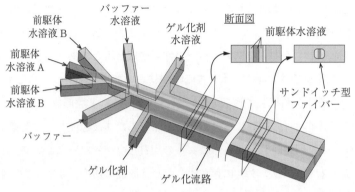

（a） サンドイッチ型のハイドロゲルファイバー

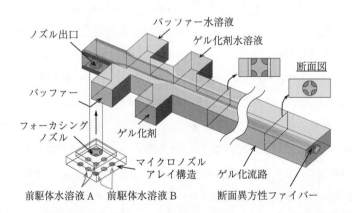

（b） 複雑な断面パターンを有するハイドロゲルファイバー作製用のマイクロ流路

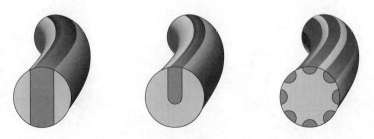

（c） さまざまな断面異方性ハイドロゲルファイバーの例

図 3.6

い，複数の前駆体水溶液を合流させた上でゲル化すると，左右で組成の異なるファイバーや，サンドイッチ型のファイバーが得られる[10]。さらに，図(b)に示すような流路構造を用いることで，より複雑な断面形状を有するファイバーの作製も可能である。より具体的には，まず2次元的に配置したノズルを通して異なる組成のゲル前駆体水溶液を流路構造に導入し，合流させる。そして，合流させた前駆体水溶液を流路の内部においてゲル化剤水溶液と接触させることで，複雑なパターンを有するハイドロゲルファイバーが形成される（図(c)）[11]。なお，異なる濃度や組成のアルギン酸ナトリウム水溶液を同時に用いることで，部分的なゲルの強度を調節することができる。一例として，ゲル化しないアルギン酸の誘導体であるアルギン酸プロピレングリコールをアルギン酸ナトリウムと混合した水溶液を部分的に用いると，断面における一部が物理的強度の低い複合型ハイドロゲルファイバーを作製できることが報告されている[10),11)]。

また，断面における異方性ばかりでなく，長さ方向に異方的なハイドロゲルファイバーの作製例も報告されている[12]。**図3.7**に示すように，コンピュータで制御されるバルブを組み込んだマイクロ流路を用いることで，水溶液を導入するタイミングを自在に制御することができる。複数の入口流路から異なる組成の前駆体水溶液を導入する際に，バルブの開閉を制御して任意の水溶液を選択的に導入することで，組成の異なる長さ数mmのセグメントからなるハイドロゲルファイバーが得られる[12]。これらの軸方向に異方的なファイバーは，より複雑な生体組織を模倣できる新規素材として応用が期待されている。

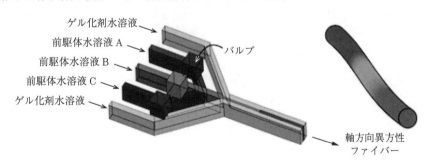

図3.7 バルブ制御機構を有するマイクロ流路構造および線維軸方向に異方的な
ハイドロゲルマイクロファイバー

3.1.5 ハイドロゲルファイバーを用いた線形組織の構築例

前記のハイドロゲルファイバーに対し，そのマトリックス内部，表面，あるいは中空ファイバーの場合にはその内腔面において細胞を播種・担持し培養することで，さまざまな形態や機能を有する線形の組織を構築することができる。組成の均一なファイバーだけでなく異方的なファイバーを利用することで，複数種の細胞からなる線形組織の構築が可能となるほか，線形の組織を単位構造として利用することで，ボトムアップ式アプローチによる新しい

3次元組織の構築法が開発されつつある。以下では，実際に細胞を使用した新規培養手法を例に挙げながら，近年のハイドロゲルファイバーの組織構築への応用方法について紹介する。

〔1〕 **血管様組織**　血管のような管腔状かつ線形の組織を作製するにあたって，線形のハイドロゲルファイバーの利用は適しているといえる。特に，中空状のハイドロゲルファイバーは，その形態が血管組織と類似しているため，内腔を持つ血管様の組織作製において有用である。これまでに東京大学の竹内らは，中空状ファイバーのコア部にコラーゲンなどの細胞マトリックス成分とともに血管内皮細胞を包埋し培養すると，アルギン酸によって形成されたシェル部の内側において血管内皮細胞が伸展し，血管様の組織が形成されるというユニークな手法を報告している（**図3.8**(a)）[9]。

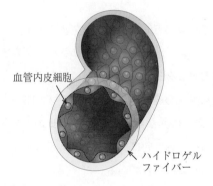
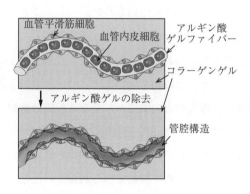

（a）中空状ファイバー内に作製した血管様組織の模式図
（b）アルギン酸ファイバーを犠牲層として用いた血管様組織構築の模式図

図3.8

また，ハイドロゲルファイバーを犠牲層として利用することで，血管構造を包埋した3次元ハイドロゲルを構築する方法も報告されている（図(b)）[13]。この方法ではまず，アルギン酸と細胞接着性を有するゼラチンによって構成されたハイドロゲルファイバーの内部および表面に血管内皮細胞と血管平滑筋細胞をそれぞれ担持し，線形の組織を作製する。得られたファイバーをコラーゲンハイドロゲルに包埋したのち，アルギン酸ファイバーのみを酵素（アルギン酸リアーゼ）を用いて選択的に除去すると，コラーゲンゲルの中に管腔構造が形成される。同時に，形成された内腔の表面には2種類の細胞が転写されるため，多層状の血管組織を作製することができる。生体外における3次元組織構築においては，人工的に作製した血管様組織を導入する必要があるため，このようにファイバーを鋳型として用いたあとで除去するという手法は有用性が高い。

〔2〕 **神経様組織**　神経細胞は軸索と呼ばれる樹状の突起構造を伸ばし，別の神経細胞が伸ばした樹状突起とたがいにつながり合うことで神経ネットワークを形成する。神経細胞

の伸展方向を in vitro において制御する方法としては，細胞に化学的な刺激を与えその方向を制御する方法や，物理・化学的に細胞の伸展方向を制限する方法が利用される．特に後者の場合は，パターン化された細胞接着性・非接着性の培養基材表面や，機械的強度の異なるハイドロゲル内で細胞培養をすることで，細胞の伸展方向を制御する研究が報告されている．ハイドロゲルファイバーを用いる場合も，ファイバーの断面を異方的にパターン化することで，神経細胞のネットワーク形成を促進できる．例えば，図3.9に示すように，機械的強度の低いハイドロゲルの領域に神経細胞を包埋し培養することによって，神経細胞の伸長方向をファイバーの長さ方向に誘導する手法が報告されている．

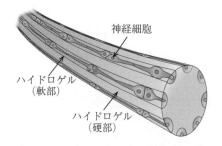

（a）断面異方性ハイドロゲルファイバーの模式図

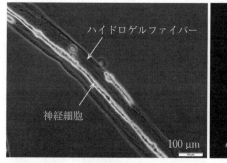
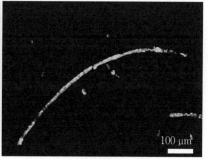

（b）ファイバー内に形成された神経　　（c）アルギン酸除去後に得られた
　　細胞の線形組織　　　　　　　　　　　　線形組織

図3.9

　実際にアルギン酸ハイドロゲルファイバーの中に軟部を形成し，その中に神経様細胞（PC12細胞）を導入し培養したところ，数 mm の長さの細胞ネットワークが形成された[11]．この線形組織は，アルギン酸ハイドロゲルを除去することで個別に回収することが可能であった．さらにまた別の研究では，内部にコラーゲンなどのゲルを含む中空状ファイバーを用いた神経組織の作製と，脊髄損傷モデル動物に対する移植実験の試みも示されている[14]．
　そのほかにも，ハイドロゲルのマトリックス内部ではなく，ファイバーの表面において神経細胞を培養する方法も報告されている．長さ方向に溝状の構造をパターン化したアルギン

酸ファイバーを作製し，その表面で神経細胞を培養すると，神経細胞はその溝の方向に沿って伸展し，溝状の構造に沿って神経細胞どうしが結合した神経様組織が形成される[15]。これらの研究例は，マイクロファイバーの持つ「細く長い」という形態を，同じく線形の形態を持つ神経細胞組織の構築に巧みに応用した好例であるといえよう。

〔3〕**筋肉様組織** 筋肉組織は，神経と同様に線維状の構造をしており，筋芽細胞どうしが直線的に融合することで筋線維を形成している。これまでにも，細長い溝状の構造などを用いて細胞を配列させることで線形の筋組織を作製する試みがなされており，再生医療や創薬分野への応用だけでなく，電気刺激などで駆動するバイオアクチュエータなどへの利用も期待されている。ハイドロゲルファイバーを用いた細胞のアセンブリは，正確な細胞配置や数メートルスケールの長さを有する線形組織の連続的な作製が可能であるため，ファイバーを利用して筋組織を構築するプロセスは有用であるといえる。最近では，コア-シェル型のハイドロゲルファイバーを用いた筋組織の構築法が報告されており，コア部分に細胞外基質（ECM）タンパク質とともに筋細胞を包埋することで，より機能的な線維状筋組織の構築が実現されている[16]。

〔4〕**肝臓様組織** ファイバー状の構造は，肝組織の構築においても有用な単位構造となりうる。肝臓を微視的に観察すると，肝臓を構成する主要な細胞である肝細胞が線形に配列しており，そのような構造は肝細胞索と呼ばれている。そして，肝細胞の周囲は，細胞外マトリックスの層を介して類洞内皮細胞や星細胞などの非実質細胞が取り囲んでいる。肝細胞を生体外に取り出すと，その生存率や機能は急激に低下することが知られているが，このような肝臓の微小構造を模倣した環境下で肝細胞を培養することで，肝細胞の機能を維持できるものと考えられる。そのための方法の一つとして，サンドイッチ型のハイドロゲルファイバーを利用した研究が報告されている[17]。**図3.10**に示すように，中央の層に肝細胞，外

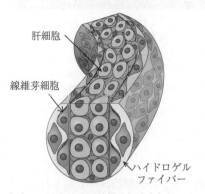

（a）肝細胞および線維芽細胞を包埋したサンドイッチ型ファイバーの模式図

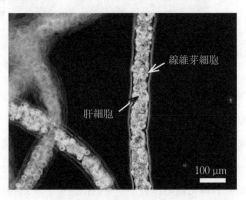

（b）初代肝細胞と線維芽細胞株によって形成された線形の微小肝組織

図3.10

側の層に非実質細胞のモデルとして線維芽細胞を包埋したマイクロファイバーを作製し細胞を共培養すると，肝細胞と線維芽細胞が接着した線形の組織体が形成された。このような形態は，肝組織の構造的特徴を正確に再現した培養系であり，*in vitro* における肝細胞の長期機能維持が可能であることが実証された。肝細胞は酸素要求性が高いため，このような機能維持は直径が 100 μm 以下の微小なマイクロファイバーを用いて初めて可能となったものであるといえる。また，このような細胞担持ファイバーを単位構造利用することで，3 次元的な肝組織の構築も可能となるものと期待される。

3.1.6 お わ り に

　本節では，マイクロフルイディクス技術を用いたハイドロゲルファイバーの作製と，その応用として 1 次元的な細胞アセンブリと線形の生体組織作製について紹介した。線形の生体組織と一言でいっても，実際にはさまざまな種類の細胞を規則正しく配列することによって，それぞれの組織特異的な機能を発現しているといえる。本節において紹介したマイクロ流体デバイスは，さまざまな形状を有するハイドロゲルファイバーの作製を可能とするため，生体の複雑な組織構造を形態的に模倣した培養環境を形成するという観点からも優れているといえよう。また，特にアルギン酸を用いるハイドロゲルファイバーは，比較的簡単な実験装置・操作によって作製されるものであるため，今後，バイオ・医学分野において汎用的に使用されうる。今後の課題としては，アルギン酸は生体内に存在しない成分であるため，その内部に細胞外マトリックス成分を導入やする必要性が考えられるほか，生体に近い物理的環境（例えばゲルの強度）などの再現を行う必要がある。このような課題をクリアすることで，近い将来，生体内への移植を可能とする線形組織の構築や，細胞を用いた薬剤評価系などにおいても有用な技術となるであろう。

引用・参考文献

1)　R. S. Kane, S. Takayama, E. Ostuni, D. E. Ingber, and G. M. Whitesides, "Patterning proteins and cells using softlithography," *Lab Chip*, vol. 20, no. 23, pp. 2363-2376, 1999.

2)　K. Funatsu, H. Ijima, K. Nakazawa, Y. Yamashita, M. Shimada, and K. Sugimachi, "Hybrid artificial liver using hepatocyte organoid culture," *Artif. Organs*, vol. 25, no. 3, pp. 194-200, 2001.

3)　H. Tamura, Y. Tsuruta, and S. Tokura, "Preparation of chitosan-coated alginate filament," *Mater. Sci. Eng. C*, vol. 20, no. 1, pp. 143-147, 2002.

4)　T. Takei, S. Sakai, H. Ijima, and K. Kawakami, "Development of mammalian cell-enclosing calcium-alginate hydrogel fibers in a co-flowing stream," *Biotechnol. J.*, vol. 1, no. 9, pp. 1014-1017, 2006.

5) J. Su, Y. Zheng, and H. Wu, "Generation of alginate microfibers with a roller-assisted microfluidic system," *Lab Chip*, vol. 9, no. 7, pp. 996-1001, 2009.

6) S. J. Shin, J. Y. Park, J. Y. Lee, H. Park, T. D. Park, K. B. Lee, C. M. Whang, and S. H. Lee, ""On the fly" continuous generation of alginate fibers using a microfluidic device," *Langmuir*, vol. 23, no. 17, pp. 9104-9108, 2007.

7) S. Sugiura, T. Oda, Y. Aoyagi, M. Satake, N. Ohkohchi, and M. Nakajima, "Tubular gel fabrication and cell encapsulation in laminar flow stream formed by microfabricated nozzle array," *Lab Chip*, vol. 8, no. 8, pp. 1255-1257, 2008.

8) M. Hu, R. Deng, K. M. Schumacher, M. Kurisawa, H. Ye, K. Purnamawati, and J. Y. Ying, "Hydrodynamic spinning of hydrogel fibers," *Biomaterials*, vol. 31, no. 5, pp. 863-869, 2010.

9) H. Onoe, T. Okitsu, A. Itou, M. Kato-Negishi, R. Gojo, D. Kiriya, K. Sato, S. Miura, S. Iwanaga, K. Kuribayashi-Shigetomi, Y. T. Matsunaga, Y. Shimoyama, and S. Takeuchi, "Metre-long cell-laden microfibres exhibit tissue morphologies and functions," *Nat. Mater.*, vol. 12, no. 6, pp. 584-590, 2013.

10) M. Yamada, S. Sugaya, Y. Naganuma, and M. Seki, "Microfluidic synthesis of chemically and physically anisotropic hydrogel microfibers for guided cell growth and networking," *Soft Matter*, vol. 8, no. 11, pp. 3122-3130, 2012.

11) Y. Kitagawa, Y. Naganuma, Y. Yajima, M. Yamada, and M. Seki, "Patterned hydrogel microfibers prepared using multilayered microfluidic devices for guiding network formation of neural cells," *Biofabrication*, vol. 6, no. 3, p. 035011, 2014.

12) E. Kang, G. K. Jeong, Y. Y. Choi, K. H. Lee, A. Khademhosseini, and S. H. Lee, "Digitally tunable physicochemical coding of material composition and topography in continuous microfibers," *Nat. Mater.*, vol. 10, no. 11, pp. 877-883, 2011.

13) S. Sakai, S. Yamaguchi, T. Takei, and K. Kawakami, "Oxidized alginate-cross-linked alginate/ gelatin hydrogel fibers for fabricating tubular constructs with layered smooth muscle cells and endothelial cells in collagen gels," *Biomacromolecules*, vol. 9, no. 7, pp. 2036-2041, 2008.

14) K. Sugai, S. Nishimura, M. Kato-Negishi, H. Onoe, S. Iwanaga, Y. Toyama, M. Matsumoto, S. Takeuchi, H. Okano, and M. Nakamura, "Neural stem/progenitor cell-laden microfibers promote transplant survival in a mouse transected spinal cord injury model," *J. Neurosci. Res.*, vol. 98, no. 12, pp. 1826-1838, 2015.

15) E. Kang, Y. Y. Choi, S.-K. Chae, J.-H. Moon, J.-Y. Chang, and S.-H. Lee, "Microfluidic spinning of flat alginate fibers with grooves for cell-aligning scaffolds," *Adv. Mater.*, vol. 24, no. 31, pp. 4271-4277, 2012.

16) A. Y. Hsiao, T. Okitsu, H. Onoe, M. Kiyosawa, H. Teramae, S. Iwanaga, T. Kazama, T. Matsumoto, and S. Takeuchi, "Smooth muscle-like tissue constructs with circumferentially oriented cells formed by the cell fiber technology," *PLoS ONE*, vol. 10, no. 3, p. e0119010, 2015.

17) M. Yamada, R. Utoh, K. Ohashi, K. Tatsumi, M. Yamato, T. Okano, and M. Seki, "Controlled formation if heterotypic hepatic micro-organoids in anisotropic hydrogel microfibers for long-term preservation of liver-specific functions," *Biomaterials*, vol. 33, no. 33, pp. 8304-8315, 2012.

▶ 3.2 マイクロメッシュを用いた層状細胞構造の構築 ◀

3.2.1 はじめに

　生体内において，個々の細胞は，細胞外マトリックスやほかの細胞を足場として代謝・増殖・分化を行い，また逆に細胞外マトリックスを作り出すことにより自己・同種細胞・異種細胞を誘導し，それらの結果として自己集合的に3次元組織を構築してそのあるべき機能を発現している。この細胞外の幾何学的環境の認識過程においては，インテグリンなどの接着分子が感知した刺激が，アクチン細胞内骨格構造を通じて細胞内に伝達され，細胞機能の調節因子として働くといわれている。

　一方，通常のディッシュ上での細胞培養においては，特に付着性の細胞の場合，ディッシュ底面と細胞との相互作用が支配的になり，そこにおける細胞の挙動は必ずしも生体におけるものと同一であるとは限らない。

　これらの点にかんがみ，固体表面との相互作用を極小化した条件で培養を行う，メッシュ培養法が開発された[1)～3)]。その結果，さまざまな工学的応用を持つ細胞シートが形成されることや，固体表面との相互作用を制御することにより細胞の分化を制御することができることなどが発見された。本節では，その原理と応用例について述べる。

3.2.2 メッシュを用いた細胞培養法

　図3.11に，この培養法に用いるメッシュの作製法を示す。メッシュは，枠の幅が3～5 μm，厚さが2～3 μm，枠の間隔が100～200 μmであり，三角形・四角形・菱形など任意の

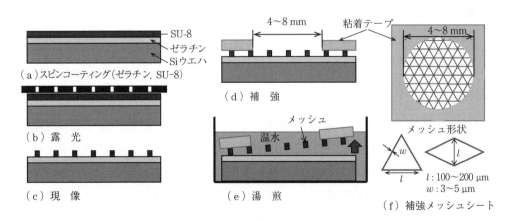

図3.11 細胞培養用メッシュの作製法

形状を取り得る。まず，基板（シリコンウエハ）上に，犠牲層となるゼラチンをコートし，その上に光硬化性樹脂（SU-8）を2〜3 μmの厚さにスピンコート（図(a)），枠の形状を描画したマスクを乗せて露光（図(b)），現像（図(c)）する。その上から補強と取扱いのための粘着性テープを貼り（図(d)），温湯に浸漬して犠牲層であるゼラチンを溶かせば（図(e)），補強テープ開口部に望みの形状のメッシュが張られたものが得られる（図(f)）。**図3.12**は，このようにして作製したメッシュの一例の光学顕微鏡像である。

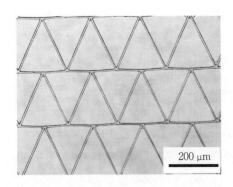

図3.12　メッシュの光学顕微鏡像

図3.13は，このメッシュを用いた細胞培養法である。まずメッシュシートにフィブロネクチンコーティングを施し，培養液を入れたディッシュ上にスペーサを用いて底面から浮かせて設置し，上から細胞を播種する（図(a)〜(c)）。図3.12に示したようにメッシュ枠は細いので，細胞は枠にひっかかることなく底面に落ちてしまいそうであるが，じつはそうでもなく，特に枠の交点のあたりに細胞が付着する。この過程はメッシュの形状に依存し，一般に三角形のほうがより多角形より付着しやすい。

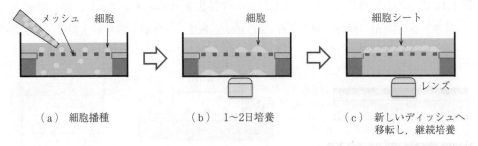

図3.13　メッシュ上への細胞の播種

図3.14は，メッシュ上での細胞培養のタイムラプス観察の一例である。ここで用いた細胞はヒト正常二倍体表皮線維芽細胞（TIG-120）であり，播種初期は点々とメッシュの交点に接着した数個の細胞が細いメッシュの枠を頼りに伸展し（図(a)），枠に沿って動き回りながら分裂を繰り返し，分裂の際に枠から外れて落下してしまうこともなく，交点付近にアヒルの水かき状の構造を作る（図(b)）。その後，さらに増殖すると隣接する枠をまたぐよ

3.2 マイクロメッシュを用いた層状細胞構造の構築　　91

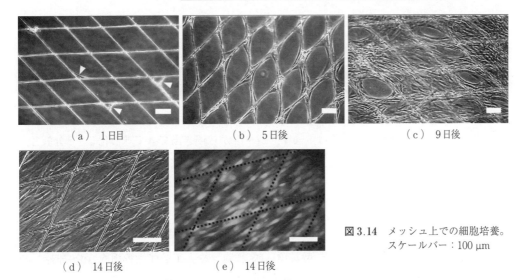

(a) 1日目　　(b) 5日後　　(c) 9日後

(d) 14日後　　(e) 14日後

図3.14　メッシュ上での細胞培養。
スケールバー：100 μm

うになり（図(c)），最終的には，ちょうど障子を張るように，メッシュ上に細胞層を形成する（図(d)）。図(e)は，図(d)に示す細胞シートを，カルセインAMとHoechst 33342でそれぞれ細胞質と核を染色した蛍光顕微鏡画像であり，核が同一焦点面に見えることから，細胞層がモノレイヤーであることがわかる。

また，**図3.15**(a)は鋭角が30°の菱形を示すが，細胞が配向しているのが見られる[2)]。図(b)は図(a)の細胞のアクチン構造を蛍光染色した画像であり，この図より，本法で得られる細胞シートにおいて，隣接細胞間は単に接しているだけではなく，蛍光染色のための細胞固定を行っても脱落しないくらい強固に接着していること，およびアクチンのストレスファイバーも連続していることがわかる。

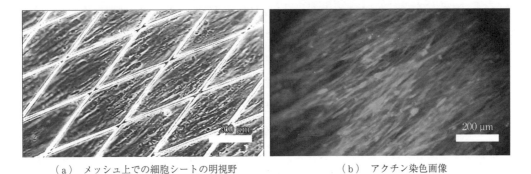

(a) メッシュ上での細胞シートの明視野　　(b) アクチン染色画像

図3.15　メッシュ上での細胞の配向

細胞は，接着斑をつぎつぎに作って，固体表面上で付着伸展する。ここで用いているメッシュの枠は，幅が3〜5 μmと，接着斑を横並びに作るには細い。そのため，細胞は，おもに枠の長軸方向に沿って伸展し，かつ接着したときの曲がりをなるべく小さくするように，

菱形メッシュの鈍角のところを好んで伸展する。これが，菱形に代表される幾何学的に異方性のメッシュを用いた場合には，図 (a) に見られるような，あるいは図 (b) のストレスファイバーの向きに見られるような，長軸方向への配向をもたらす。この描像からも明らかなように，実際，菱形の長軸と短軸の長さの比が大きいほど，細胞の配向が良くなる。

　細胞は，メッシュ上に図 (a) のようなモノレイヤーのシートを形成したあとも，分裂を続ける。すなわち，分裂する細胞は，まず，シートから浮き出てきて球形化し，2 分裂し，またシートの中へと戻っていく。この過程で余剰となった細胞や不活性な細胞はシートから排除されることになり，つねにモノレイヤーのシートが維持される。なお，この現象は，創傷の治癒のプロセスのモデルとして用いることも考えられる。

　このような枠に細胞シートが張られたものを，「細胞障子」と呼ぶことにすると，細胞障子は，線維芽細胞のみならず，胚性幹細胞（ES 細胞）や人工多能性幹細胞（iPS 細胞）などの幹細胞，筋芽細胞，上皮細胞など，付着性細胞の多くで形成される。

　障子の形成のためのメッシュに対する要件は，① 枠の太さについては，上記のように，隣接アドヒージョンスポット間距離に対してメッシュの枠が太すぎると，細胞に単なる平面として認識されてしまい，枠を張るシートは形成されない，② 細すぎるとアドヒージョンスポットが作れない，ことが知られている。枠の間隔の影響は，一つの細胞が伸長して枠間を橋絡する場合と，隣接細胞どうし接着して枠間を橋絡する場合に分かれる。線維芽細胞など通常の付着性の細胞の枠上での挙動を観察すると，動き回る過程において，ディッシュ上でとる形態よりもかなり伸長した形状をとる。

　この最大に伸長したときの長軸より短い間隔の枠を用いれば，細胞は枠間を橋絡できるので，容易にシートが得られる。間隔の長い枠の場合でも，細胞どうしが結合しやすいとき，例えば，容易にスフェロイドを形成するような凝集性の細胞であれば，隣接細胞どうしが結合して，シートを形成する。ES 細胞などがこれで，凝集性なので，多層になってもおかしくないように思えるが，実際はほぼ単層のものになる（**図 3.16**）。図 (a) および図 (b) は，それぞれマウス ES 細胞がディッシュ上で形成した団子状のコロニーとメッシュ上で形成した層状な細胞シートを示しており，メッシュ上での接着環境によって，細胞の形態がディッシュ上でのものとは大きく異なることがわかる。

　細胞どうし接着が弱い物については，一つの細胞が枠間を橋絡できないほど大きい枠では，うまくシートを形成できない場合がある。さらに細胞どうしがまったく凝集できない場合，すなわち Hela など，E-カドヘリンに欠損がある細胞は，枠上を動き回るばかりで，きれいな 1 枚障子は張れない。これに加えて，枠の大きさが細胞の分化に影響する場合があり，後述する。

　従来の細胞培養法では，細胞をディッシュ底面に接着させて培養し，ある程度細胞が増え

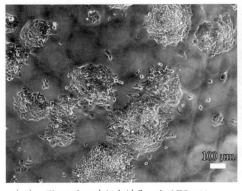
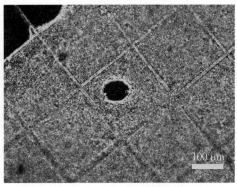

（a）ディッシュ上におけるマウスESコロニー　　　（b）メッシュ上におけるES細胞シート

図 3.16　ES コロニーと ES 細胞シート

てコンフルエント状態となりコンタクトインヒビションがかかる前に，細胞をトリプシン溶液などで剥がして新しいディッシュに継代する必要がある．これに対し，このメッシュ培養法には，上記のように，本質的に細胞数を，モノレイヤーを形成する数だけに制限する働きがあるので，細胞の継代は必ずしも必要ではなく，例えば培養液を「取り替える」・「環流させる」などの手段で代替できる．これに加え，細胞がモノレイヤーであるので，スフェロイドのような細胞塊と異なり，すべての細胞に平等に酸素/栄養が供給される．これらのことは，特に増殖能力が高く高頻度で継代作業を行わなければならない ES 細胞や iPS 細胞の培養において，あるいは肝臓などの再生医療や細胞を利用したバイオリアクターなど細胞の大量培養を必要とする場合に，メッシュ培養法が特に有利な点である[3]．メッシュ培養法の長所を**表 3.1**にまとめて示す．

表 3.1　メッシュ培養法の長所

① 植え継ぎが必要なく，培地交換だけで長期間培養・維持することができる．
② どの細胞にも平等に酸素・栄養などがまわる．
③ 固体表面に接着していないので基本的に無極性の細胞が得られる．
④ 一つの容器の中に多数の細胞シートを入れて大量培養が行える．
⑤ 底面からの剥離操作を必要とせずに細胞シートが得られる．
⑥ 細胞シートを「重ねる」・「丸める」など高次細胞構造体を作製できる．
⑦ 重層化した細胞層を通じた物質輸送計測による細胞の機能評価が可能である．

3.2.3　メッシュ培養法を用いた細胞高次構造の構築

細胞集合体である臓器の多くでは，異種の細胞が層状の構造を作り，それを通した物質の輸送が本質的役割を果たす．例えば，肝臓では内皮細胞-肝細胞の二重層が血管/胆管間の，肺では血管内皮細胞-肺胞上皮細胞の二重層が気相/液相間の物質輸送をつかさどっている．すなわち，細胞二重層は，細胞機能ユニットを構成するうえでの「モチーフ」と考えられる．
このような層状細胞構造の構造自体は，ディッシュ上に積層して細胞を播種することによ

り得られるが，その機能，すなわちここをよぎる物質輸送の実測には，マイクロ流体回路の技術が好適な手段を提供する。

一方，メッシュ培養法により得られた細胞シートは，メッシュ枠および補強材のおかげでハンドリングが容易で，マイクロ流体回路に簡単に組み込み，in vivo 同様の機能を模擬する細胞ユニット「臓器アナログ」を構成することができる。このような技術は，再生医療のための分化誘導細胞の品質評価のみならず，チップ上に複数のユニットを集積して人体を模擬する human-on-a-chip への道を開くものと期待される。

このモチーフとしての細胞二重層の形成を試みた一例が**図 3.17** である。ここでは，一辺 200 μm の三角形上にマウス TIG 細胞を播種し，14 日間培養液中に置いて，TIG 細胞のシートを得る（図(a)）。TIG 細胞はきれいなモノレイヤーの障子を形成している。この写真はすでにその上に蛍光を発するマウス ES 細胞を播種してある（左上-右上に細長く見えるいくつかの細胞塊，最大のものは矢印）が，この時点でも，障子を形成する TIG 細胞も上に播種した ES 細胞も盛んに分裂を繰り返している。図(b) は 2 日後で，蛍光を発する ES 細胞が広がったのが見えるが，ここでも ES 細胞の下には TIG 細胞のレイヤーが残っている。

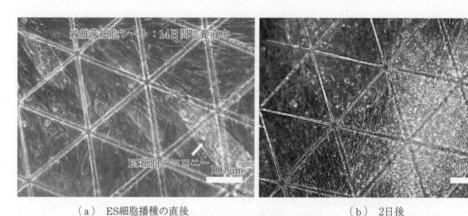

　　　　（a）ES 細胞播種の直後　　　　　　　　　　（b）2 日後

図 3.17　メッシュ培養法を用いた細胞二重層の形成

このような重層化が可能かどうかは同種間あるいは異種間の細胞相互作用の強さに依存するものと考えられ，かつ，重層化が細胞の極性を作るはずである。今後，生体内で実際に存在する二重層の再現と，それを横切る物質輸送の計測が課題となっている。

3.2.4 メッシュ培養法による細胞分化の制御

マイクロメッシュを用いてヒト iPS 細胞（hiPS 細胞）の培養を行うと，枠の間隔が 50 μm より小さい場合は，未分化状態を維持した単層シートが形成される。これに対し，枠の間隔が 200 μm 程度のメッシュを使って培養を行ったところ，**図 3.18** に示すように，播種 3 日

3.2 マイクロメッシュを用いた層状細胞構造の構築　　95

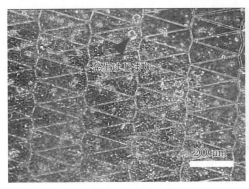 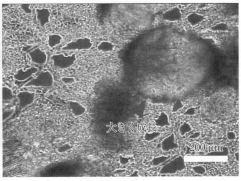

（a）3日後　　　　　　　　　　　　　（b）14日後

図3.18　メッシュ培養法を用いたトロフォブラストの誘導

後程度で単層シートができたあと，小さい泡状の細胞塊が発生し始め（図(a)），14日後程度になると大きな嚢胞にまで成長する（図(b)）。

このような嚢胞（**図3.19**(a)）は，図(b)のHoechst 33342による核染色に見えるようにほぼ単層の細胞で形成され，トロフォブラストマーカーの一つであるCDX2（caudal-related homeobox 2）を発現している（図(c)）。また，この嚢胞は，図(d)の妊娠テスターが示すように，溶液中にhCG（ヒト絨毛性ゴナドトロピン）を分泌する。

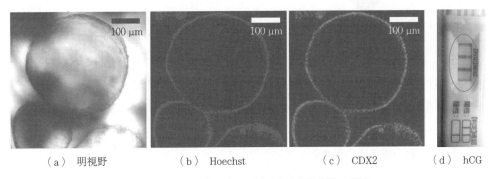

（a）明視野　　　（b）Hoechst　　　（c）CDX2　　　（d）hCG

図3.19　メッシュ上に形成された細胞嚢胞の解析

さらに，**図3.20**の光学像の焦点のあった所を見ると，細胞がタイル貼りされたようにたがいにタイトに接着して密封性の嚢胞を形成しているのがわかる。これらの結果は，この嚢胞がトロフォブラストであることを支持している[1]。

胚盤胞期の胚(はい)は，内部に腔を持ち，その中には内部細胞塊（inner cell mass, ICM）が存在し，外はトロフォブラスト（栄養芽細胞）により外界と区切られている（**図3.21**）。このICMとトロフォブラストへの分化が，胚にとっての最初の分化ということになる。トロフォブラストは，胚発生の後期に主として胎子側の胎盤を形成する。一方，内部細胞塊は，内胚葉系，中胚葉系，および外胚葉系の三胚葉に分化し，やがて，胎子の体の大部分を形成して

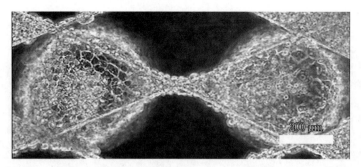

図 3.20　メッシュ上に形成されたトロフォブラスト

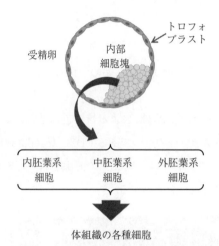

図 3.21　トロフォブラスト

いく。通常，ESやiPSなど幹細胞の「多能性」は，この三胚葉に分化することをもってその証明とする。その以前の分化状態であるトロフォブラストまで戻すには，骨形成因子などのサイトカインを作用させるアプローチが報告されているが，特にヒトiPS細胞においては，成功例がきわめて少ない。一方，マイクロメッシュを用いると，適切なメッシュ間隔を用いるだけで，高い再現性で誘導することができる。

このメッシュ培養によるトロフォブラスト誘導の現象は，足場の幾何学形状が，細胞のバイオメカニクスを通じて，分化に明確な影響を与えるという，最初の例であると思われる。

なお，メッシュ培養によって分化誘導がおきる理由については，図 3.22 のつぎの仮説を考えている。すなわち，前節で述べたように，メッシュ間隔が小さいときは，細胞が伸長して枠間を橋絡できる。しかしながら，メッシュ間隔が大きいところでは，固体表面と細胞との接着が減少する一方で，細胞どうしの接着が主要な形状維持機構となり，カドヘリンなどの細胞間接着に関する遺伝子が活性化されるため，接着集合体であるトロフォブラスト（囊胞）が形成されることになる。

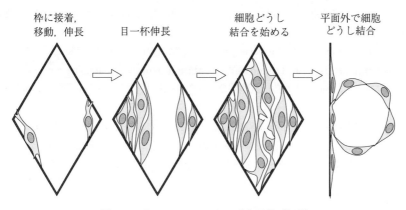

図 3.22 トロフォブラストの形成過程（仮説）

3.2.5 おわりに

フォトリソグラフィーにより作製されたマイクロメッシュをスカフォールドとして用いれば，培養液中に宙づりとなった（すなわち，固体表面に接触することによる細胞極性を持たない）細胞のモノレイヤーが得られること，その上に他種細胞を播種することにより，（構成細胞相互によってのみ極性が決まる）細胞重層構造が得られることを示した。

このような平面状細胞モチーフは，マイクロメッシュの機械強度によりハンドリングが容易で，重ねる・折る・曲げるなどの操作を通じ，あたかもタンパク質の高次構造のように，さらに複雑な構造のバイオアッセンブリーのためのビルディングブロックとなり得る。さらに，マイクロ流体回路との組合せにより，重層膜を横切る物質輸送など臓器の機能を抽象した「臓器アナログ」を作製し，それらを接続することにより，human on-a-chip への道を開くことも期待される。

また，メッシュ培養は，いままで固体（ディッシュ）表面との相互作用の陰に隠れてみえていなかった現象をも明らかにすることが期待される。トロフォブラストの誘導は，おそらく最初の一例である。さらに，生体の発生時にトロフォブラスト中で内部細胞塊が三胚葉に分化して構造を作る際には，トロフォブラスト自体が足場になっている。よって，人工トロフォブラストを，中での細胞の分化や成長を制御するバイオリアクターとして利用することも可能になるかもしれない。

引用・参考文献

1) K.O. Okeyo, O. Kurosawa, S. Yamazaki, O. Hidehiro, H. Kotera, H. Nakauchi, and M. Washizu, "Cell Adhesion Minimization by a Novel Mesh Culture Method Mechanically Directs Trophoblast

Differentiation and Self-Assembly Organization of Human Pluripotent Stem Cells," *Tissue Eng. Part C Methods*, Apr. 27, 2015.

2) K.O. Okeyo, R. Yanaru, O. Kurosawa, H. Oana, H. Kotera, and M. Washizu, "Generation of epithelial cell sheets with defined cell orientation using microstructured mesh sheets as a substrate for cell culture," *μTAS2014, Oct. 26-30, 2014*, San Antonio, Texas, pp. 1128-1130, 2014.

3) K.O. Okeyo, T. Isozaki, O. Kurosawa, H. Oana, H. Kotera, and M. Washizu, "Stable and long term culture of stem cells under shear flow on a microstructured mesh sheet embedded in a fluidic chamber," *μTAS2014, Oct. 26-30, 2014*, San Antonio, Texas, pp. 907-909, 2014.

▶ 3.3 マイクロアクチュエータアレイによる2次元任意形状の形成 ◀

3.3.1 は じ め に

3次元構造を持った臓器の構築を達成する技術の確立は，移植医療に代わる再生医療を実現するうえで重要である。組織工学の概念が提唱されて以来発展を続けてきた，細胞を足場上で培養することにより組織様構造を形成する技術は，一部は臨床応用にも至っている。組織工学には大きく二つのアプローチがある。

一つ目は，生きた細胞で構成された小さなパーツを中心とし，3次元組織を構築する方法である。例えば，細胞シートを重ねたり[1),2)]，シートで挟んだり[3)]，包んだり[4),5)]，細胞を積層させて3次元構造をつくる方法[6),7)]などがある。薄い3次元構造や，チューブ形状がこれらの方法により実現されている。

二つ目は，細胞を用いないアプローチである。この方法では，生体適合性の高い足場を用いることで組織構造の維持を実現する[8)]。事前に準備した鋳型を足場として用いることで，球状[9)]，格子状[10)]，ドーナツ状の構造[11)~13)]の形成を実現している。しかしながら，このようなアプローチでは，準備した鋳型を用いる必要があり，柔軟に任意の構造形成に対応することは困難である。

本節では，上述した任意の構造形成を実現する新たなデバイスとして，マイクロアクチュエータを利用した一時的に任意形状のモールドを形成可能なマイクロチップデバイスを紹介する[14),15)]。**図3.23**に示すように，さまざまな凹凸表面形状に変形可能なフレキシブルモールドデバイスを利用して，任意の形状を有する細胞パーツが生成可能である。この表面形状を自在に変形可能なデバイス製作方法，および細胞培養を行った評価結果ついて紹介する。

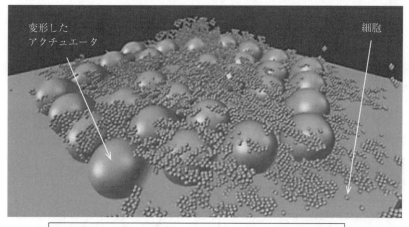

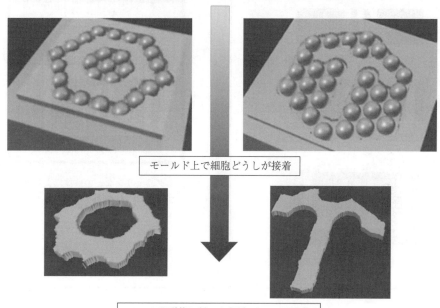

図 3.23 マイクロアクチュエータアレイを応用した任意形状が形成可能なモールドと細胞パーツ作製の概略図

3.3.2 マイクロチップデバイスの作製

さまざまな形状に自在に変形可能なフレキシブルモールドデバイスは,「アクチュエータ」と,アクチュエータを送液などにより駆動するための「マイクロ流路」の二つのパーツから構成される。アクチュエータは,アクチュエータモールドと呼ばれる貫通穴アレイと,変形性に富んだ薄膜を組み合わせることで実現する。まず,アクチュエータの作製について紹介する。図 3.24 (a) に示すように,アクリル樹脂の一種であるポリメチルメタクリレート

100   3. 3次元細胞システムの構築法～構造オリエンテッド～

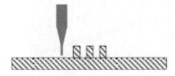

（a）エンドミルを用いてアクチュエータモールドのためのPMMAの鋳型を作製

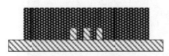

（b）成形加工によりPDMSのアクチュエータモールドを作製

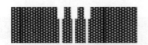

（c）パンチを用いて貫通穴を作製

（d）PDMSの薄膜を形成しアクチュエータの完成

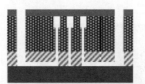

（e）マイクロ流路をガラス基板上に作製し，アクチュエータに接着

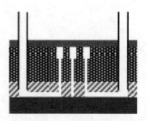

（f）アクチュエータを駆動させるためにチューブを接続

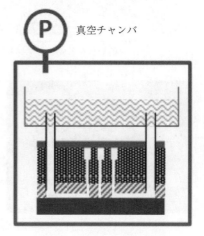

（g）グリセリンなどの液体により駆動させる場合，空洞部に液体を充填

 エンドミル

 PMMA

 PDMSアクチュエータモールド

 PDMSの薄膜

 PDMSマイクロ流路

 ガラス基板

 駆動用の液体

図 3.24 マイクロチップデバイスの作製法

（PMMA）の板に対して切削加工を行い，アクチュエータモールドのための鋳型を作製する。今回作製する PMMA の鋳型の形状は，直径 800 μm 高さ 500 μm の円柱を 6 × 6 にアレイ状に配置したものである。また，隣接する円柱アレイのピッチは 1.1 mm とした。さらに，切削加工時に発生する切りくずを取り除くため，切削加工後の PMMA 鋳型をイソプロピルアルコール溶液に沈め，超音波洗浄を行う。

つぎに，図 (b) に示すように，PMMA の鋳型に対して成形加工により PDMS 製のモールドを作製する。PDMS はシリコーン樹脂の一種であり，主液と硬化液をある一定の割合で混ぜ，その後加熱することでゴム状に硬化させることが可能である。PDMS 製のアクチュエータモールドは，主液と硬化剤の混合比を 20：1 にしたものを使用した。混合後の PDMS 溶液を PMMA 鋳型上に流し込み，80℃で 20 分間オーブンに入れて硬化させ，その後 PDMS を鋳型から剥離して，ホールアレイ形状を有する PDMS 製アクチュエータモールドを作製する。

さらに，図 (c) に示すように，すべてのホールアレイに対してパンチを用い，直径 600〜700 μm の貫通穴を作製する。この際，パンチにより作製される貫通穴は，直径 800 μm のホールアレイの内側に配置されるように作製する。

最後に，図 (d) に示すように，アクチュエータモールドのホールアレイ側に厚さ 20 μm の PDMS の薄膜を形成する。薄膜の形成手法は，まず，主液と硬化剤の混合比を 30：1 にした PDMS 溶液を PMMA の板上に塗布し，スピンコータを用いて 4 000 rpm で 100 s 間回転させ PDMS 溶液を薄く延ばす。薄く延ばした PDMS 溶液上に，アクチュエータモールドをホールアレイ側から接着させ，その状態を維持したまま 80℃で 20 分間オーブンに入れて硬化させる。硬化後 PMMA の板から剥離させることで，貫通穴アレイと薄膜から成る “アクチュエータ” の完成となる。作製したアクチュエータを **図 3.25** (a) に示す。

つぎに，アクチュエータを駆動させるためのマイクロ流路を作製する。マイクロ流路はアクチュエータモールドと同様に，まず切削加工により PMMA 鋳型を作製し，その後成形加工を行い PDMS 製のマイクロ流路を作製する。最後にガラス基板に接着することで完成となる。作製したマイクロ流路を図 3.25 (b)，(c) に示す。なお，マイクロ流路は主液と硬化剤の混合比を 20：1 にしたものを使用した。

図 3.24 (e) に示すように，作製したアクチュエータと マイクロ流路を接着させる。接着方法は，まず，プラズマイオンボンバーダを用いて，接着する両者の表面にプラズマを照射する。その後，顕微鏡で観察しながら位置合わせを行い，両者を接着する。プラズマ照射をあらかじめ行うことで，両者を強固に接着することが可能である。つぎに，図 3.24 (f) に示すように，チューブを接続することでデバイスの完成となる。また，チューブを接続した状態のデバイスの写真を図 3.25 (d) に示す。最後に，図 3.24 (g) に示すように，薄膜を変

102　　3. 3次元細胞システムの構築法〜構造オリエンテッド〜

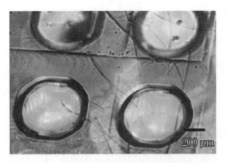

（a）ホールアレイ上に薄膜を接着させた工程後のアクチュエータの拡大写真

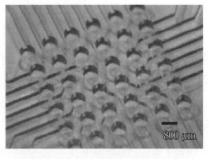

（b）マイクロ流路の拡大写真

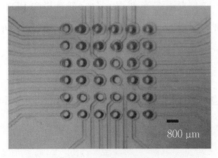

（c）マイクロ流路の拡大写真

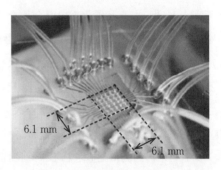

（d）チューブを接続した状態のデバイス

図 3.25　作製したマイクロチップデバイス

形させるために，マイクロ流路およびアクチュエータモールド内部の空洞部に液体を充填させる。真空脱気することにより，マイクロ流路およびアクチュエータモールド内部の空気を消失させる。チューブをシリンジポンプに接続し，シリンジポンプの圧力制御により，薄膜の形状を変化させることが可能となる。なお，空気圧による制御を行う場合は，図3.24（g）に示す工程は不要である。

3.3.3 アクチュエータの変形性能評価

　アクチュエータの印加圧力と変位に関して計測を行い，アクチュエータ性能を評価した。アクチュエータに陽圧を印加すると，アクチュエータの薄膜形状が変化し，平坦な表面が半球状の凸形状に変化していく（図3.26（a））。図（d）には印加した陽圧に対するy方向の変位と最大直径を示している。図からわかるように，印加圧力が増加するにつれて，y方向の変位は増加し続ける。印加圧力が 12 kPa に達し，y方向の変位が約 500 μm まで増加するまでは，最大直径はアクチュエータモールドの直径 800 μm を超えることはない。しかし 12 kPa を超えると，y方向だけでなく最大直径も増加する。y方向の変位が約 730 μm に達したとき，最大直径が 1 100 μm となり，隣接するアクチュエータどうしの接触が観察できた（図（b））。この条件を境界に，完全に密閉された空間を作り出すことができる。前後左右の隣

3.3 マイクロアクチュエータアレイによる2次元任意形状の形成

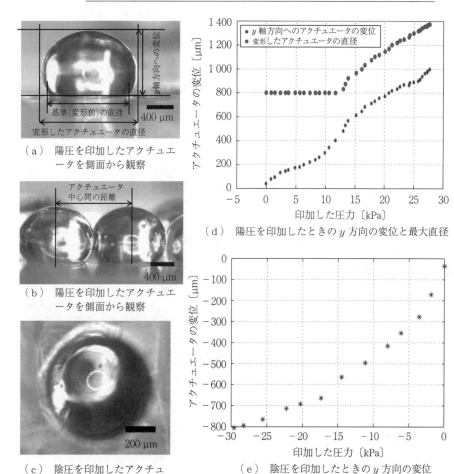

(a) 陽圧を印加したアクチュエータを側面から観察

(b) 陽圧を印加したアクチュエータを側面から観察

(c) 陰圧を印加したアクチュエータ

(d) 陽圧を印加したときのy方向の変位と最大直径

(e) 陰圧を印加したときのy方向の変位

図 3.26 圧力を印加したアクチュエータの様子と圧力と変位の関係

接し合う四つのアクチュエータが接触するとき，中央に空洞ができ，細胞培養すると，丸くて平らな細胞シートを形成することができる．一方，隣接しない条件下で細胞培養を行うと，ホールアレイを有する細胞シートの形成が可能になる．

また，アクチュエータに陰圧を印加すると，アクチュエータの薄膜形状は凹形状に変化していく（図(c)）．図(e)には印加した陰圧に対するy方向の変位を示している．なお，約 30 kPa の陰圧を印加したとき，アクチュエータの変位は負の 800 μm を示した．

アクチュエータに印加する圧力を制御することにより，多様な形状が実現できることが確認できた．アレイを構成するそれぞれのアクチュエータを制御することによって図 3.23 に示した任意形状のモールドが構築可能である．つぎに，実際に細胞を培養することによって，さまざまな形状の細胞パーツが形成可能であるかを確認した．

104   3. 3次元細胞システムの構築法〜構造オリエンテッド〜

3.3.4 多様な形状の細胞パーツの作成

　微細なパターンを持った細胞パーツ作成用のモールドを用いて，多様な形状の細胞パーツの形成を試みた。アクチュエータを構成するPDMSの薄膜上には細胞の接着を防ぐためにMCPポリマをコートし，3×10^4 cell/μlの濃度で準備したNIH3T3細胞を形状を変化させたモールドに播種した。2日間培養を行ったのち，形状の確認を行った。

　まずは，微小孔アレイを持った細胞パーツの作成を試みた。すべてのアクチュエータを

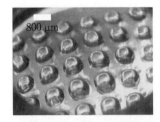
（a）アクチュエータに陽圧を印加した状態，ただし隣接し合うアクチュエータは接触させていない。

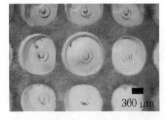
（b）陽圧条件下での細胞培養状態

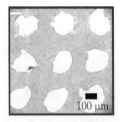
（c）製作できたホールアレイを有する細胞シート

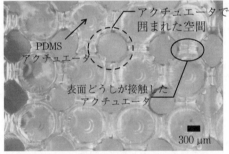
（d）アクチュエータに陽圧を印加した状態，ただし隣接し合うアクチュエータは接触している。

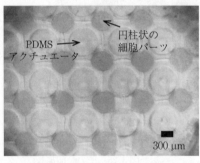
（e）隣接し合うアクチュエータ間の中央の空洞部を利用した細胞培養状

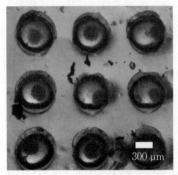
（f）アクチュエータに陰圧を印加し，細胞培養した状態

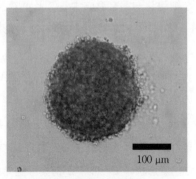
（g）陰圧を利用して製作されたスフェロイド

図3.27　細胞培養状態の顕微鏡写真

600 μm まで作動させてパターンを形成した（**図 3.27**(a)）。この条件では，隣接するアクチュエータが接触しないため，微小孔がアレイ上に配置されたパーツの構築が期待できる。細胞モールド上に細胞を播種し，2日間培養して細胞パーツを形成させた結果が図(b)である。この作成した細胞シートはモールドから形状を維持したまま分離可能であり，その厚さは 100 μm であった。また，約 200 μm の微小孔がアレイ状に並んでいることも確認できた（図(c)）。

つぎに，円形のパターンを持った細胞パーツの作成を試みた。アクチュエータを 800 μm まで作動させてパターンを形成したところ，円形のパターンを持つモールドが形成された（図(d)）。このパターン上に細胞を播種し培養を行ったところ，円柱型の細胞凝集体が得られた（図(e)）。

最後に，陰圧の印加を応用したスフェロイドの作成を試みた。アクチュエータを陰圧により凹型に変形させ，細胞の播種を行ったところ，球状の細胞塊が形成された（図(f)）。細胞塊の直径は平均 280 μm 程度であり（図(g)），すべてのアレイからスフェロイドが回収できた。

3.3.5 お わ り に

本節では，任意の2次元構造の形成を実現する新たなデバイスである，PDMS 薄膜で構成されたマイクロアクチュエータアレイを応用したさまざまな凹凸表面形状に変形可能なフレキシブルモールドデバイスの構築方法と使用例を紹介した。個々のアクチュエータの独立した操作は行っていないが，今後，個別のアレイを動的に制御することにより，より多様な形状の実現が期待される。さらに，本デバイスは各アクチュエータが動的に駆動するため，細胞に対して機械刺激を与えることも可能である。機械刺激は細胞の分化において重要な役割を持つため，任意部位の機械刺激を行えるデバイスとしても発展が期待される。

引用・参考文献

1) T. Shimizu, M. Yamato, A. Kikuchi, and T. Okano, "Cell sheet engineering for myocardial tissue reconstruction," *Biomaterials*, vol. 24, no. 13, pp. 2309-2316, 2003.

2) Y. Haraguch, T. Shimizu, T. Sasagawa, H. Sekine, K. Sakaguchi, T. Kikuchi, W. Sekine, S. Sekiya, M. Yamato, M. Umezu, and T. Okano, "Fabrication of functional three-dimensional tissues by stacking cell sheets in vitro," *Nat Protoc.*, vol. 7, no. 5, pp. 850-858, 2012.

3) K. Sugibayashi, Y. Kumashiro, T. Shimizu, J. Kobayash, and T. Okano, "A molded hyaluronic acid gel as a micro-template for blood capillaries," *J. Biomater Sci Polym Ed.*, vol. 24, no. 2, pp. 135-147, 2013.

4) H. Kubo, T. Shimizu, M. Yamato, T. Fujimoto, and T. Okano, "Creation of myocardial tubes using cardiomyocyte sheets and an in vitro cell sheet-wrapping device," *Biomaterials*, vol. 28, pp. 3508 −3516, 2007.

5) T. Masuda, Y. Yamagishi, N. Takei, H. Owaki, M. Matsusaki, M. Akashi, and F. Arai, "Three-dimensional assembly of multilayered tissues using water transfer printing," *J. Robotics and Mechatronics*, vol. 24, no. 4, pp. 690−697, 2013.

6) N.N. Kachouie, Y. Du, H. Bae, M. Khabiry, AF. Ahari, B. Zamanian, J. Fukuda, and A. Khadem-hosseini, "Directed assembly of cell-laden hydrogels for engineering functional tissues," *Organogenesis*, vol. 6, no. 4, pp. 234−244, 2011.

7) A. Nishiguchi, H. Yoshida, M. Matsusaki, and M. Akashi, "Rapid construction of three-dimensional multilayered tissues with endothelial tube networks by the cell-accumulation technique," *Adv Mater.*, vol. 23, pp. 3506−3510, 2011.

8) V.L. Tsang and S.N. Bhatia, "Three-dimensional tissue fabrication," *Adv Drug Delivery Rev.*, vol. 56, pp. 1635−1647, 2004.

9) M. Iwase, M. Yamada, E. Yamada, and M. Seki, "Formation of cell aggregates using microfabri-cated hydrogel chambers for assembly into larger tissues," *J. Robotics and Mechatronics*, vol. 25, no. 4, pp. 682−689, 2013.

10) T. Anada, T. Masuda, Y. Honda, J. Fukuda, F. Arai, T. Fukuda, and O. Suzuki, "Three-dimensional cell culture device utilizing thin membrane deformation by decompression," *Sensor Actuat B-Chem.*, vol. 147, pp. 376−379, 2010.

11) T.A. Gwyther, J.Z. Hu, K.L. Billiar, and M.W. Rolle, "Directed cellular self-Assembly to fabricate cell-derived tissue rings for biomechanical analysis and tissue engineering," *J. Vis Exp.*, vol. 25, no. 57, p. e3366. doi:10.3791/3366, 2011.

12) T. Masuda, N. Takei, T. Nakano, T. Anada, O. Suzuki, and F. Arai, "A microfabricated platform to form three-dimensional toroidal multicellular aggregate," *Biomed Microdevices*, vol. 14, no. 6, pp. 1085−1093, 2012.

13) C.M. Livoti and J.R. Morgan, "Self-assembly and tissue fusion of toroid-shaped minimal building units," *Tissue Eng. Part A*, vol. 16, no. 6, pp. 2051−2061, 2010.

14) P. Chumtong, M. Kojima, M. Horade, K. Ohara, K. Kamiyama, Y. Mae, Y. Akiyama, M. Yamato, and T. Arai, "Flexible microscaffold facilitating the in vitro construction of different cellular constructs," *ROBOMECH J.*, vol. 1-9, 2014.

15) P. Chumtong, M. Kojima, K. Ohara, Y. Mae, M. Horade, Y. Akiyama, M. Yamato, and T. Arai, "Design and Fabrication of Changeable Cell Culture Mold," *J. Robotics and Mechatronics*, vol. 25, no. 4, pp. 657−664, 2013.

▶ 3.4 マイクロプレートを用いた3次元組織の構築 ◀

3.4.1 はじめに

細胞を立体的に培養し，3次元的な組織を人工的に構築する技術は，新薬の開発や再生医

療への応用，そして生命理工学の基礎研究において渇望されている．3次元的な組織を作製する方法として，トップダウンアプローチとして，生分解性高分子などの材料を用いて立体的な足場を作製し，細胞をまく方法[1]，またボトムアップアプローチとして，スフェロイド[2,3]やハイドロゲルビーズ[4]~[7]などのマイクロスケールの細胞のブロックを作製し，それらを集めて組み立てることで立体構造を構築する方法など，さまざまな手法が国内外で開発されてきた．しかしながら，従来の方法では，時間がかかる（数日～数週間），さらに，生体内に多く見られる中空構造（チューブ，空洞など）を作るのが難しいという解決すべき課題が残っている．

そこで，本節では，上記の問題を解決するために，マイクロサイズの細胞培養用基板（マイクロプレート）を用いて，細胞の3次元の中空立体構造を高速に構築する方法について紹介する．micro electro mechanical systems（MEMS）を代表する微細加工技術により2次平面のマイクロプレートを作製する．細胞は，細胞培養ディッシュやフラスコで培養するように平面状のマイクロプレート上に培養し，プレートを折り紙のように折り畳むことで，簡単に細胞の3次元立体構造を作製することが可能になる方法である．さらに，マイクロプレートの配置を自由に制御することで，異種細胞が位置制御された3次元の中空立体構造の形成が可能である．

本項では，まず，マイクロプレートを用いる利点と材料などの特性について述べる．つぎに，プレートの作製方法，さらに，マイクロプレートを用いた3次元組織構造の構築法について概説する．

3.4.2 細胞培養可能なマイクロプレートの特性

[1] **細胞培養にマイクロプレートを用いる利点**　　細胞培養用基板であるマイクロプレートは，これまで接着細胞のハンドリング技術に用いられてきた[8]~[15]．接着細胞のような細胞は，通常支持体に接着した状態で培養しなくてはならないが，培養後に，細胞の操作を行うには，トリプシンなどの薬品によって一時的に基板から引き剥がす必要があり，この際，細胞の活性が低下してしまうことが問題であった．そこで，細胞の活性を失わずにハンドリングを行う手法として，マイクロプレートを用いる方法が開発された．図3.28に示す

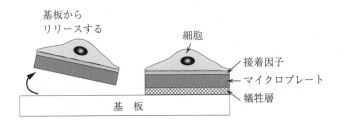

図3.28　細胞培養可能なマイクロプレート．犠牲層が溶けることでプレートは基板からリリースする．

ように，マイクロプレート上に細胞を選択的に培養し，マイクロプレートの下の犠牲層が溶けることで，細胞はプレート上に接着したままプレートをガラス基板から剥がす（リリースする）ことができるようになった。また，マイクロプレートを用いることで，細胞固有の形状を考慮することなく，一つの規格化されたパーツとして扱うことができるようになった。そこで，上記のマイクロプレートの利点と，非生体分野で研究されているパーツの組立て技術を組み合わせることで，細胞の立体的な組織構造の組立てが可能であると考えられた。

〔2〕　**マイクロプレートの材料**　　細胞のハンドリングに使用するマイクロプレートは，金（Au）やニッケル（Ni）などの金属[10]やガラス（SiO$_2$）[9]，ポリジメチルポリシロキサン（PDMS）[8]やSU-8などのレジスト[11),16]などの材料で作製されてきた。マイクロプレートを用いて細胞の3次元立体構造を作製し，*in vitro* のような環境下で使用するためには，生体適合性が高い材料や生体内で分解する材料でプレートを作製することが要求される。

　そこで，生体適合性材料として，パラキシリレン系ポリマーであるパリレンが使われるようになってきている[13)~15),17]。パリレンは，非常に安定した結晶性ポリマーで，ガスバリア性，耐熱性，電気絶縁性などが高く，電子回路や人工心臓やステントなどの医療デバイスを被服するために広く一般的に用いられている材料である。パリレンは，化学蒸着（chemical vapor deposition, CVD）法を用いて，白色粒子状のダイマーが蒸着し基板にコートされる。具体的には，気化されたダイマー粉末が熱分解され，反応性に富んだモノマーガスとなる。このガスは，真空にしたチャンバー内に充満され，常温の物体に接すると表面で重合する。このようなプロセスを経て，蒸着されたパリレンは透明な薄膜であり，細胞観察にも適した材料であるといえる。パリレンの膜厚は，パリレンダイマーの質量によって調節でき，マイクロプレートの厚さを容易に制御できる。また，パリレンの薄膜は，O2 プラズマで容易にエッチングすることができるなど，基本的なフォトリソグラフィー技術で簡単にマイクロサイズのプレートを作製することができる利点がある。また，生体分解性材料として，ポリ乳酸（PLA）やポリグリコール酸（PGA）の共重合体である poly（lactic-co-glycolic acid）（PLGA）[18]や UV 硬貨樹脂であるポリエチレングリコール（polyethylene glycol, PEG）ハイドロゲル[19]が用いられるようになってきている。生体内で分解する速度は，材料により異なる。

　マイクロプレート上に細胞を接着しやすくするためには，図3.28 に示したように，プレートと細胞の間に，細胞接着因子として，コラーゲンやフィブロネクチン（FN）のような細胞外基質（extracellular matrix, ECM）をコートする必要がある。ECM の種類は，細胞の種類により異なる。例えば，神経細胞をプレートに培養する場合は，コラーゲンのほうがより接着性が良い[15]。

〔3〕　**マイクロプレートをリリースするための犠牲層**　　マイクロプレートに細胞が接着後，プレートを基板から容易にリリースするために，プレートと基板の間に犠牲層をコー

ティングする必要がある（図3.28）。熱により犠牲層を溶かしプレートのリリースを促すものとして，ゼラチン[15),17),20)]や温度応答性ポリマーが用いられている。ゼラチンは，細胞培養の温度下（37℃）で溶ける。温度応答性ポリマーであるポリ-N-イソプロピルアクリルアミド（PIPAAm）[8)]は，32℃以上の温度で側鎖の疎水性部分であるイソプロピル基によって分子内，分子間において疎水結合が強まりポリマー鎖が凝集し，32℃より低い温度でもう一方の親水性部分のアミド結合と水分子とが結合するため水に溶解する。ポリビニルアルコール（polyvinyl alcohol, PVA）も使用できるが[16)]，ポリマーが溶ける温度は60℃であり，マイクロプレートをリリースしたあとに細胞を培養する場合に用いられる。

また，酵素などによる分解を利用した化学的なリリース方法がある。これは，アルギン酸ゲルを分解酵素を用いて溶かす方法で[13),14)]，アルギン酸は，褐藻に含まれる多糖類の一種で，2価の金属イオン存在下ではゲル化する。ゲル化したアルギン酸は，アルギン酸リアーゼにより水溶化される。反応が比較的早く進み，反応過程で細胞の活性を下げることはない。

3.4.3 細胞培養可能なマイクロプレートの作製法

マイクロプレートを作製する方法として，大きく分けて二つある。MEMSを代表とする微細加工技術で，フォトリソグラフィー[13),15),17),20)]とソフトリソグラフィー[12),16)]技術である。どちらの方法においても，マイクロプレートのデザインは，CADソフトなどを用いてデザインし，デザインしたデータをもとに露光装置などを用いてガラスマスクを作製する。マイクロプレートの大きさや形によりにより，プレート上に培養できる細胞の個数や形状を調整することが可能である。単一細胞を培養したいときには，直径が30〜50 μm程度のプレートの大きさが適切である[13)]。

図3.29(a)に，フォトリソグラフィーを用いたマイクロプレートの作製のプロセス図を示す。マイクロプレートの材料として例えばパリレンを用いる場合，はじめに，犠牲層が

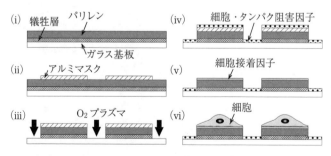
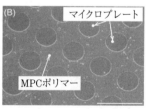

（a）フォトリソグラフィー法を用いた細胞培養可能な　　（b）作製されたプレート[13)]
　　　マイクロプレートの作製法

図3.29

コートしてあるガラス基板などにパリレンを蒸着する（図(i)）。つぎに，真空蒸着装置を用いてアルミニウムを蒸着し，フォトレジスト塗布後，ガラスマスクを用い，フォトレジストを露光，現像しパターニングする。その後，アルミニウムのエッチャント液によって余計なアルミニウムを除去する（図(ii)）。つぎに，O_2プラズマを照射し，アルミニウムマスク以外の露出しているパリレンをエッチングする（図(iii)）。細胞やタンパク質の接着を阻害するMPC（2-メタクリロイルオキシエチルホスホリルコリン）ポリマー[21)]をスピンコートする（図(iv)）。MPCとは，生体膜を模擬した有機高分子の一種で，タンパク質の非特異吸着を防ぐ材料として知られ，生体適合性も高いことから，コンタクトレンズや人工血管などの医療分野デバイスによく用いられる。パリレン上のアルミニウムマスクは，その後，アルミエッチャント液を用いて除去する（図(v)）。これにより，ガラス基板上のみにMPCポリマーを選択的にコートすることができる。MPCコートしたガラス基板上にはタンパク質であるフィブロネクチンは付着しないので，パリレンマイクロプレート上のみ選択的に細胞接着因子をコーティングすることができ（図(v)），よって細胞を選択的にプレート上に培養することが可能である（図(vi)）。フォトリソグラフィーを用いると一度に大量のマイクロプレートを作製することが可能である。

ソフトリソグラフィーを用いたマイクロプレートの作製法を**図3.30**に示す。SU8などのフォトレジストで作製されたモールド（型）を用いて，PDMSのマイクロウェルを作る（図(i)）。その後，マイクロウェルにPLGAやPEGを流し込み固めてマイクロプレートを作製し細胞を培養する（図(i)，(ii)）。ソフトリソグラフィー法は，モールドを一度作製すると何度でも使用できるため，大掛かりな装置を必要としないで簡単にマイクロプレートを作製することができる。

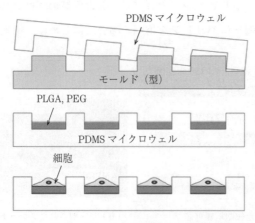 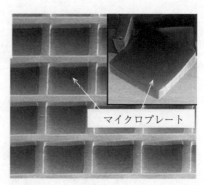

（a）ソフトリソグラフィー法を用いた細胞培養可能なマイクロプレートの作製法　　（b）作製されたプレート[18)]

図3.30

3.4.4 マイクロプレートを用いた3次元組織構造の構築法

〔1〕「折り紙」の折り畳み技術 細胞を培養する際の足場となるマイクロプレートを折り紙のように折ることにより，細胞の立体構造を作製する手法について紹介する。「折り紙」は，わが国の伝統文化の一つであり，1枚の紙から複雑な構造物を作製することが可能である[22]。近年，「折り紙」の折り畳み技術は，宇宙で用いられるソーラーパネルやステントのような医療器具の開発などさまざまな分野において研究が盛んに行われている[23)~25)]。「折り紙」の折り畳み技術を利用する利点は，「折る」という作業だけで，1枚の平面基板（2次元形状）から立体構造（3次元形状）を簡単に作製することができることである。本特性を生かし，マイクロプレートを折ることで，細胞の立体組織構造を短時間で簡単に作製することができる[10),16),17),19),26)~29)]。さらに，「折り紙」の折り畳み技術では，中空構造を作ることが得意である。

細胞のような小さな立体構造を折るためには，構造を折り畳むための駆動源を工夫する必要がある。マイクロサイズの構造を折り畳む従来の技術では，折り畳む駆動源として熱場，電場，磁場，光などが用いられてきた[10),30),31)]。しかしながら，これらの駆動源では，細胞にダメージを与えてしまう問題があった。

そこで，細胞に影響がない駆動源の一つとして，細胞培養可能なハイドロゲルを用いて，ゲルの膨潤率の違いを利用する方法がある[19)]。図 3.31(a)のように，poly (ethylene glycol)

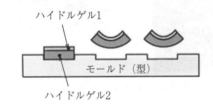

(a) 2層のハイドロゲルマイクロプレート。ゲルの膨潤率の違いを用いた折り畳み構造の作製

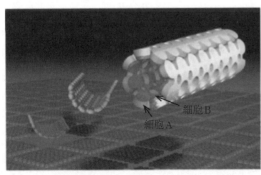

(b) 異種細胞による立体構造の作製概略図

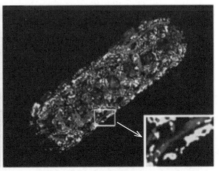

(c) 蛍光像

図 3.31[16)]

(PEG) のハイドロゲルを用いて，マイクロプレートを作製する．プレートには，2層のハイドロゲルからできており，PEGの量とプレートの厚さを調整することでハイドロゲルの膨潤率を変えることができる．2層からできたハイドロゲルプレートが基板から培養液中でリリースされると，プレートは自動的に折り畳まれ，2次平面状から3次元の中空構造が簡単に構築される．それぞれのプレート中に異なる種類の細胞を内包することで，異種細胞の立体構造を作製することが可能である（図(b)，(c)）．

また，生体材料の駆動源として，細胞自身が持っている牽引力を用いることで細胞の立体構造を作製する「細胞折り紙」と呼ばれている方法が確立された[17]．通常，細胞の内部には，縮まろうとする牽引力が働いており，この牽引力は，自身の接着や形態維持，遊走，増殖，機能発現などさまざまな細胞活動や創傷治癒において使われている．**図3.32**(a)のように，隣接したマイクロプレートを作製し，細胞が隣り合ったプレートにまたがるように培養する．プレートの間隔を7 μm以下にすると，80％以上の確率で細胞がプレート間をまたがることができる．プレートをガラス基板からリリースすると，細胞の牽引力によりプレートが引き寄せられ，プレートどうしがぶつかるとプレートが持ち上げられ，折り畳まれて細

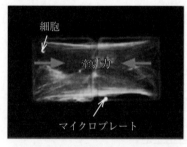
（a）隣り合ったマイクロプレートにまたがるように培養されている細胞

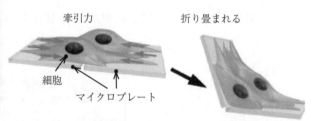
（b）細胞折り紙技術：マイクロプレートが基板からリリースされると，細胞の牽引力でプレートが引張られて折り畳まれ，細胞の立体構造が作製される．

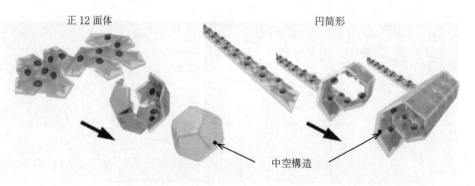
（c）プレートの形状と配置を変えることで異なる形状の中空立体構造の作製が可能[17]

図3.32

胞の立体構造が作製される（図(b)）。マイクロプレートの形状と配置を変えることによりさまざまな立体構造を作製することができる（図(c)）。

「細胞折り紙」技術により，細胞からなる立方体，正12面体を作製した例を**図3.33**(a)，(b)に示す。作製された構造は中空構造であることが共焦点像から確認することができる（図(d)）。プレートを平行四辺形にしてひも状に連ねて端からプレートが剝がれることでらせん状に巻き上がり，円筒の構造を作製することができている（図(c)）。筒の直径は，プレートの大きさや形状を変えることで簡単に変えることができ，正常ヒト臍帯静脈内皮細胞（normal human umbilical vein endothelial cells, HUVEC）を用いて，人工血管のような構造を作製することが可能である。マイクロプレートと「折り紙」の折り畳み技術を用いることで，管や袋構造など，体内にあるような中空の細胞組織を簡単に作製することが可能になった。

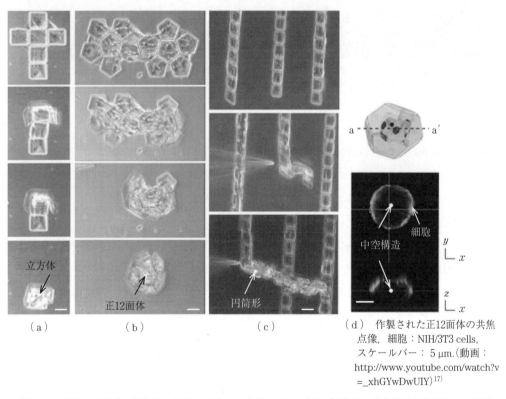

(d) 作製された正12面体の共焦点像，細胞：NIH/3T3 cells, スケールバー：5 μm.（動画：http://www.youtube.com/watch?v=_xhGYwDwUIY）[17)]

図3.33 細胞の牽引力と折り畳み技術により，立方体，正12面体，円筒形の立方構造が作製される様子

一度に大量の立体構造体を正確に作製できるように，マイクロプレート下のゼラチン量を増やすことにより，ゼラチンが37℃で溶けプレートをガラス基板から剝がれやすくし，さらに，隣接するプレート間に弾性のジョイントをつけることにより，ジョイントの厚さ，幅などを変えることで折り畳み角度を調整することができるようになっている。それにより，

細胞の牽引力で自動的に数千もの立体構造を均一に同時に折り畳むことができる（図3.34(c)）。作製された細胞の立体構造では，細胞はプレートに包まれていることから，細胞にダメージなく，立体構造を移動することが可能である．図(b)は，マイクロマニピュレータを用いて，作製された立体構造を並べたものである．

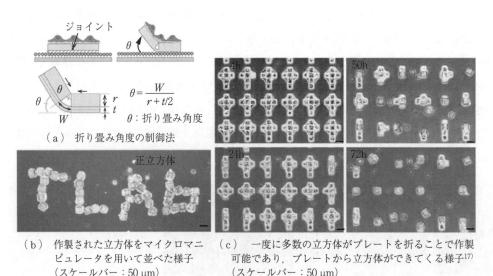

（a）折り畳み角度の制御法

（b）作製された立方体をマイクロマニピュレータを用いて並べた様子（スケールバー：50 μm）

（c）一度に多数の立方体がプレートを折ることで作製可能であり，プレートから立方体ができてくる様子[17]（スケールバー：50 μm）

図3.34

構造を折り畳むその他の駆動源として，表面張力[16],[26]，プレートの残留応力[10],[27]，プレートの材料が縮む力[28,29]を用いる方法もある．また，細胞は，プレートが折り畳まれる前に培養されている場合[17],[19]，畳まれる途中で立体構造に包まれる場合[10],[16],[26],[28],[29]，そして，立体構造を作製したあとに，プレートの外に培養する[27]場合がある．

〔2〕**ピックアップアセンブリ技術** マイクロプレートを自由に持ち上げ配置を制御することが可能である．そこで，異なる種類の細胞が培養されているマイクロプレートを選択的に取り出し，配置し，その後立体的に組み立てることで，異種細胞が位置制御された3次元立体構造を作製する方法が開発された[20]．図3.35(a)に示すように，マイクロピンセットを用いて，細胞が培養されているマイクロプレートを選択的にガラス基板から取り出し，その後，マイクロプレートを3次元の型に置き，UV照射により固まるハイドロゲル（例えばPGE）を用いてプレートを接合することで立体構造を作製する．図(b)では，異なる色で染色された細胞が培養されているマイクロプレートを選び，位置制御された3次元立体構造が作製されている様子を示している．この方法は，細胞を個別に取り出して組み立てていく手法であり，高速に細胞の立体構造を作製するのは難しいが，培養過程で特異的な反応を示した細胞を個別に取り出し，その細胞のみで立体構造の作製する場合など有用な方法であ

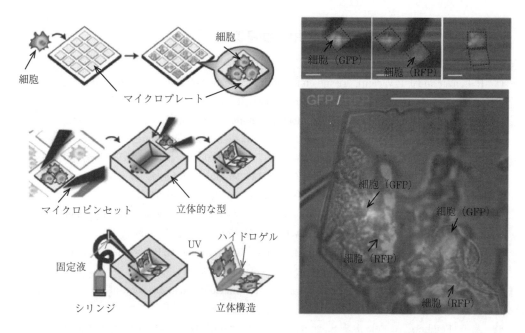

(a) ピックアップアセンブル技術による細胞の立体構造の作製法[20]

(b) 本技術を用いた異種細胞による立体構造の組立て（スケールバー：50 μm）

図 3.35

るといえる。

3.4.5 お わ り に

　本節では，微細加工技術を用いて細胞の足場となるマイクロプレートを作製し，プレートを折り紙のように折り畳むことで高速に細胞の3次元立体組織を構築する方法と，異なる細胞が培養されているプレートを自由に選択し組み立てることで細胞の立体組織構造を作製する方法を紹介した。細胞の立体構造作製の高速化は，今後の再生医療のへカギとなる技術であり，「折り紙」の折り畳み技術は有用な方法の一つであると考えられる。マイクロプレートの折り目を工夫することで，より複雑な形状の立体構造の作製が可能である。また，マイクロプレートには，機能性材料を埋め込むことができ[14]，例えば，マイクロプレート中に磁性体を埋め込むことで，外部磁場によりマイクロプレートを操作することが可能である。さらに，マイクロプレート内に電極をパターニングすることによって電気計測機能を有するマイクロプレートを作製することも可能である。機能性マイクロプレートを用いた細胞の折り畳みを用いた研究は，今後，さらに発展が期待できる。

引用・参考文献

1) R. Langer and J. P. Vacanti, "Tissue engineering," *Science*, vol. 260, pp. 920–926, 1993.

2) V. Mironov, R. P. Visconti, V. Kasyanov, G. Forgacs, C. J. Drake, and R. R. Markwald, "Organ printing: tissue spheroids as building blocks," *Biomaterials*, vol. 30, pp. 2164–2174, 2009.

3) M. Kato-Negishi, Y. Tsuda, H. Onoe, and S. Takeuchi, "A neurospheroid network-stamping method for neural transplantation to the brain," *Biomaterials*, vol. 31, pp. 8939–8945, 2010.

4) Y. T. Matsunaga, Y. Morimoto, and S. Takeuchi, "Molding cell beads for rapid construction of macroscopic 3D tissue architecture," *Adv. Mater.*, vol. 23, pp. H90–94, 2011.

5) Y. Du, E. Lo, S. Ali, and A. Khademhosseini, "Directed assembly of cell-laden microgels for fabrication of 3D tissue constructs," *PNAS*, vol. 105, pp. 9522–9527, 2008.

6) B. Zamanian, M. Masaeli, J. W. Nichol, M. Khabiry, M. J. Hancock, H. Bae, et al., "Interface-directed self-assembly of cell-laden microgels," *Small*, vol. 6, pp. 937–944, 2010.

7) J. G. Fernandez and A. Khademhosseini, "Micro-masonry: construction of 3D structures by microscale self-assembly," *Adv. Mater.*, vol. 22, pp. 2538–2541, 2010.

8) A. W. Feinberg, A. Feigel, S. S. Shevkoplyas, S. Sheehy, G. M. Whitesides, and K. K. Parker, "Muscular thin films for building actuators and powering devices," *Science*, vol. 317, pp. 1366–1370, 2007.

9) H. Onoe and S. Takeuchi, "Microfabricated mobile microplates for handling single adherent cells," *J. Micromech Microeng*, vol. 18, 2008.

10) T. G. Leong, C. L. Randall, B. R. Benson, A. M. Zarafshar, and D. H. Gracias, "Self-loading lithographically structured microcontainers: 3D patterned, mobile microwells," *Lab Chip*, vol. 8, pp. 1621–1624, 2008.

11) Y. L. Wang, C. Phillips, W. Xu, J. H. Pai, R. Dhopeshwarkar, C. E. Sims, et al., "Micromolded arrays for separation of adherent cells," *Lab Chip*, vol. 10, pp. 2917–2924, 2010.

12) P. C. Gach, Y. L. Wang, C. Phillips, C. E. Sims, and N. L. Allbritton, "Isolation and manipulation of living adherent cells by micromolded magnetic rafts," *Biomicrofluidics*, vol. 5, pp. 032002–032002-12, 2011.

13) T. Teshima, H. Onoe, K. Kuribayashi-Shigetomi, H. Aonuma, K. Kamiya, H. Ishihara, et al., "Parylene Mobile Microplates Integrated with an Enzymatic Release for Handling of Single Adherent Cells," *Small*, vol. 10, pp. 912–921, 2014.

14) T. Teshima, H. Onoe, H. Aonuma, K. Kuribayashi-Shigetomi, K. Kamiya, T. Tonooka, et al., "Magnetically responsive microflaps reveal cell membrane boundaries from multiple angles," *Adv. Mater.*, vol. 26, pp. 2850–2856, 2014.

15) S. Yoshida, T. Teshima, K. Kuribayashi-Shigetomi, and S. Takeuchi, "Mobile Microplates for Morphological Control and Assembly of Individual Neural Cells," *Adv. Healthc Mater.*, 2015.

16) A. Azam, K. E. Laflin, M. Jamal, R. Fernandes, and D. H. Gracias, "Self-folding micropatterned polymeric containers," *Biomed Microdevices*, vol. 13, pp. 51–58, 2011.

17) K. Kuribayashi-Shigetomi, H. Onoe, and S. Takeuchi, "Cell Origami: Self-Folding of Three-

Dimensional Cell-Laden Microstructures Driven by Cell Traction Force," *Plos One*, vol. 7, 2012.

18) Y. Wang, C. N. Phillips, G. S. Herrera, C. E. Sims, J. J. Yeh, and N. L. Allbritton, "Array of Biodegradable Microraftsfor Isolation and Implantation of Living, Adherent Cells," *RSC Adv.*, vol. 3, pp. 9264–9272, 2013.

19) M. Jamal, S. S. Kadam, R. Xiao, F. Jivan, T. M. Onn, R. Fernandes, et al., "Bio-origami hydrogel scaffolds composed of photocrosslinked PEG bilayers," *Adv. Healthc Mater.*, vol. 2, pp. 1142–1150, 2013.

20) S. Yoshida, K. Sato, and S. Takeuchi, "Three-dimensional microassembly of cell-laden microplates by in situ gluing with photocurable hydrogels," *Int J. Auto Technol.*, vol. 8, no. 1, pp. 95–101, 2014.

21) K. Ishihara, Y. Iwasaki, S. Ebihara, Y. Shindo, and N. Nakabayashi, "Photoinduced graft polymerization of 2-methacryloyloxyethyl phosphorylcholine on polyethylene membrane surface for obtaining blood cell adhesion resistance," *Colloids Surf B Biointerfaces*, vol. 18, pp. 325–335, 2000.

22) T. Tachi, "Origamizing Polyhedral Surfaces," *IEEE Tran Vis Comput Graph*, vol. 16, pp. 298–311, 2010.

23) K. Kuribayashi, K. Tsuchiya, Z. You, D. Tomus, M. Umemoto, T. Ito, et al., "Self-deployable origami stent grafts as a biomedical application of Ni-rich TiNi shape memory alloy foil," *Mat. Sci. Eng. A*, vol. 419, pp. 131–137, 2006.

24) S. Felton, M. Tolley, E. Demaine, D. Rus, and R. Wood, "Applied origami. A method for building self-folding machines," *Science*, vol. 345, pp. 644–646, 2014.

25) Y. Chen, R. Peng, and Z. You, "Origami of thick panels," *Science*, vol. 349, pp. 396–400, Jul. 24, 2015.

26) B. Gimi, T. Leong, Z. Gu, M. Yang, D. Artemov, Z. M. Bhujwalla, et al., "Self-assembled three dimensional radio frequency（RF）shielded containers for cell encapsulation," *Biomed Microdevices*, vol. 7, pp. 341–345, 2005.

27) M. Jamal, N. Bassik, J. H. Cho, C. L. Randall, and D. H. Gracias, "Directed growth of fibroblasts into three dimensional micropatterned geometries via self-assembling scaffolds," *Biomaterials*, vol. 31, pp. 1683–1690, 2010.

28) L. Ionov, "Soft microorigami: self-folding polymer films," *Soft Matter*, vol. 7, pp. 6786–6791, 2011.

29) S. Zakharchenko, N. Puretskiy, G. Stoychev, M. Stamm, and L. Ionov, "Temperature controlled encapsulation and release using partially biodegradable thermo-magneto-sensitive self-rolling tubes," *Soft Matter*, vol. 6, pp. 2633–2636, 2010.

30) P. W. Green, R. R. A. Syms, and E. M. Yeatman, "Demonstration of three-dimensional microstructure self-assembly," *J. Microelectromech Sys.*, vol. 4, pp. 170–176, 1995.

31) E. Iwase and I. Shimoyama, "A design method for out-of-plane structures by multi-step magnetic self-assembly," *Sensor Actuat A*, vol. 127, pp. 310–315, 2006.

118   3. 3次元細胞システムの構築法〜構造オリエンテッド〜

▶ 3.5 フルイディクスを駆使したゲルファイバー ◀

3.5.1 ゲルファイバーの2次元・3次元構造への展開

3.1節では，マイクロ流路を用いて作製したハイドロゲルファイバーを利用し，線形の生体組織を作製する手法を紹介した．そのような組織体を単位構造として活用することで，より複雑でスケールの大きい生体組織を作製するためのボトムアップ手法が実現するものと期待されている．例えば，細胞を包埋したハイドロゲルファイバーを平面的に密に配列すれば，上皮組織に類似した構造が得られるかもしれない．また，ファイバー状の組織を束にすれば，神経束や筋肉組織のような階層的構造を模倣できる．そしてさらに，ファイバーをブロック状に配置することで，肝小葉構造のような線形組織の集合体を再構築できる可能性もある．

本節では，図3.36(a)に示すように，ハイドロゲルファイバーによって作製された線形の構造体を単位構造として用い，実際に2次元，3次元的にアセンブリする手法について概説する．また，ハイドロゲルファイバーを作製するためのマイクロ流路を並列化した，図

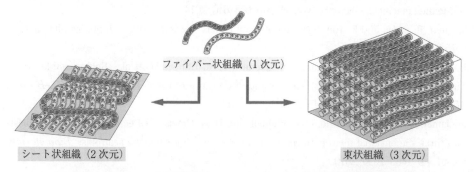

(a) ファイバーを単位構造とした2次元，3次元構造体の構築の概略

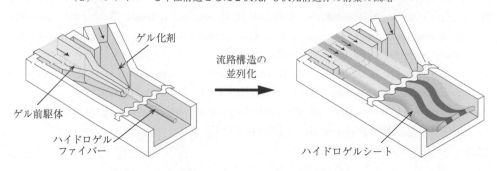

(b) 並列化マイクロ流路を用いたハイドロゲルシートの作製

図 3.36

(b) に示すような流路構造を利用し，ファイバーが横方向に配列した形態であるストライプ状のハイドロゲルシートをワンステップで作製する試みと，その細胞培養への応用についてもあわせて紹介する．

3.5.2 ファイバーの集積化による3次元構造の構築

直径が数 10 μm 程度の微小なハイドロゲルファイバーであっても，アルギン酸などの機械的強度が高い材料を用いて作製したものであれば，ローラーを用いて巻き取る，あるいはピンセットやチューブなどを用いて操作することができ，その際にファイバーの形状が大きく損なわれることはない．細胞を包理したファイバーを集積させて立体的な生体組織の構築するうえで，このような物理的安定性は重要であるといえる．これまでに，東京大学の竹内らは，チューブを用いてハイドロゲルファイバーを溶液とともに操作する技術を開発し，紡績技術を組み合わせることで，ファイバーを糸のように編み込み，布状の細胞組織を作製する方法を報告している[1]．また，ファイバーを管状や格子状に編み込むことで，生体組織を模倣した構造を作製する手法も報告されている[2),3)]．これらの報告例は，1本の糸からセーターや手袋を作り出す編み物の手法と同様に，理論的にはハイドロゲルファイバーを用いて任意の3次元形状を作製できることを示唆している．しかしながら，細胞を包理した微小なファイバーを，溶液に分散させた状態で高速に編み込むための技術が必要であり，そのための技術はいまだ開発の途上にあるともいえる．

ファイバーをより簡単に組織化するための手法として，ファイバーの作製時にローラーなどを用いて巻き取りながら回収する操作が挙げられよう．マイクロ流路を用いてファイバーを連続的に生成しローラーを用いて回収すれば，微小なファイバーを簡便に何重にも積層化させることが可能である．**図 3.37** には，直径約 10 cm のローラーを用いて作製した，直径

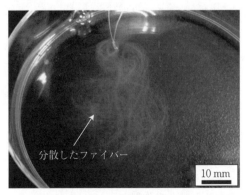 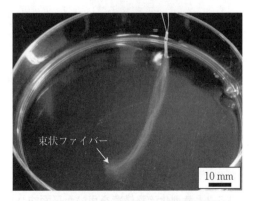

（a） 細胞培養液中に分散させたアルギン酸ハイドロゲルファイバー　　　（b） 空気中に持ち上げることで束状構造が回復した様子

図 3.37

約100 μm のアルギン酸ハイドロゲルファイバーの束（約100本）を示している。これは，ローラーを用いてファイバーの束を回収したあとに，束がほどけないようにナイロン糸を用いて1か所を縛ったものである。

このように1か所を固定することで，内部の細胞を効率的に培養する際には図(a)に示すように培養液中に分散することができ，また束状の構造に戻したい場合には，図(b)に示すようにナイロン糸をつかんで空中に持ち上げるだけで径の均一な束が再形成される。このような束状の組織に対し，その形状のままで培養を行うと，その中心部に存在する細胞に十分に栄養や酸素がいきわたらない恐れがある。そのような問題は，灌流培養を行い，束の内部に流れを生じさせることによって解決できる。

一例として，束状のハイドロゲルファイバーを用いて，肝臓の微小組織を模倣した灌流培養系[4]について説明する。図3.38に示すように，内部に肝実質細胞，表面に血管内皮細胞を担持したアルギン酸ハイドロゲルファイバーを束状に集積化し，幅・深さ1 mmの流路内に設置し一端を固定する。そして灌流培養を行うと，ファイバー表面の血管内皮細胞どうしが接着し毛細血管様の構造が形成される。このような構造は肝臓を構成する単位構造である肝小葉構造（大きさ約1 mm）と形態的に類似しているといえよう。実際に，灌流培養における流速などの条件が，細胞の生存率や機能に大きな影響を与えることが確認された。このように，細胞を内包したハイドロゲルファイバーをボトムアップし組織化することで，簡便にミリメートルサイズの組織を作製できることが示されており，このような手法は医療・創薬・細胞生物学などの分野において広く応用可能であると期待される。

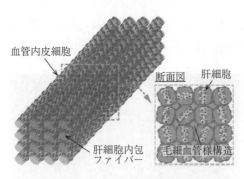
（a） 束状に集積化した肝細胞内包ハイドロゲルファイバーの模式図

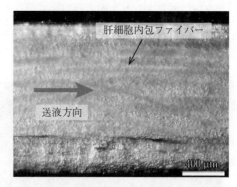
（b） 束状の肝細胞内包ファイバーに対し流路内で灌流培養を行っている。

図3.38

3.5.3 並列化流路構造を用いた平面的ハイドロゲルシートの作製

微小なファイバーを単位構造として用いる3次元組織の構築手法には，任意の形状の構造を作製できるという利点はあるものの，組織化において複雑な操作や装置が必要になる場合

がある。一方で，細胞が懸濁した状態から，ファイバーを多数並列化した構造であるシート状のハイドロゲル材料を作製し，3次元組織作製において応用すれば，1次元から2次元に組み上げるというステップを省略することができる。近年，そのようなシート状のハイドロゲルの作製例が報告されている。ハイドロゲルファイバー作製の場合と同様に，マイクロ流路を用いることで複雑なパターン構造を有するシート状ハイドロゲルを作製できることが示されている[5]。

細胞を包埋したシート状ハイドロゲル作製のための流路構造の一例を図3.39(a)に示す。この流路構造は三つの入口を有しており，それぞれの入口流路が途中複数に分岐したのち，それらが交互に合流するように配置されている。これらの入口流路から異なる組成の前駆体水溶液（例えば，アルギン酸ナトリウム水溶液）を連続的に導入すると，各分岐点において流量が均等に分割される。その後，分割された流れが合流することで交互のパターンが形成される。合流した溶液は，層流を保ったまま平板状の流路構造を流れ，最終的に出口から連続的に外部へと吐き出される。そして，流路出口の外部に存在するゲル化剤水溶液に接触すると，吐き出された前駆体水溶液は交互のパターンを保持したままゲル化するため，シート状（きしめん状）のハイドロゲルが得られる。

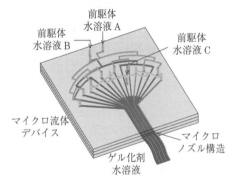

（a）シート状ハイドロゲル作製用のマイクロ流路

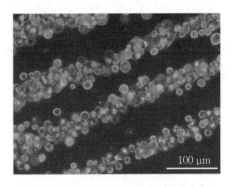

（b）シート状ハイドロゲルの内部に包埋した肝細胞および線維芽細胞の様子

図3.39

このシート状ハイドロゲルの応用として，肝細胞（HepG2細胞）と非実質細胞（線維芽細胞）の共培養が報告されている[5]。これらの細胞をそれぞれ異なる前駆体水溶液に懸濁し，ハイドロゲルシートを作製することによって，図(b)に示すように異なる種類の細胞が並行に配列した構造を作製することができる。そして実際に，肝細胞と線維芽細胞を共培養したところ，細胞は線形の集塊を形成することが確認され，さらに肝細胞の単独培養と比較して共培養では肝細胞機能が向上することが確認された。この手法は，ハイドロゲルを形成するための前駆体水溶液の流れを多数並列化させることで，ファイバーが並列化したような2

次元的な構造を作製できることを実証したものであり，細胞を効率よく3次元的にアセンブリするための手段としての有用性を示すものであるといえる。

　さらに，より複雑な流路構造を用いることで，ハイドロゲルのパターンだけでなく表面の構造を変えることも可能である。例えば，マイクロ流路の上面と底面に溝構造を形成し，その流路出口から前駆体水溶液を押し出してゲル化することで，ハイドロゲルシートの表面に軸方向に沿った溝構造を形成することができる[6]。また，エアバルブを用いて流路内に導入する前駆体水溶液を切り替えることで，さまざまなパターンを有するシートを作製する手法も報告されている[7]。このような複雑な構造は，さまざまなパターンを有する3次元生体組織を構築するための新しいツールとして期待される。

　本項ではファイバーという1次元的な基本構造を用いてより高度に組織化された構造を作製するための手法を紹介した。これらの3次元構造は，生体組織を形態的に模倣することができる一方で，その機能は生体と異なる点もある。まず，アルギン酸などのハイドロゲルマトリックスとして利用される材料は生体内に存在しないものも多いため，場合によっては組織構築におけるある時点で除去する必要がある。しかし，ハイドロゲルを除去した際に，組織の形状を安定に維持する必要があるため，細胞密度の調節や固体の足場成分の導入など，新規手法の開発が求められているといえる。また，細胞外マトリックス環境の再構築や，毛細血管網の誘導なども必要となるであろう。これらの課題を解決することで，微小なハイドロゲル材料をベースとした3次元組織構築手法の有用性が今後実証されるものと考えられる。

引用・参考文献

1) H. Onoe, T. Okitsu, A. Itou, M. Kato-Negishi, R. Gojo, D. Kiriya, K. Sato, S. Miura, S. Iwanaga, K. Kuribayashi-Shigetomi, Y. T. Matsunaga, Y. Shimoyama, and S. Takeuchi, "Metre-long cell-laden microfibres exhibit tissue morphologies and functions," *Nat. Mater.*, vol. 12, no. 6, pp. 584–590, 2013.

2) A. R. Liberski, J. T. Delaney, H. Schafer, J. Perelaer, and U. S. Schubert, "Organ weaving: woven threads and sheets as a step towards a new strategy for artificial organ development," *Macromol. Biosci.*, vol. 11, no. 11, pp. 1491–1498, 2011.

3) E. Kang, G. S. Jeong, Y. Y. Choi, K. H. Lee, A. Khademhosseini, and S.-H. Lee, "Digitally tunable physicochemical coding of material composition and topography in continuous microfibres," *Nat. Mater.*, vol. 10, no. 11, pp. 877–883, 2011.

4) Y. Yajima, M. Yamada, and M. Seki, "Construction of hepatic lobule-like 3D tissues utilizing cell embedding hydrogel microfibers," *Proc. 18th Int. Conf. Miniaturized Syst. Chem. Life Sci.*, *MicroTAS, Texas, USA*, pp. 153–155, Oct. 26-30, 2014.

5) A. Kobayashi, K. Yamakoshi, Y. Yajima, R. Utoh, M. Yamada, and M. Seki, "Preparation of stripe-patterned heterogeneous hydrogel sheets using microfluidic devices for high-density coculture of hepatocyte and fibroblast," *J. Biosci. Bioeng.*, vol. 116, no. 6, pp. 761–767, 2013.

6) E. Kang, Y. Y. Choi, S.-K. Chae, J.-H. Moon, J.-Y. Chang, and S.-H. Lee, "Microfluidic spinning of flat alginate fibers with grooves for cell-aligning scaffolds," *Adv. Mater.*, vol. 24, no. 31, pp. 4271–4277, 2012.

7) L. Leng, A. McAllister, B. Zhang, M. Radisic, and A. Günther, "Mosaic hydrogels: one-step formation of multiscale soft materials," *Adv. Mater.*, vol. 24, no. 27, pp. 3650–3658, 2012.

▶ 3.6 ロボットアームを用いたゲルファイバーによる3次元組織の構築 ◀

3.6.1 は じ め に

例えば，損傷した組織の治療において，ドナーから提供された組織を用いた移植治療が行われてきている。しかしながら，治療が必要な患者の数に対して，ドナーの数が十分ではないことが問題となっていた。こうした課題に対して，組織工学における系統的な研究推進の必要性が示されてきている[1),2)]。現在では，組織工学における研究成果が現れてきており，細胞をシート状に培養した細胞シートを用いた臓器治療の取組みなどが報告されている[3)]。しかしながら，現状では多くても数種類の細胞を用いた組織再生が中心であり，生成される組織の形状や，多種で構成される組織の再生には課題を有する。

こうしたなかで，多様な要求に応える組織生成技術について広く研究が行われてきており，特に体外での活性化した3次元組織生成に向けた取組みが盛んに行われている。細胞をシート状に培養した細胞シートを用い，このシートの積層化による3次元組織構築の取組みが報告されている[4),5)]。また，インクジェットプリンターの技術を応用し，細胞を内包した液滴をもとに，任意形状の組織の構築を目指したバイオプリンティングに関する研究も行われてきている[6)~8)]。さらに，3次元プリンターの技術を応用し，生体適合性のある人工3次元組織の構築を目的として，3次元血管網の構築についても報告が行われている[9)]。これらプリント技術とは異なり，微小流路内でハイドロゲルファイバを生成し，このなかにおいて，多様な組織構造を実現する研究も報告されている[10~12)]。さらに，複数のマイクロピペットを組み合わせて層流を生成し，この層流の元でゲルファイバーを生成，さらにはそのゲルファイバーを用いた3次元組織構造手法についても提案されている[13),14)]。このように，生体外での3次元組織構築に向けて，多面的に研究が行われているが，依然として組織への酸素および栄養分を逐次供給していくことは重要な課題である。

本節では，上述した課題に対して，細胞を内包したゲルファイバーを用い，任意形状の3

次元組織を構築する自動化システムを紹介する[15]。ゲルファイバーは，内包する細胞への酸素や栄養分の供給が可能というだけでなく，それ自体を機械的に操作することが可能であり，ロボット技術を適用しやすい対象である。ゲルファイバーを用いた自動化システムによる3次元格子構造の作製について，高密度にゲルファイバーを配置し，3次元組織構築の自動化を可能にするシステムの説明とともに，細胞培養可能なゲルファイバーを用いた3次元組織構築の一例として，格子形状の構築結果を紹介する。

3.6.2 3次元構造構築システム

3次元格子形状構築の自動化のために，図3.40に示すシステムを構築した。本システムは，直交座標型ロボットアーム（picsel），シリンジポンプ2台から構成され，各機器はPCより制御される。シリンジ先端にはシリコンチューブが接続され，それぞれ，シリンジポンプ1，シリンジポンプ2に設置する。シリンジポンプ1で用いるシリンジ1には，内径0.8 mm，外径1.0 mmのガラス管を加工したガラスピペットを設置する。加工したガラスピペットはpicselの鉛直方向駆動軸に設置した治具において固定される。ガラス管の先には3次元構造を構築する場として60 mmディッシュを設置する。以上のシステム構成により，PC上で事前に設定した形状に従った3次元組織構築を行う。

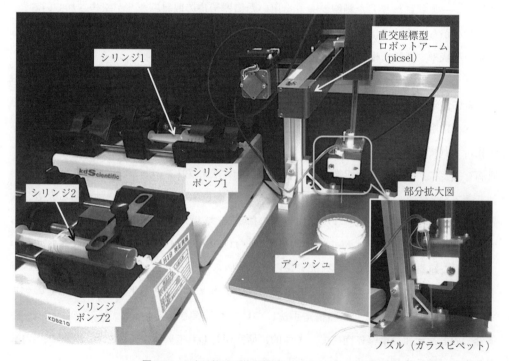

図3.40 3次元格子形状を構築したシステムの外観

3.6.3 ゲルファイバーの生成法

　細胞単体での任意形状の組織を構築することは困難であり，足場となる材料が不可欠である。そこで，アルギン酸ゲルファイバーを足場として用いる。アルギン酸ゲルファイバーは，アルギン酸ナトリウムと塩化カルシウムにより生成されるゲルをファイバー状にしたものであり，ゲル化の反応速度が速く，ファイバー自体が一定の強度を有し，生体親和性が高いといった特徴を有する。さらに，ゲルファイバー内で細胞が成長したのちに，分解酵素であるアルギン酸リアーゼを用いることで，アルギン酸ゲルファイバーを分解することができ，ゲルファイバー内の細胞を取り出すことができる点も，利点といえる。これらの特徴を踏まえ，本システムではアルギン酸ゲルファイバーを基盤として3次元組織の構築を行う。

　細胞をアルギン酸ナトリウム溶液に懸濁してシリンジ1に充填し，ディッシュ内に塩化カルシウムを満たし，シリンジからの吐出し後にゲル化させ，picsel を移動させながらファイバーを生成する。この手法により，作業領域であるディッシュ上に逐次，任意の構造物を構築することが可能となる。上記の手法に基づき，アルギン酸ゲルファイバーを生成し，本システムにより，小型かつ任意形状の構造物を構築するためには，① ファイバー径が細く，② 一定の強度を有し，③ 細胞培養が可能であることが求められる。① は構築する構造物のサイズに影響し，② は構造物の構築しやすさに影響する。

　これらの用件を満たすアルギン酸ゲルファイバーの条件探索を目的として，アルギン酸ナトリウム溶液の濃度や粘度と生成されるゲルファイバー径の関係の導出，細胞培養可能なゲルファイバー生成に取り組んだ。

　径の細いアルギン酸ゲルファイバーの生成を目的として，塩化カルシウム濃度を固定し，アルギン酸ナトリウムの濃度によるファイバー径の変化の計測を行ったところ，アルギン酸ナトリウムの濃度が上昇することで，ゲル化の速度が速まり，チューブ径と生成されるファイバー径の差が小さくなっていくことが確認された（**図 3.41**）。この結果から，アルギン酸ナトリウム溶液の濃度は高いほうがチューブ径に近い，細いアルギン酸ゲルファイバーが得られることがわかる。また，アルギン酸ゲルファイバー内での細胞培養の可否について検証を行った。この実験では，1.2% のアルギン酸ナトリウム溶液と細胞懸濁液を 8 : 2 で混合したものを用いた。細胞懸濁液は，培地（dulbecco's medified eagle's medium -high glucose, Sigma-Aldrich）89.1%，ペニシリン（penicillin-streptomycin（×100），WAKO）0.9%，ウシ血清（bovineserum, GIBCO）10% で混合した培養液に，細胞としてマウスの線維芽細胞株である NIH3T3 を細胞密度 3.1×10^5 cell/ml を付加した溶液である。また，最終的なアルギン酸ナトリウム溶液の濃度は 0.96% である。なお，吐出しには内径 0.3 mm の PTFE チューブを用い，吐出し速度は 800 μl/m とする。ファイバー生成後，ディッシュ内の塩化カルシウム溶液を培養液に置換し培養を行ったが，アルギン酸ゲルファイバー内で細胞が正常に成

126   3. 3次元細胞システムの構築法〜構造オリエンテッド〜

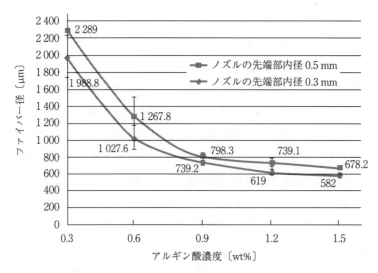

図3.41 アルギン酸ナトリウム溶液の濃度や粘度と生成されるゲルファイバー径の関係

長していない様子が確認された。これは，アルギン酸ゲルの細胞接着性に起因するものと考えられる。

そこで，細胞培養時に足場として機能するコラーゲンをアルギン酸ナトリウム溶液に混合することとした。ここでは，2.0 wt%のアルギン酸ナトリウム，コラーゲン，再構成用緩衝液（NaOH：50 mM, NaHCO$_2$：260 mM, HEPES：200 mM），10倍濃縮培地（MEMハンクス培地），細胞懸濁液（細胞密度1.8×10^4 cell/ml）をそれぞれ，40：40：5：10：5の比で混合した溶液を作成した。なお，混合後のアルギン酸ナトリウム溶液の濃度は0.8%である。ファイバー生成後，ディッシュ内の塩化カルシウム溶液を培養液へと置換を行い，培養を行ったところ，培養後，6日，12日と経過する過程において，ファイバー内で細胞が成長する様子が確認された。コラーゲンを混合したゲルファイバーを生成することで細胞の成長が改善され，培養可能であることがわかった。

3.6.4　3次元構造の構築

自動化システムでは2種類のシリンジポンプを用いる。実験では，シリンジ1にはアルギン酸ナトリウム溶液，シリンジ2には塩化カルシウム溶液を充填し，シリンジ1の先端をディッシュ界面付近まで移動させた状態を初期位置とする。この際，生成するアルギン酸ゲルファイバーの接着性を上げることを目的にディッシュ底面に紙製のウエスを敷いている。また，初期状態において，ディッシュには塩化カルシウム溶液を一定量満たしている。

初期状態から，シリンジポンプ1を動作させ，アルギン酸ナトリウム溶液の吐出しを開始する。シリンジ1先端でのアルギン酸ナトリウム溶液吐出し開始後，構造物の構築途中で構

造物が移動してしまうことを回避するために，構造物の構築を行う領域から少し離れた位置においてアンカーとなるゲルを生成する．その後，事前に設定した経路に従って，picsel は移動を開始し，設定した経路をたどり終えた段階でシステムは動作を完了する．なお，picsel は一筆書き可能な経路を通る．積層化を行う場合は，ディッシュ底面から離れる方向に picsel の鉛直駆動軸を制御し，この移動と合わせて積層後のアルギン酸ゲルファイバー生成に十分な量の塩化カルシウム溶液をシリンジ2から追加する．溶液追加後に，1段目と同様の手順で構造物を構築する．以後この手順を繰り返すことで，多層構造を構築する．

3.6.5 3次元格子構造の構築

アルギン酸ゲルファイバーによる3次元構造物への酸素および栄養分の供給性を考慮に入れ，格子構造の構築を行った．本実験における picsel の動作スピードは 75 mm/s とし，シリンジポンプ1の送液速度を 1 500 µl/min，シリンジ1の先端につけられたガラス管の径は 430 µm とした．システムの動作の様子，構築した1層の格子構造，3層積層したものを**図 3.42**に示す．この結果から，本システムにより，目的とする格子構造が構築できていることがわかる．1層構築時におけるファイバー径と格子間隔の平均値と分散から，どの条件においてもファイバー径は平均 450 µm，標準偏差 50 µm 程度であり，格子間隔にかかわらず，ファイバー径が一定の振れ幅を持っている．また，格子間隔が 3 mm，5 mm の場合は，

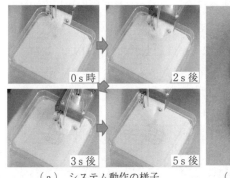
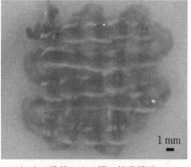

(a) システム動作の様子　　(b) 構築した1層の格子構造

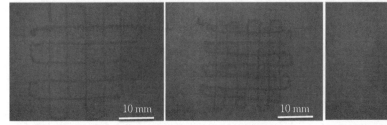

(c) 3層積層

図 3.42

格子間隔は精度高く構築できているが，2 mm の場合は格子間隔の標準偏差が大きくなっていることから，格子構造を構築するディッシュ表面において，アルギン酸ゲルファイバーが底面にきちんと接着しないことで，吐出し経路の通りの形状を描けていないことがわかる。このため，より高い精度で格子形状を構築していくためには，アルギン酸ゲルが付着しやすいように，ディッシュ表面を加工する必要がある。また，端点においてアルギン酸ゲルの塊が見られるが，これはシステム稼働中はシリンジ1からはつねに送液が行われていることが要因として考えられ，精度の高い吐出しを行うための送液システムについても併せて改善を行っていく必要があるといえる。

3.6.6 細胞を含んだ3次元格子構造の構築と培養

格子構造構築後にも細胞培養が可能であることの検証を目的として，NIH3T3 を包含したアルギン酸ゲルファイバーを用い，基礎検証実験と同様の手順で3次元構造物の構築を行った。本実験では，シリンジ1の先端径を 800 μm とし，シリンジポンプ1の送液速度を 2.3 μl/min，シリンジポンプ2の送液速度を 20 μl/min，picsel の動作速度を 75 mm/s，格子間隔を 5 mm としている。

本実験において構築した3次元格子構造を図 3.43(a) に示す。NIH3T3 入りのゲルファイバーにおいても3次元格子構造が構築できていることが確認できる。また，構築した格子構造において，細胞が成長することを確認するために，ディッシュ内の塩化カルシウム溶液を培養液に置換後，CO_2 インキュベーター内で培養を行った。10 日間培養した結果，ファイバー内において正常に細胞が成長している様子が確認された（図 (b)）。この結果から，本システムにより，細胞が成長可能なゲルファイバーによる3次元構造物の構築が可能であるといえる。

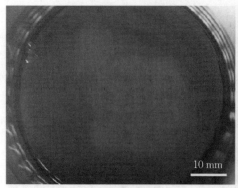 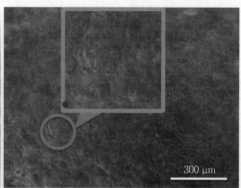

　　　（a）3次元格子構造　　　　　（b）10日間培養したファイバーの細胞の様子

図 3.43

3.6 ロボットアームを用いたゲルファイバーによる3次元組織の構築 129

3.6.7 お わ り に

本節では，アルギン酸ゲルファイバーを用いた3次元構造物の自動製作システムについて紹介した。システムに適したアルギン酸ナトリウム溶液やコラーゲン混合後の溶液のパラメーターを実験を通じて獲得し，これらの溶液を用い，3次元構造物の一例として，酸素や栄養分の影響が行いやすい格子構造を構築した。構築した3次元格子構造物において，細胞の成長を確認でき，本システムによる3次元組織構築に向けた基礎検証が行えたといえる。

細胞のみで構造物の形状を維持するためには，アルギン酸ゲルファイバー内部で細胞どうしの結びつきによるファイバーの形成が不可欠といえる。そのためにはファイバー内で高密度かつ連続的に細胞が存在する必要がある。現在のアルギン酸ナトリウムの吐出し方法ではこのような制御が困難であることから，吐出し方法を工夫し，多層化するなどの改良が必要である。また，格子を構築する中で，端点における構造物の精度の向上も合わせて課題といえ，送液制御のためのバルブの導入なども検討する必要がある。また，複数種類のファイバーを同時に扱うためにもバルブの導入は有効であり，より複雑な構造の構築を実現するシステムの開発が期待される。

引用・参考文献

1) R. Langer, et al., "Tissue engineering," *Science*, vol. 240, pp. 920–926, 1993.
2) L. G. Griffith, et al., "Tissue engineering -current challenges and expanding opportunities," *Science*, vol. 295, pp. 1009–1014, 2002.
3) Y. Haraguchi, et al., "Concise review: cell therapy and tissue enginering for cardiovascular disease," *Stem Cell Transl. Med.*, vol. 1, pp. 136–141, 2012.
4) N. Asakawa, et al., "Pre-vascularization of in vitro threedimensional tissues created by cell sheet engineering," *Biomaterials*, vol. 31, pp. 3903–3909, 2009.
5) Y. Tsuda, et al., "Cellular control of tissue architectures using a three-dimensional tissue fabrication technique," *Biomaterials*, vol. 28, pp. 4939–4946, 2007.
6) K. Arai, et al., "Three-dimensional inkjet biofabrication based on designed images," *Biofabrications*, vol. 3, doi:10.1088/1758- 5082/3/3/034113, 2011.
7) C. Norotte, et al., "Scaffold-free vascular tissue engineering using bioprinting," *Biomaterials*, vol. 30, pp. 5910–5917, 2009.
8) K. Jakob, et al., "Tissue engineering by self-assembly and bioprinting of living cells," *Biofabrication*, vol. 2, doi:10.1088/1758–5082/2/2/022001, 2010.
9) J. S. Miller, et al., "Rapid casting of patterned vascular networks for perusable engineered three-dimensional tissues," *Nat. mater.*, vol. 11, pp. 768–774, 2012.
10) M. Yamada, et al., "Microfluidic synthesis of chemically and physically anisotropic hydrogel microfibers for guided cell growth and networking," *Soft Matter.*, vol. 8, pp. 3122–3130, 2012.

11) M. Yamada, et al., "Controlled formation of heterotypic hepatic micro-organoids in anisotropic hydrogel microfibers for long-term preservation of liver specific functions," *Biomaterials*, vol. 33, pp. 8304- 8315, 2012.

12) M. Iwase, et al., "Fabrication of vascular tissue models by assembling multiple cell types inside hydrogel microchannels," *Proc. 2012 Int. Symp. on Micro- NanoMechatronics and Human Science*, pp. 402-405, 2012.

13) H. Onoe, et al., "CORE-shel gel wires for the construction of large area heterogeneous structures with biomaterials," *Proc. 2010 IEEE 23th Int. Conf. on Micro Electro Mechanical Systems*, pp. 248-251, 2010.

14) H. Onoe, et al., "Living cell fabric," *Proc. 2011 IEEE 24th Int. Conf. on Micro Electro Mechanical Systems*, pp. 908-911, 2011.

15) K. Ohara, et al., "Automated construction system for 3D lattice structure based on alginate gel fiber containing living cells," *J. Robotics and Mechatronics*, vol. 25, no. 4, pp. 665-672, 2013.

▶ 3.7 ゲルファイバー操作による3次元組織の構築 ◀

3.7.1 はじめに

医療は基本的に臓器障害をいち早く発見し，その原因を除去し，生体の自然治癒能力によって臓器の回復を待つというものである。しかし，損傷がある限度を超えると，生体の自然治癒能力だけでは損傷以前と同程度の機能を回復することが困難となる。そこで臓器の機能を修復するために，細胞を用いて人工的に臓器の機能を回復させる再生医療が注目されている[1),2)]。特に，近年 ES 細胞（embryonic stem cell）[3)]や iPS 細胞（induced pluripotent stem cells）[4),5)]などの幹細胞を用いることで，患者自身の細胞から人工臓器を作り出す技術に関して研究が盛んに行われている[6)]。このような背景から，*in vitro* 環境下で3次元組織を構築する手法が求められている。これまで例えば，生体適合性材料中での細胞培養[7),8)]，バイオプリンティング技術[9)]，細胞足場を用いた細胞培養[10)]，細胞シート工学[11)]などが提案されてきた。

3次元組織を構築するためには，細胞への酸素や栄養分の供給と老廃物の除去が必要である。一般的に，作製する組織の厚さが 200 μm 以上の場合，組織の内部に酸素が行きわたらず，組織中央部の細胞が壊死してしまうことが知られている[12),13)]。これを解消するためには，3次元組織内に血管網を構築することが必要である。作製した組織内部に血管内皮細胞を播種し，毛細血管網を構築する手法などがこれまでに提案されている[14)]。しかし，心臓や肝臓などの大規模な3次元組織を構築するためには，毛細血管網につながる，より径の大きな血管を3次元的に構築する必要性がある。現在，中・大口径（直径 6～30 mm）サイズの

血管では，人工血管技術による再建方法が確立され，臨床応用されている[10]。しかし，毛細血管とそれらの血管をつなぐための小口径人工血管として臨床応用可能なものはない。また，再生医療のためには意図した3次元組織を作製することが重要であり，任意の形状の血管網を構築することで，より大きな3次元組織を作製することが可能になると考えられる。このため，3次元組織の構築には，緻密な血管網の構築が必要不可欠である。そこで直径6 mm以下の小口径人工血管を対象とした細胞を用いた小口径細胞構造体の作製技術が研究された。

3.7.2 ゲルファイバー巻取りシステム（Gel-FRS）による小口径細胞構造体のアセンブリ実験結果

生体内の血管と同等の機能を持つ小口径細胞構造体を作製するために必要な主要な条件を以下に示す。

① 任意形状：単純な円筒のみでなく，分岐構造などの複雑な形状を有する血管を作製できること。
② 均一性：生分解性足場に重力などの影響を受けず均一に細胞を播種すること。
③ 共培養：生体内の血管と同じく層状に異種細胞を配置すること。

この第一段階として図3.44に示すように生分解性足場にゲルファイバーを巻き取り，細胞を足場に播種し小口径細胞構造体を作製する方法が提案された[15]。

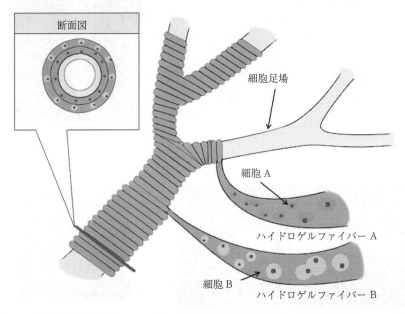

図3.44　細胞を包埋したゲルファイバー巻取りによる細胞足場上への細胞播種のコンセプト[15]

132   3. 3次元細胞システムの構築法〜構造オリエンテッド〜

本装置をゲルファイバー巻取りシステム（gel-fiber reeling system, Gel-FRS）と呼び，提案手法により生分解性足場に細胞を播種することに成功した[15]。本装置は，小口径の3次元形状を持つ生分解性足場に，細胞を包埋したゲルファイバーを巻き取ることで細胞を播種し，小口径細胞構造体をアセンブリするための装置である。ゲルファイバーは，細胞培養環境として広く研究に使用されているアルギン酸ゲルが用いられた[16]。アルギン酸ゲルは，例えばビーズ[17]やファイバー[18]など各種形状中で細胞を培養することができる。細胞を包埋させたゲルファイバーの顕微鏡写真を図3.45に示す。細胞は，血管構造の外層部にあたる線維芽細胞であるマウス線維芽細胞株NIH3T3細胞が用いられ，アルギン酸ナトリウム溶液中に1.8×10^6 cell/mlの濃度となるように調製された[19]。この溶液を2％塩化カルシウム溶液中に射出し，細胞入りゲルファイバーが作製された。図(a)に明視野像を示す。ゲルファイバー中に細胞が包埋されている様子がを確認できる。また，作製したゲルファイバー中の細胞の生存率を確認するために，Live/Dead染色により細胞を蛍光染色し，倒立顕微鏡で生細胞と死細胞を蛍光観察した結果，図(b)に示すように，細胞の生存率は90％以上であった。

また，生分解性足場は，ソルトリーチング法[20]を用いて，PLCL（poly（lactide-co-epsi-

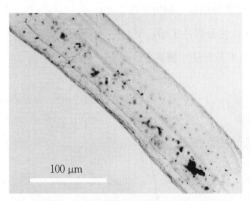
（a）細胞を包埋したハイドロゲルファイバーの明視野像（NIH3T3 細胞）

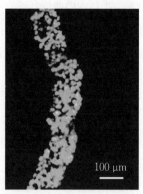
（b）細胞を包埋した細胞のLive/Dead蛍光染色結果（NIH3T3 細胞）

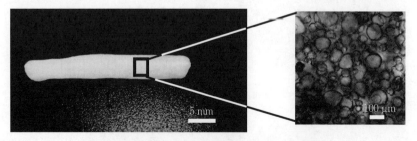
（c）生分解性のPLCL細胞足場の写真と顕微鏡像[15]

図3.45

caprolactone))材料で多孔質状に作製された[21]。ロストワックス手法により，CAD設計に基づき円柱状のPVA（poly -vinyl-alcohol）膜構造体（内径4 mm，全長30 mm）が形成された[22),23]。得られた足場の外観および顕微鏡像を図(c)に示す。

ゲルファイバーを生分解性足場に巻き取る際に，ゲルファイバーに引張力が生じる，ゲルファイバーが破断される可能性があり，ゲルファイバーの硬さと引張力の設定が重要になる。ゲルファイバーが柔らかすぎる場合，ファイバーを巻き取る際に生じる伸び変形が大きくなり，巻取りが困難になる。また，巻取りの際にファイバーが引張力に耐え切れず途中で切断されてしまう。

ゲルファイバーのヤング率 E は式（3.1）で示される。

$$E = \frac{4FL_0}{\pi d_0{}^2 \Delta L} \tag{3.1}$$

ここで，F はゲルファイバーに印加された引張力，L_0 はゲルファイバーの初期長さ，d_0 はゲルファイバーの初期直径，ΔL は引張りにより伸びたゲルファイバーの長さである。

一方で，引張応力は式（3.2）で示される。

$$S = \frac{4F_b}{\pi d_0{}^2} \tag{3.2}$$

ここで，F_b はゲルファイバーの破断力である。

そこで実験においては，ゲルファイバーのヤング率が約0.8 MPaとなるアルギン酸ナトリウム溶液濃度が2 %，塩化カルシウム溶液の濃度が2 %においてファイバーを作製し，ゲルファイバー巻取りシステムの引張力は0.4 MPa以下となるように調節された。この際，ゲルファイバーの長さおよび直径は，$L_0 = 40$ mm，$d_0 = 0.4$ mm とした。

以上で述べたゲルファイバー巻取りシステムを用いて，PLCL足場の外側に線維芽細胞や平滑筋細胞となる細胞が播種された。細胞を含んだゲルファイバーをPLCL足場に巻きつけたあと，アルギン酸ゲルを溶解させることにより細胞を足場上に播種した。また，足場と細胞の接着性を向上させるために，1型コラーゲンがコートされた。つぎに，足場に巻き取ったゲルファイバー上が寒天によりを被覆された。最終的に，ゲルファイバーをアルギン酸リアーゼ溶液に浸漬し，ゲルファイバーが分解された。この際，足場上下面に均一に細胞を付着させることを目的として足場を一定時間間隔で回転させた。回転条件は30分・1時間・2時間間隔で180度回転させる操作を計4回繰り返し，計3条件で実験が行われた。さらに，4日間培養後，足場表面への細胞付着と生存率を確認するため，Live/Dead染色により細胞が蛍光染色された。

この結果，足場上の細胞が覆われている面積と覆われていない面積の比率が求められた。回転条件によって，足場の上面の細胞の剥がれが異なることが確認された。この原因とし

て，回転条件が30分間隔の場合は，細胞が足場に接着するために十分な接着力が生じるよりも早く回転させたために，細胞が足場に接着しなかったと考えられる。そして，4回の回転終了後，接着しなかった細胞が足場の下面に集まり培養されたために，ほとんどの細胞が下面に播種されたと考えられる。一方で，回転条件が2時間の間隔の場合は，重力の影響により上面の細胞が剥がれ落ち，ほとんどの細胞が最初の回転前に足場の下面に接着してしまったためであると考えられる。回転条件が1時間の場合の足場の上面と下面それぞれの足場表面の蛍光画像を図3.46に示す。以上より，細胞足場全体を細胞で覆うためには，回転条件を1時間とすることが明らかとなった。

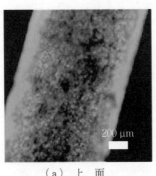
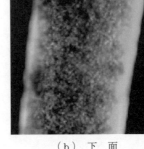

(a) 上面　　　　　　　　(b) 下面

図3.46 回転条件による細胞足場上への細胞の接着性評価実験結果[15]

3.7.3 マグネティックゲルファイバーの磁気操作による3次元アセンブリ

多くの臓器は，複数種類の細胞からなっており，ゲルファイバーに，各種細胞を閉じ込めることで，複数の細胞を3次元的に組み上げることができる。しかし，巻取り操作だけでは，臓器のような複雑な構造へ応用することが困難である。そこで，ゲルファイバー中に磁性微粒子を包埋することにより，外部磁場によるゲルファイバーの操作を可能とし，磁気ピンセットを用いることにより，磁性微粒子を含むゲルファイバーを3次元的に操作するシステムが構築された[24]。

本システムを用いた磁気アセンブリのコンセプトを図3.47に示す。ゲルファイバーは，細胞および磁性微粒子を包埋した状態で作製される（図(a)）。ゲルファイバー中の細胞の濃度および磁気微粒子の濃度を調整することにより，磁気操作時に十分な磁力が得られるとともに，細胞への成長を阻害しないゲルファイバーを作製することができる。磁気ピンセットを装着した複数台のマイクロマニピュレータを用いることで，局所的に磁性ゲルファイバーを3次元的に操作するとともに，より複雑な操作へ対応することが可能となる（図(b)）。あらかじめ磁石を配置しておくことで，磁力を利用して磁性ゲルファイバーを容易に3次元空間に固定することも可能となる。また，3次元構造体や細胞足場への巻付け操作

3.7 ゲルファイバー操作による3次元組織の構築

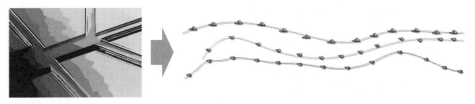

（a） 細胞を包埋した磁性ハイドロゲルファイバーの作製

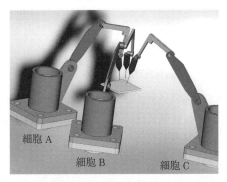

（b） 磁気操作による3次元アセンブリ

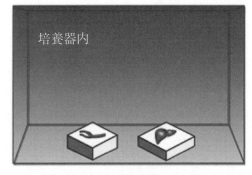

（c） 細胞培養

図 3.47 磁性ゲルファイバーの磁気ピンセットによる3次元アセンブリ[24]

を行った場合は，同様にあらかじめ空間に磁場を形成しておくことで，ゲルファイバーを固定することができる．その後，ゲルファイバーを溶解し，細胞培養することで，3次元細胞構造体を得ることができる（図(c)）．

ソレノイド型磁性発生装置を用いて磁場を発生させる際，磁場は，ビオ・サバールの法則に基づいて，式（3.3）で示される．

$$dB = \frac{\mu_0}{4\pi} \frac{Idl \times r}{|r|^3} \tag{3.3}$$

ここで，μ_0 は透磁率，r はワイヤからの距離，I は電流値，l はワイヤの長さ，B は磁束密度である．

例えば，直径 20 mm，長さ 20 mm，巻き数 2 000 回のコイルに対し，0.2 A の電流を流した際にコイル中心に発生する磁束密度の大きさは，上記のビオ・サバールの法則を積分することにより求めることができ，約 36 mT となる．

磁性体に発生する磁力は，磁性体中に生じる磁化電流によって生じる．等方性の媒体に対する磁力 F_M は，一般に式（3.4）で示される．

$$F_M = \iiint_V (\nabla \times M) \times B \, dV \tag{3.4}$$

ここで，M は磁気双極子モーメント，B は磁束密度である．

距離が r 〔m〕だけ離れた二つの磁性体を考えた場合，これらの間に作用する吸引力 F_M

〔N〕は，クーロンの法則より式（3.5）で示される。

$$F_M = \frac{1}{4\pi\mu_s} \cdot \frac{m_1 m_2}{r^2} \tag{3.5}$$

ここで，μ_s は媒質の透磁率〔H/m〕，m_1，m_2 は磁束〔Wb〕である。

また，磁束 m は，磁界の強さを H〔A/m〕，磁性物体の断面積を S〔m^2〕，磁性物体の比透磁率を μ_m とすると

$$m = \mu_m HS \tag{3.6}$$

で示される。

以上より，例えば，水中（透磁率：1.26×10^{-6} H/m）に設置した直径 100 μm の磁気ピンセット先端で 30 mT の磁束密度が発生している場合，磁気ピンセット先端に接触した直径 100 μm，比透磁率 2×10^5 の材料（純鉄）からなる磁性体ビーズは，約 70 mN の磁力による吸引力を受ける。

このような磁性体ゲルファイバーは，マイクロ流体チップにより作製することができる。マイクロ流体チップを用いることで，より高精度に磁性微粒子のゲルファイバー中での位置・濃度を調整することが可能となる[25]。このためのマイクロ流体チップの構成を図 3.48 に示す。磁性微粒子は，マイクロ液滴としてゲルファイバー中に包埋された。このゲルファイバーは，おもに 2 段階のステップにより作製された。第 1 ステップは，磁性微粒子を含むマイクロ液滴の作製である。第 2 ステップは，アルギン酸ファイバーとして，アルギン酸を含む溶液を流し，カルシウムイオン（Ca^{2+}）を含む溶液により硬化させるステップである。マイクロ流体チップを用いることで，これらのステップを連続的に行うことが可能となる。

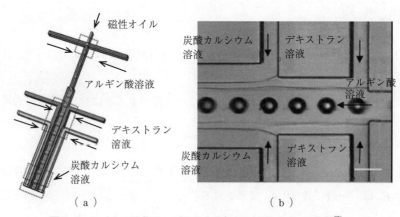

図 3.48 マイクロ流体チップによる磁気ゲルファイバーの作製[25]

第 1 ステップでの磁性微粒子を含む液滴の作製は，複数の流れの合流地点で流れを局所的に集中させることにより自己組織的に作製された。図 (a) に示すように，中央から磁性微

粒子を含むオイル溶液は，上下のチャネルから流れ込んだアルギン酸溶液によって液滴形状となる．磁性ゲルビーズの密度およびサイズは，これらの溶液の流量によって決定され，連続的に磁性微粒子を含むマイクロ液滴をアルギン酸溶液中に作ることができる．

第2ステップでは，磁性微粒子の液滴を含むアルギン酸溶液に対し，デキストランを含む緩衝溶液を両側から流し込むことで包み込んだあとに，塩化カルシウム溶液（$CaCl_2$ 溶液）を同様に両側から流し込むことで，アルギン酸溶液を硬化させる．緩衝溶液であらかじめアルギン酸溶液を包みこむことで，塩化カルシウム溶液がアルギン酸溶液と急激に作用してゲル化しチャネルが詰まることを防ぎ，均一な径を有するゲルファイバーを作製することができる[25]．ゲルファイバーは，磁性微粒子を含むマイクロ液滴を有している．このため，この緩衝溶液を経て塩化カルシウム溶液とアルギン酸溶液が接触し，ゲル化が開始するタイミングが重要である．つまり，ゲル化が早く開始した場合は，ゲルファイバーがマイクロチャネル中で詰まりを起こす原因となり，逆に，ゲル化が遅い場合は，磁気微粒子を含むマイクロ液滴がゲルファイバー中にとどまることが困難となる．そこでチャネルに流す溶液の流量を調整することで，図(b)に示すように均一に異なる密度で磁気微粒子を含むマイクロ液滴をゲルファイバー中に作製することが可能となった．よって，磁性微粒子を多く含む箇所と細胞を多く含む箇所をゲルファイバー中に設けることができ，細胞への磁性微粒子の影響を最小限にすることができる．細胞を含む磁性ゲルファイバーは，磁場を用いて3次元空間に固定することができる．また，細胞足場上に磁場を用いて強固に固定することも可能となる．その後，細胞培養を行い，ゲルファイバーを溶解させることで，3次元細胞構造体を得ることができる．

作製した磁性体ゲルファイバーを組立て操作をするため，磁気ピンセットが用いられた．磁気ピンセットは，磁気駆動デバイスを用いて，磁性ゲルファイバーに対する外力を調整することが可能である．ソレノイド型電磁石を用いた磁気ピンセットの実験装置を図3.49に

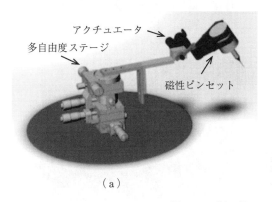
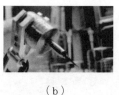
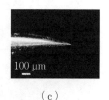

(a)　　　　　　　　　(b)　　　　(c)

図3.49　磁気ピンセットの実験装置[24]

示す．磁気ピンセットは，3次元の電動駆動ステージに取り付けられ，さらに磁気ピンセット先端部の角度を調整するためのクランプ機構と駆動用モータにより，磁気ピンセット先端の位置および角度を調整可能な機構である（図(a)）．本装置では，磁性ゲルファイバーの位置決め精度をサブミクロンで行うことが可能である．磁気ピンセットの外観写真を図(b)に示す．磁気ピンセット先端は，図(c) に示すように，磁場を集中させるために鋭端形状とした．実験の結果，0.2 A の電流を印加することで，30 mT の磁場を発生させられた．したがって，液中で磁性ゲルファイバーを操作するために十分な磁力が得られた．

図3.50 に，実際に磁性ゲルファイバーをマイクロピラーに巻き付けることでアセンブリした実験の結果を示す．マイクロピラーの形状は，直径が 0.7 mm，3 mm 間隔に配置した．実験においては，0.035 T のネオジウム磁石をピラーの下側に配置することで，アセンブリ

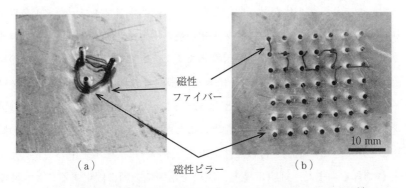

図 3.50 磁気操作による磁性ゲルファイバーのアセンブリ結果[24]

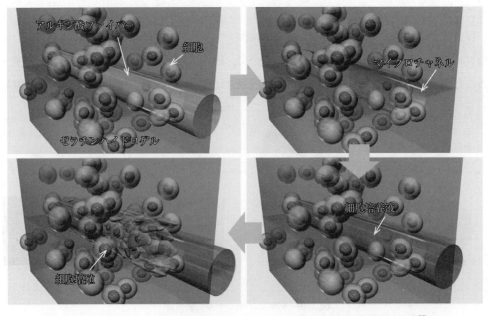

図 3.51 ゲルファイバーを用いたゼラチンハイドロゲル中での血管構造の作製[26]

した磁性ゲルファイバーの位置決めが行われた。図（a）では，3本のマイクロピラー上に，図（b）では，アレイ状にパターニングしたマイクロピラー上の所望の位置にゲルファイバーを巻き付け，位置を固定できることが示された。

　以上の技術は，現在，ゼラチンハイドロゲル中での血管構造の作製へ応用されている[26]。図3.51に示すように，細胞を含むゼラチンハイドロゲル中で3次元的にアルギン酸ハイドロゲルファイバーを配置し，リアーゼ処理により溶かし出すことで，容易にチャネルを作製することができる。磁性ゲルファイバーを用いた磁気操作により，3次元的により複雑なチャネル構造を作製し，人工臓器の血管構造として利用することが望まれる。

引用・参考文献

1) R. Langer and J. P. Vacanti, "Tissue engineering," *Science*, vol. 260, pp. 920-926, 1993.

2) F. J. O' Brien, "Biomaterials & scaffolds for tissue engineering," *Materials Today*, vol. 14, pp. 88-95, 2011.

3) J. A. Thomson, J. Itskovitz-Eldor, S. S. Shapiro, M. A. Waknitz, J. J. Swiergiel, V. S. Marshall, and J. M. Jones, "Embryonic stem cell lines derived from human blastocysts," *Science*, vol. 282, pp. 1145-1147, 1998.

4) K. Takahashi and S. Yamanaka, "Induction of pluripotent stem cells from mouse embryonic and adult fibroblast cultures by defined factors," *Cell*, vol. 126, pp. 663-676, 2006.

5) F. Yanagawa, H. Kaji, Y. H. Jang, H. Bae, D. Yanan, J. Fukuda, H. Qi, and A. Khademhosseini, "Directed assembly of cell-laden microgels for building porous three-dimensional tissue constructs," *J. Biomedical Materials Research Part A*, vol. 97, pp. 93-10, 2011.

6) Y. Nishiyama, M. Nakamura, C. Henmi, K. Yamaguchi, S. Mochizuki, H. Nakagawa, and K. Takiura, "Development of a three-dimensional bioprinter: construction of cell sup-porting structure using hydrogel and state-of-the-art inkjet technology," *J. Biomedical Engineering*, vol. 31, p. 035001, 2009.

7) T. Anada, T. Masuda, Y. Honda, J. Fukuda, F. Arai, T. Fukuda, and O. Suzuki, "Three-dimensional cell culture device utilizing thin membrane deformation by decom-pression," *Sensors and Actuators B: Chemical*, vol. 147, pp. 376-379, 2010.

8) J. Z. Tong, P. D. Lagausie, V. Furlan, T. Cresteil, O. Bernard, and F., Alvarez, "Long-term culture of adult rat hepatocyte spheroids," *Experimental Cell Research*, vol. 200, pp. 326-332, 1992.

9) T. Sasagawa, T. Shimizu, S. Sekiya, Y. Haraguchi, M. Yamato, Y. Sawa, and T. Okano, "Design of prevascularized three-dimensional cell -dense tissues using a cell sheet stacking manipulation technology," *Biomaterials.*, vol. 31, pp. 1646-1654, 2010.

10) 樋上哲哉，河原田修義，伊藤寿朗，"人工血管，"人工臓器，vol. 38, pp. 134-139, 2009.

11) C. Henmi, M. Nakamura, Y. Nishiyama, K. Yamaguchi, K. Mochizuki, K. Takiura, and H. Nakagawa, "Development of an effective three dimensional fabrication technique using inkjet technology for tissue model samples," *Alternatives to Animal Testing and Experimentation*, vol. 14, pp. 689-

692, 2007.

12) M. Yamada, S. Sugaya, Y. Naganuma, and M. Seki, "Microfluidic synthesis of chemically and physically anisotropic hydrogel microfibers for guided cell growth and networking," *Soft Matter*, vol. 8, pp. 3122–3130, 2012.

13) M. S. Widmer, G. R. D. Evans, K. Brandt, T. Savel, C. W. Patrick, and A. G. Mikos, "Porous biodegradable polymer scaffolds for nerve regeneration," *Proc.1997 Summer Bioengineering Conference*, vol. 35, 1997.

14) T. Sasagawa, T. Shimizu, S. Sekiya, Y. Haraguchi, M. Yamato, Y. Sawa, and T. Okano, "Design of prevascularized three-dimensional cell -dense tissues using a cell sheet stacking manipulation technology," *Biomaterials*. vol. 31, pp. 1646–1654, 2010.

15) 武井菜月，中島正博，竹内大，福田敏男，"小口径細胞構造体のための細胞包埋ゲルファイバー巻き取りシステム"，日本機械学会論文集，vol. 833, p.15-00547, 2015.

16) B. V. Slaughter, S. S. Khurshid, O. Z. Fisher, A. Khademhosseini, and N. A. Peppas, "Hydrogels in regenerative medicine," *Advanced Materials*, vol. 21, pp. 3307–3329, 2009.

17) Y. T. Matsunaga, Y. Morimoto, and S. Takeuchi, "Molding cell beads for rapid construction of macroscopic 3D tissue architecture," *Advanced Materials*, vol. 23, pp. H90–H94, 2011.

18) M. Yamada, S. Sugaya, Y. Naganuma, and M. Seki, "Microfluidic synthesis of chemically and physically anisotropic hydrogel microfibers for guided cell growth and networking," *Soft Matter*, vol. 8, pp. 3122–3130, 2012.

19) P. Bernstein, M. Dong, S. Graupher, D. Corbeil, M. Gelinsky, K. Gunther, and S. Fickert, "Sox9 expression of alginate-encapsulated chondrocytes is stimulated by low cell density," *J. Biomedical Materials Research Part A*, pp. 910–918, 2008.

20) F. Uchida, T. Ikeda, S. Oura, H. Tada, M. Nakano, T. Fukuda, T. Matsuda, T. Negoro, and M. Arai, "Development of biodegradable scaffolds based on patient-specific arterial configuration," *J. Biotechnology*, vol. 133, pp. 213–218, 2008.

21) M. S. Widmer, G. R. D. Evans, K. Brandt, T. Savel, C. W. Patrick, and A. G. Mikos, "Porous biodegradable polymer scaffolds for nerve regeneration," *Proc. 1997 Summer Bioengineering Conference*, vol. 35, 1997.

22) S. Ikeda, F. Arai, T. Fukuda, M. Negoro, and K. Irie, "An in vitro patient-specific biological model of the cerebral artery reproduced with a membranous configuration for simulating endovascular intervention," *J. Robotics and Mechatronics*, vol. 17, pp. 327–334, 2005.

23) T. Fukuda and C. Tercero, "Microsurgery: Advances, Simulations and Applications," Pan Stanford Publishing Ltd.（2012）.

24) C. Hu, M., Nakajima, T. Yue, Y. Shen, T. Fukuda, F. Arai, and M. Seki, "Controlled patterning of magnetic hydrogel microfibers under magnetic tweezers," *Proc. 2013 IEEE/RSJ International Conference on Intelligent Robots and Systems (IROS 2013)*, pp. 2059–2064, 2013.

25) T. Sun, C. Hu, M. Nakajima, M. Takeuchi, M. Seki, T. Yue, Q. Shi, T. Fukuda, and Q. Huang, "On-chip fabrication and magnetic force estimation of peapod-like hybrid microfibers using a microfluidic device," *Microfluidics and Nanofluidics*, vol. 18, pp 1177–1187, 2015.

26) M. Takeuchi, M. Nakajima, T. Fukuda, and Y. Hasegawa, "3D Microchannel Networks by Melting Alginate Hydrogel Fibers for Cell Structures," *Proc. 15th IEEE International Conference on*

Nanotechnology, 2015.

▶ 3.8 マルチチャネルコラーゲンゲルを用いた3次元再生組織の構築 ◀

コラーゲンやアルギン酸などの生体高分子水溶液をゲル化剤水溶液中に透析すると多管構造を有するハイドロゲル（マルチチャネルハイドロゲル）を調製することができる。マルチチャネルハイドロゲルは高分子鎖の配向構造，マルチチャネル構造，そして傾斜構造などの広い大きさの範囲にわたる複雑な階層構造を持つ。したがって，マルチチャネルハイドロゲルは，複雑な階層構造を持つ3次元再生組織を構築するための細胞足場素材として有用である。本節では，マルチチャネルハイドロゲルの構造的特徴と形成機構について概説し，さらにマルチチャネルハイドロゲルを用いた3次元再生組織の構築例も紹介する。

3.8.1 は じ め に

ハイドロゲルは親水性高分子でできた網目構造が多量の水を膨潤した固体と液体の間の性質を持つ素材で，柔らかく高含水率であるという生体模倣的な特徴を持つ。そのため，ハイドロゲルは細胞足場素材として細胞生物学や組織工学などの研究分野で用いられている[1),2)]。特に，細胞とハイドロゲルを組み合わせることで3次元再生組織を構築する手法は，組織工学の分野での常套手段ともなっている。多くの研究者が，さまざまなハイドロゲルを用いて機能的な3次元再生組織を構築することを試みている。しかしながら，十分な機能を持つ，まるごとの再生組織や臓器を構築するためにはいくつもの課題が残されている。

組織や臓器は，生体高分子1本から臓器まで広い大きさの範囲の階層構造を持ち，このことがさまざまな生体機能において重要な役割を果たしている。したがって，組織や臓器の階層構造を再現することは，機能的な3次元再生組織を構築するための有力な手段の一つである。これまでに，生体組織の一部の構造を再現しようとした研究が数多く報告されているが，組織や臓器の広い大きさの範囲にわたる階層構造を再現した研究は報告されていない。一方で，まるごとの組織や臓器のように厚さが数cmを超える再生組織を構築するためには，組織中心部まで酸素や栄養素を届けるための輸送経路を配備する必要がある。もしこのような輸送経路がなければ，再生組織中心部の細胞は酸素や栄養不足によって壊死し，再生組織全体の機能を低下させてしまう。したがって，機能的な3次元再生組織を構築するためには，組織や臓器の階層構造を再現しつつ，組織中心部まで酸素や栄養素を届ける輸送経路を配備する技術が必要となる。

以上の課題を解決するためには，組織や臓器内の血管構造を含む階層構造を模倣した細胞足場素材を再生組織の鋳型として用いることが有力な手段の一つとなり得る。これまでに，

ゲル内部に血管の鋳型となるような多管構造を造形する方法や、腱や骨のような線維配向構造を持つゲルを調製する方法、そして力学的特性や化学的組成の傾斜特性を持つゲルを調製する方法などが確立されている[3]~[8]。しかしながら、生体組織や臓器はこれらの構造的特徴を併せ持つことが多い。したがって、より生体模倣性の高い再生組織を構築するためには、複数の生体模倣的特徴を併せ持つハイドロゲルを細胞足場素材として用いることが有用である。このようなハイドロゲルとして物質拡散法あるいは透析法によって調製される異方性ハイドロゲルが挙げられる[9]~[12]。特に、コラーゲンやアルギン酸などの水溶液を一定の条件でゲル化剤水溶液に透析すると、線維配向構造、傾斜構造、そして多管構造を併せ持つハイドロゲルを簡単に調製することができる[11],[12]。このようなハイドロゲルにはさまざまな名称がつけられているが、本節ではこれらをまとめてマルチチャネルハイドロゲル（MCHG）と呼ぶことにする。MCHGを細胞足場素材として用いることで、酸素や栄養素の輸送経路を配備しつつ、組織や臓器の階層構造を再現することが可能となる。本節では、MCHGの種類や調製方法そして構造的特徴について概説する。また、MCHGの中でも特に生体模倣的特徴を数多く併せ持つマルチチャネルコラーゲンゲル（MCCG）を用いた3次元再生組織の構築手法についても紹介する。

3.8.2 マルチチャネルハイドロゲルの発見

Thiele らは図3.52のようにアルギン酸ナトリウム水溶液を多価金属イオン水溶液に接触させて一方向にアルギン酸カルシウムゲルを成長させると、ゲルの成長方向（多価金属イオンの拡散方向）に対して並行に配列した多管構造（マルチチャネル構造）が形成されることを見いだした[11],[13]。また、Thiele らはアルギン酸 MCHG が複屈折を持つことから、配向した網目構造を持つことを示している。

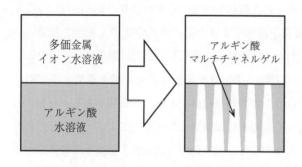

図3.52 アルギン酸マルチチャネルハイドロゲルの調製法

アルギン酸 MCHG の形成は非平衡熱力学過程で引き起こされる自己組織化現象として注目され、特にその形成機構について数多くの研究が実験と理論の両面から進められている[11],[13]~[17]。これらの基礎的な研究が進むなかで、アルギン酸だけでなく、カルボキシメチ

ルセルロースなどのセルロース誘導体やキトサンなど多くの多糖類でこの現象が普遍的に引き起こされることも示されている[18),19)]。

　上述のように，アルギン酸 MCHG は配向網目構造とマルチチャネル構造からなる複雑な階層構造を持つ。そのため，複雑な階層構造を持つ再生組織を構築するための細胞足場素材としての利用が期待されている。これまでに，アルギン酸 MCHG を用いた再生骨組織や人工血管の構築例が報告されている[20),21)]。また，アルギン酸 MCHG を脊髄損傷治療におけるガイドとして利用する試みも報告されている[22),23)]。しかしながら，アルギン酸やキトサンは本来ヒトの細胞外基質の成分ではない。そのため，これらの MCHG を細胞足場素材として利用するためには，細胞接着因子を導入するなどの後処理が必要となる。さらに，ヒトの細胞の多くはこれらの多糖類を分解する酵素を持たないため，再生組織内を細胞が浸潤したり移動したりすることができない。そのため，上記多糖類由来の MCHG を用いて構築した再生組織を生体内に移植した場合，MCHG が分解されずに長期にわたって残存してしまう。このことは，移植した再生組織と生体内の組織との同化を妨げてしまう。いくつかの化学的手法によりこれらの課題を解決することが可能である[24)～26)]。しかしながら，製造プロセスの複雑化や製造コストの増加など副次的な問題が生じてしまう。このような課題を一気に解決するためには，コラーゲンのような細胞外基質成分からなる生体高分子から MCHG を調製すればよい。

3.8.3　マルチチャネルコラーゲンゲル

　コラーゲンは生体内に最も多く含まれるタンパク質である。ウシ真皮などから抽出したコラーゲンは pH 3.0 程度の弱酸性溶媒に可溶である。コラーゲン水溶液を適切な処理により中和するとコラーゲンゲルを得ることができる。一般的なプロトコルでは，氷浴中などの低温条件下でコラーゲン水溶液の pH を中性へと中和してから，37℃などに加熱してコラーゲンゲルを調製する。このことにより比較的均一な構造のコラーゲンゲルを得ることができる。

　一方で，昇温しておいたコラーゲン水溶液と中性の緩衝液を混合しようとしても，均一に混合することはできない。これは，コラーゲン水溶液と中性の緩衝液を接触させると，二つの溶液の間の界面がただちにゲル化しゲルの膜ができてしまうためである。このとき，コラーゲン水溶液と中性の緩衝液を強引に撹拌して混合しようとせずに，そのまま静置しておくとゲルの膜を起点として，コラーゲンゲルがコラーゲン水溶液の深部に向かって成長する。この状況は，アルギン酸 MCHG を調製するときと同じ状況（図 3.52）とみなすことができる。

　古澤らは，**図 3.53** に示すような透析チャンバーを用いてウシ真皮由来のアテロコラーゲ

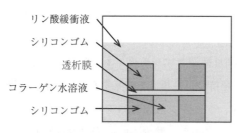

図 3.53 透析チャンバーを用いたマルチチャネルコラーゲンゲルの調製法

ン水溶液をリン酸緩衝液中に透析することでマルチチャネル構造を持つコラーゲンゲル（マルチチャネルコラーゲンゲル：MCCG）を調製する方法を確立した[12]。

MCCGの階層構造を**図 3.54**に示す。多糖類由来のMCHGと同様にマルチチャネル構造はゲルの成長方向（図のZの方向）に対して並行に配列している。MCCGの表面からの深さ（図のZ）の増加とともに，チャネルの数は減少し，逆にチャネルの径は増加する。したがって，MCCGのマルチチャネル構造は傾斜構造とみなすことができる。MCCGのマルチチャネル構造は体の中に張り巡らされた血管網の分岐構造を良く模倣している。さらに，共焦点走査型レーザー顕微鏡（CLSM）を用いた観察から，コラーゲン線維がチャネルの内壁に沿って配向していることがわかる。

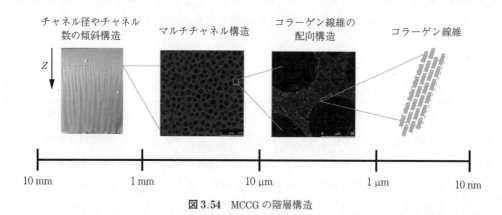

図 3.54 MCCGの階層構造

以上よりMCCGは，細胞外基質の主要成分であるコラーゲンからなること，生体模倣的な多管構造を持つこと，コラーゲン線維の配向構造を持つこと，そして傾斜構造を持つことという複数の生体模倣的特徴を併せ持つ細胞足場素材であるといえる。

3.8.4 MCHGの形成機構

前節で述べたように，MCCGの階層構造はアルギン酸MCHGとよく似ており，この現象が普遍的であることを示している。したがって，コラーゲン以外の細胞外基質を構成する生体高分子でもMCHGを調製することができると期待される。このことを実現するためには，MCHGの形成機構を解明する必要がある。KohlerらはMCHGの形成機構として流体力学

3.8 マルチチャネルコラーゲンゲルを用いた3次元再生組織の構築

的モデルを提唱している[14)〜17)]。このモデルでは，ゲル化に伴うアルギン酸分子の収縮が溶液内に対流パターンを形成し，その対流パターンによって形成された散逸構造が系全体のゲル化によって固定されることで，アルギン酸 MCHG のマルチチャネル構造が形成されるということを説明している。このモデルは一つの有力な説明となり得るが，単純な高分子鎖の

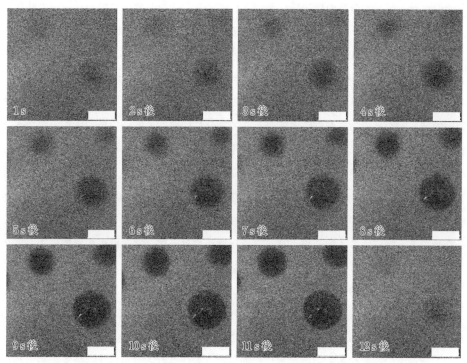

（a） 時間分解共焦点走査型レーザー顕微鏡法により観察した MCCG の形成過程
（スケールバー：100 μm）

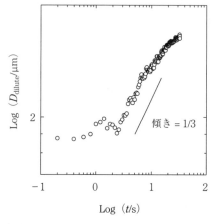

（b） コラーゲン濃度の希薄な領域の直径の成長過程

図 3.55

収縮が上述のような構造化された対流パターンを形成することを裏付ける実験的証拠がない。したがって，別の観点からマルチチャネル構造が形成されるメカニズムを調査する必要がある。

図3.55（a）に時間分解共焦点走査型レーザー顕微鏡法によって観察した，MCCGの形成過程でのコラーゲン水溶液の構造変化が示されている。透析を開始してから一定の時間が経過すると，系全体にコラーゲン濃度の希薄な領域（希薄領域）が同時に出現する。希薄領域の直径（D_{dilute}）の時間変化をプロットしたグラフを図（b）に示す。時間の1/3乗に比例してD_{dilute}が成長する過程を観察することができる。これは，希薄領域の大きさの成長速度が物質拡散によって律速されていることを示している[27]。通常の物質拡散は濃度の高い領域から低い領域に向かって物質が拡散するが，この場合には濃度の低い領域から高い領域へと物質が拡散していることになる。このような現象は溶液が異なる組成を持つ二つの相へと分離する相分離過程で観察される現象である。さらに時間が経過すると，希薄領域の大きさの成長速度は遅くなり，最後にはほぼ一定の大きさで成長がほぼ停止する。これは，コラーゲン濃度の高い領域でゲルの網目が完成しその弾性力によってそれ以上希薄領域が成長できなくなったためである。以上の実験結果より，古澤らは，コラーゲン水溶液の相分離によってチャネルの生成と成長が引き起こされ，この相分離構造がコラーゲン水溶液のゲル化によって固定化されることでMCCGが形成されるというモデルを提唱した[12]。

このモデルをさらに裏付けるためには，透析によるコラーゲン水溶液のpHや塩濃度の変化がコラーゲン水溶液の相分離を引き起こすことを示す必要がある。この点については，コラーゲン水溶液の線維化あるいはゲル化の際に引き起こされるコラーゲン分子の脱水和現象が一つの証拠となり得る[28),29]。一方で，チャネルがゲルの成長方向に対して平行な方向に成長するメカニズムについては未解明のままである。したがって，MCCGの形成機構について解明するためには，今後ゲルの成長方向に対して平行な平面内の構造形成についても調査する必要がある。

3.8.5 マルチチャネルコラーゲンゲルを用いた3次元再生組織の構築技術

3.8.3項で述べたように，マルチチャネルコラーゲンゲル（MCCG）は複雑な階層構造を持つ3次元再生組織を構築するための細胞足場素材として利用することが可能である。本項では，MCCGを用いた3次元再生組織の構築方法と，この方法によって構築された3次元再生組織の例を紹介する。

〔1〕 **再生組織の形状の検討**　組織や臓器はさまざまな形を持っている。例えば長管骨はその名のとおり1本の長い管のような形をしているし，肝組織は肝小葉と呼ばれる直径1～2mmの球状の構成単位の集りからできている。そのため，それぞれの組織や臓器に合わ

3.8 マルチチャネルコラーゲンゲルを用いた3次元再生組織の構築

せた形状の細胞足場素材を構築することが重要である．この点においても MCCG は大きな利点を持っている．すなわち，調製方法を工夫することでさまざまな形態の MCCG を作ることが可能である．例えば，**図 3.56**(a) のような透析チャンバーを用いることで，長管骨を輪切りにしたような円筒状の MCCG を調製することができる．この場合，マルチチャネル構造は円筒軸の中心軸に対してほぼ並行に配列しており，この構造は長官骨の皮質骨部分の構造を良く模倣している．一方で，図 (b) のようにマイクロピペットを用いて適量のコラーゲン水溶液をリン酸緩衝液中に排出することで，球状の MCCG を調製することができる．この場合，マルチチャネル構造は球の中心に向かって放射状に配列する．このような構造は肝小葉の類洞の配列を良く模倣している．このほかにも，図 (c) のようにコラーゲン水溶液をリン酸緩衝液中に連続的に排出することでファイバー状の MCCG を作ることも可能である．この場合，マルチチャネル構造はファイバーの中心軸に対して垂直に配列する（ただし，ファイバーの端の部分を除く）．ファイバー状の MCCG は膵臓やさまざまな分泌腺などを模倣した再生組織を構築するのに適しているかもしれない．このように，MCCG を用いた3次元再生組織の構築技術では，再生しようと考えている組織や臓器に適した形状の MCCG を選択することが最初の検討事項となる．

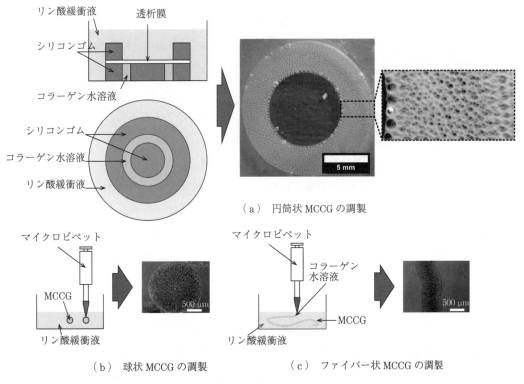

(a) 円筒状 MCCG の調製

(b) 球状 MCCG の調製　　(c) ファイバー状 MCCG の調製

図 3.56

148   3. 3次元細胞システムの構築法〜構造オリエンテッド〜

〔2〕 **細胞を播種する方法の検討**   つぎに，検討するのは細胞を播種する方法である。細胞を MCCG の表面に播種する 2 次元に細胞を播種する方法と，あらかじめコラーゲン水溶液に細胞を懸濁しておいてから MCCG 化させることでゲル基質内部に細胞を包埋する 3 次元的な細胞播種方法の二つの方法がある。

チャネルの内壁に血管様構造を構築する場合には，MCCG を調製してからチャネル内壁表面に血管内皮細胞などを播種する方法が有効である。ところが，MCCG 表面には均一なゲルの膜があり，このゲルの膜は血管内皮細胞をチャネル内壁に播種することを妨げてしまう。したがって，コラゲナーゼなどのタンパク質分解酵素によって MCCG 表面のゲルの膜を消化除去する必要がある。このことによって，細胞をチャネル内壁に直接播種することが可能になる。一方で，繊維芽細胞や骨芽細胞などの MMP の発現が高い細胞はコラゲナーゼ処理を行わなくても MCCG 内部へと浸潤することが可能である。このとき，細胞はチャネルの中に優先的に浸潤することが実験によって示されている[30]。

組織や臓器の実質部分を構築する際には，MCCG のゲル基質部分に細胞を埋め込む方法が有効である。この方法では，あらかじめ細胞をコラーゲン水溶液に分散する必要があるが，コラーゲン水溶液は細胞に対して浸透圧が低いため，グルコースやグリセリンなどを添加することによりコラーゲン水溶液の浸透圧を細胞と同程度まで（およそ 280 mosm）調整することが必要となる。一方で，コラーゲン水溶液中は弱酸性であるため，酸が細胞に与えるダメージが懸念される。しかしながら，MCCG 化後のゲル基質内部に埋め込まれた細胞の生存率は良好であり，細胞の種類によらず 90％以上の細胞生存率を示す結果が得られている。

再生組織の形状と細胞を播種する方法が決まれば，あとはさまざまな培養条件などの条件検討を行い，目的の再生組織を構築することに挑戦するだけである。以降では，最近報告された MCCG を利用した 3 次元再生組織の構築例を紹介する。

〔3〕 **MCCG を用いた再生骨組織の構築**   図 3.53 に示した透析チャンバーを用いて調製したディスク状の MCCG では円柱の中心軸に対して並行にマルチチャネル構造が配列している。この構造は，骨の代謝単位であるオステオンの中心にあるハーバース管の配列を良く模倣している。また，骨の有機相はおもに I 型コラーゲンからなるため，骨の有機相の成分についても MCCG は再現することができている。したがって，MCCG は骨の階層構造を再生するために適した細胞足場素材であるといえる。

マウス由来骨芽細胞様細胞（MC3T3-E1）を MCCG 上で培養することによって，どのように MCCG の階層構造がリモデリングされるのかを調査した研究が報告されている[30]。**図 3.57** (a) に，14 日間培養した再生骨組織の形態が示されている。MC3T3-E1 はおもにチャネル内を通って MCCG 内部へと浸潤することをこの結果は示唆している。一方で，小角 X

3.8 マルチチャネルコラーゲンゲルを用いた3次元再生組織の構築

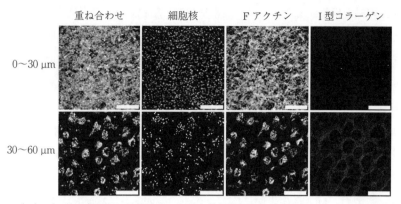

（a）（口絵4参照）14日間培養した再生骨組織の共焦点走査型レーザー顕微鏡写真（スケールバー：250 μm）

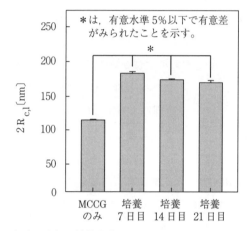

（b）小角X線散乱法により明らかにされた，コラーゲンフィブリルの直径の培養による経時変化

図 3.57 図(a), (b) は文献28) から許諾を得て転載（Copyright 2013 American Chemical Society）

線散乱法を用いた構造解析によって，再生骨組織内部のコラーゲン線維の直径が一度太くなってから収縮していく様子が明らかにされている（図(b)）。これは，MC3T3-E1 によるコラーゲンの分泌とコラーゲン線維の収束によるものと考察されている。この研究によって，MCCG を用いて細胞を培養することによって，その構造を反映した再生骨組織が構築されることが明らかにされた。

残念ながら，この研究報告ではまだ骨の階層構造を再現することには至っていない。骨の階層構造の形成やリモデリングでは，力学刺激が非常に大きな役割を果たすことが知られている。したがって，骨の階層構造を再現するためには，MCCG を用いて構築した再生骨組織に対し効果的な力学刺激を印加するシステムを開発することが今後重要となる。

〔4〕 **MCCG 内部への上皮管腔様構造の導入**　3.8.1項でも述べたように，より巨大

150　　**3. 3次元細胞システムの構築法～構造オリエンテッド～**

な3次元再生組織を構築するためには，酸素や栄養，細胞，および老廃物の輸送経路を導入する必要がある。MCCGのマルチチャネル構造はこのような輸送経路を構築するための鋳型として有用である。例えば，MCCGのマルチチャネル構造は生体内の血管の構造をよく模倣しているため，MCCGを用いることで生体模倣的な人工血管網を構築することが可能であると期待される。すでに，イヌ尿細管上皮由来株化細胞（MDCK）をMCCGに播種することによって尿細管様の上皮管腔組織をMCCG内部に導入した研究が報告されている[31]。この研究を例として，MCCG内部への上皮管腔組織の導入方法を解説する。

　MC3T3-E1とは異なり，MCCGの表面に播種されたMDCKは，自発的にMCCG内部へと浸潤しない。これは，MCCGの表面に均一なゲルの膜があり，MDCKがMCCG内部へと浸潤することを妨げてしまうためである。したがって，細胞を播種する前にこのゲルの膜を除去することが必要となる。このゲルの膜はコラゲナーゼによって除去することができる。MCCGはコラゲナーゼによって表面から時間とともに徐々に消化される。そのため，消化されるゲル層の厚さはコラゲナーゼ処理を行う時間によって制御することができる。コラゲナーゼによる酵素反応はエチレンジアミン四酢酸（EDTA）などのキレート剤によって停止させることができる。コラゲナーゼ処理によってMCCGの力学的性質が低下してしまう。このとき，より安定なMCCGを必要とする場合には，化学架橋剤を用いることで低下した力学特性を補強することが可能である。既報では，細胞毒性の少ない天然由来の化学架橋剤であるゲニピンを用いてMCCGの化学架橋を行っている。一方で，化学架橋を行わずに細胞を播種することも十分可能である。最後に，生理食塩水などでMCCG中のキレート剤や未反応の化学架橋剤を十分に取り除いてから，MCCGを細胞培養に用いる。

　上述の前処理が終わったMCCGを用いてMDCKを培養することにより得られた再生組織のCLSM画像を**図3.58**(a)～(e)に示す。MDCKがチャネル内壁に沿って接着し上皮管腔構造を構築していることがわかる。この上皮管腔構造は少なくともMCCG表面から数百μmの深さまで成長していることが観察により明らかにされている。また，構築される上皮管腔組織の直径や単位面積当りの本数は細胞足場として用いるMCCGの構造によって制御することも可能である。さらに，細胞極性に関連するタンパク質に着目したCLSM観察の結果から，MCCG内部に構築された上皮管腔構造は実際の生体内の管腔組織と同様の細胞極性を持つことも明らかにされている（図(f)，(g)）。一方で，MDCKの代わりにウシ大動脈由来血管内皮細胞をMCCGに播種することで血管様の上皮管腔構造を構築することにも成功している（図(h)）。このようにしてMCCG内部に導入された上皮管腔構造には，酸素や栄養，細胞，および老廃物の輸送経路としての役割が期待されるが，導入された上皮管腔構造が輸送経路として十分な機能を持つかどうかについては評価が行われていない。したがって，MCCGを用いて構築した上皮管腔構造の機能評価に関する研究は，この方法の利用可

3.8 マルチチャネルコラーゲンゲルを用いた3次元再生組織の構築　　151

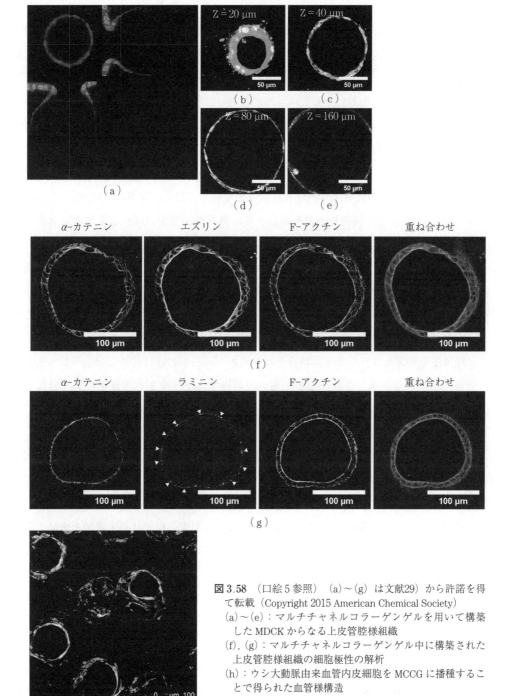

図3.58 （口絵5参照） (a)〜(g)は文献29）から許諾を得て転載（Copyright 2015 American Chemical Society）
(a)〜(e)：マルチチャネルコラーゲンゲルを用いて構築したMDCKからなる上皮管腔様組織
(f), (g)：マルチチャネルコラーゲンゲル中に構築された上皮管腔様組織の細胞極性の解析
(h)：ウシ大動脈由来血管内皮細胞をMCCGに播種することで得られた血管様構造

152 3. 3次元細胞システムの構築法〜構造オリエンテッド〜

能性を実証するうえで重要な課題の一つである。

〔5〕 **MCCG を用いた再生肝がん組織の構築**　　最後に，MCCG のゲル基質部分に細胞を埋め込むことで再生組織の実質部分を構築する方法を解説する。ここでは，ヒト肝がん由来株化細胞（HepG2）を用いた再生肝がん組織の構築を例として紹介する[32]。

最初に，コラーゲン水溶液にグルコースやグリセリンなどを適量混合することで，コラーゲン水溶液の浸透圧を細胞の浸透圧と等張となるように調節する。例えば，2 800 mM のグリセリンを含む 1 mM HCl 水溶液とコラーゲン水溶液を 1：9 の割合で混合することで，およそ 280 mosm の 4.5 mg/mL コラーゲン水溶液を調節することができる。同様に，MCCG を調製するための PBS の浸透圧も細胞と同程度まで整えておく必要がある。

所定の方法で HepG2 の細胞懸濁液を調製する。細胞懸濁液中の細胞数を血球計算版で計数する。続いて遠心分離器を用いて細胞をコニカルチューブなどの底に沈める。上澄み液を除去してから，細胞の計数結果をもとに適量の新鮮な培養液を加えて取り扱いやすい細胞密度の細胞懸濁液を調製する。必要数の細胞を新しいコニカルチューブに分注し，再度遠心分離を行うことで細胞をチューブの底に沈める。上澄みの培養液を可能な限り除去する。このとき，残留する培養液の量が多いと，MCCG の構築がうまくいかないことがあるので注意する。浸透圧を整えたコラーゲン水溶液をコニカルチューブの底に沈んだ細胞ペレット上に流し込み，ボルテックスミキサーなどを用いて細胞をコラーゲン水溶液中によく分散させる。

最後に，この細胞懸濁液を MCCG 化することで再生組織を構築する。この解説では，粒子状の再生組織を構築する方法を紹介する。調節した細胞懸濁液をマイクロピペットで適量吸い取る。マイクロピペットのチップの先を MCCG 調製用 PBS 内に突き刺して，細胞懸濁液を少量排出する。細胞懸濁液の排出が終わったら素早く PBS からチップ先端を取り出す。この方法によって，図 3.56（b）のような直径 1〜2 mm 程度の粒子状再生組織を構築することができる。続けて再生組織を構築する場合には，上述の方法を繰り返すだけでよい。このとき，排出する細胞懸濁液の量や排出する速度が適切でない場合には，図（c）のようなファイバー状の再生組織が構築されることがある。したがって，再現性良く粒子状再生組織を構築したい場合には，電動式マイクロピペットやシリンジポンプなどを用いて細胞懸濁液の排出量と排出速度を制御することが推奨される。

粒子状 MCCG 内部に HepG2 を播種し，5 日間および 14 日間培養して得られた再生肝がん組織の CLSM 像を**図 3.59** に示す。培養 5 日目の CLSM 像では，MCCG のゲル基質内部に HepG2 が均一に埋め込まれていることがわかる。また，複数の HepG2 が集まってスフェロイド状の構造を構築している様子もわかる。さらに培養を続けると，HepG2 はゲル基質部分からチャネル内腔へと浸潤し，おもにチャネル内部で増殖する。これは，チャネル内部の

3.8 マルチチャネルコラーゲンゲルを用いた3次元再生組織の構築

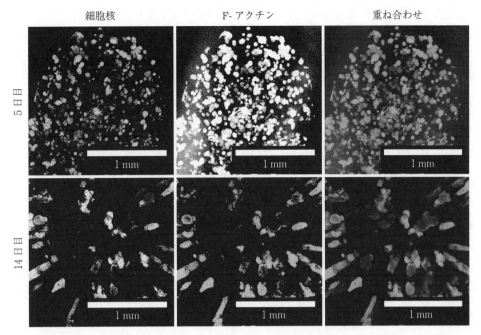

図 3.59 （口絵 6 参照）球状 MCCG 中で HepG2 を 3 次元培養することにより得られた再生肝がん組織の CLSM 像。培養 5 日目では均一にゲル基質中に埋め込まれていた HepG2 が，培養 14 日目では MCCG のチャネル内腔へと浸潤し，増殖していることがわかる。

ほうが酸素や栄養の輸送効率が良いことや，細胞の増殖を妨げる細胞外基質の障害が少ないことなどが原因であると考えられる。一方で，細胞が粒子状 MCCG の中心に向かって配列した構造は，肝臓内部の肝小葉の構造と類似しているようにも見える。したがって，上述の結果は粒子状 MCCG を用いることで肝臓の構成単位である肝小葉を模倣した再生組織を構築することができることを示唆している。さらに，この方法で構築した粒子状再生組織の表面のゲルの膜をコラゲナーゼによって消化除去し，血管内皮細胞を播種することでチャネル内壁に血管様構造を導入することも可能である。

以上の方法で構築した直径 1～2 mm のミニ再生組織は，より巨大な再生組織を構築するための構成部品として利用することが可能である。現在，ミニ再生組織を 2 次元状に配列することでディスク状の再生組織を構築し，これをさらに厚さ方向へと集積することによって厚さ数 cm を超えるような巨大再生組織を構築する試みが進行中である。一方で，構築した再生組織の機能がどこまで実際の再生組織の機能を再現することができているのか，再生組織の構造と機能の間に相関があるのかなど，多くの未解明の課題が残されている。

この方法は以下のようなほかの組織工学的方法では実現することのできていないさまざまな利点を併せ持っている。

① 再生組織の構造をコラーゲン分子の配向レベル（数十 nm）から組織全体の大きさの

154 3. 3次元細胞システムの構築法〜構造オリエンテッド〜

レベル（数 mm）までの広い大きさの範囲で制御することができる。

② 再生組織内部に生体模倣的な酸素や栄養素，細胞，および老廃物などの輸送経路を導入することができる。

③ 生体内に含まれる成分のみで再生組織を構築することができる。

④ 方法が単純であるため，一部の工程をロボティクスや微小流路技術などを用いて自動化することが可能である。

さらに，特別な試薬や装置を必要としないことや，コツさえつかめれば，だれでも簡単に同じ品質の再生組織を構築することができることなどの産業上の利点も併せ持っている。このような利点は，再生組織を構築するための工程を単純化させることやコストを低減することなどにもつながり，再生医療や組織工学の進歩をより多くの人々へ提供することにつながると期待される。

引用・参考文献

1) K. Y. Lee and D. J. Mooney, "Hydrogels for tissue engineering," *Chem. Rev.*, vol. 7, pp. 1869–1879, 2001.

2) S. V. Vlierberghe, P. Dubruel, and E. Schacht, "Biopolymer-based hydrogels as scaffolds for tissue engineering application: A review, "*Biomacromolecules*, vol. 12, pp. 1387–1408, 2011.

3) N. W. Choi, M. Cabodi, B. held, J. P. Gleghorn, L. J. Bonassar, and A. D. Stroock, "Microfluidic scaffolds for tissue engineering," *Nat. Mater.*, vol. 6, pp. 908–915, 2007.

4) X. Mu, W. Zheng, L. Xiao, W. Zhang, and X. Jiang, "Engineering a 3D vascular network in hydrogel for mimicking a nephron," *Lab Chip*, vol. 13, pp. 1612–1618, 2013.

5) G. Mosser, A. Anglo, C. Helary, Y. Bouligand, and M.-M, Giraud-Guille, "Dense tissue-like Collagen matrices formed in cell-free conditions," *Matrix Biol.*, vol. 25, pp. 3–13, 2006.

6) F. Gobeaux, G. Mosser, A. Anglo, P. Panine, P. Davidson, M.-M. Giraud-Guille, and E. Belamie, "Fibrillogenesis in Dense Collagen Solutions: A Physicochemical Study," *J. Mol. Biol.*, vol. 376, pp. 1509–1522, 2008.

7) N. Zaari, P. Rajagopalan, S. K. Kim, A. J. Engler, and J. Y. Wong, "Photopolymerization in microfluidic gradient generators: microscale control of substrate compliance to manipulate cell response," *Adv. Mater.*, vol. 16, pp. 2133–2137, 2004.

8) S. Sant, M. J. Hancock, J. P. Donnelly, D. Lyer, and A. Khademhosseini, "Biomemetic gradient hydrogels for tissue engineering," *Can. J. Chem. Eng.*, vol. 88, pp. 899–911, 2010.

9) T. Dobashi, M. Nobe, H. Yoshihara, T. Yamamoto, and A. Konnno, "Liquid crystalline gel with refractive index gradient of curdlan," *Langmuir*, vol. 20, pp. 6530–6534, 2004.

10) W. Yang, H. Furukawa, and J. P. Gong, "Highly extensible double-network gels with self-assembling anisotropic structure," *Adv. Mater.*, vol. 20, pp. 4499–4503, 2008.

11) H. Thiele, "Ordered coagulation and gel formation," *Discuss. Faraday Soc.*, vol. 18, pp. 294–301,

3.8 マルチチャネルコラーゲンゲルを用いた3次元再生組織の構築　　155

1954.

12) K. Furusawa, S. Sato, J. Masumoto, Y. Hanazaki, Y. Maki, T. Dobashi, T. Yamamoto, A. Fukui, and N. Sasaki, "Studies on the formation mechanism and the structure of the anisotropic collagen gel prepared by dialysis-induced anisotropic gelation," *Biomacromolecules*, vol. 13, pp. 29-39, 2012.

13) H. Thiele and K. Hallich, "Kapillarstrukturen in ionotropen gelen," *Koll. -Zeit.*, vol. 151, pp. 1-12, 1957 (in German).

14) J. Thumbs and H.-H. Kohler, "Capillaries in alginate gel as an example of dissipative structure formation," *Chem. Phys.*, vol. 208, pp. 9-24, 1996.

15) H. Treml and H.-H. Kohler, "Coupling of diffusion and reaction in the process of capillary formation in alginate Gel," *Chem. Phys.*, vol. 252, pp. 199-208, 2000.

16) S. Woelki and H.-H. Kohler, "Orientation of chain molecules in ionotropic gels: a brownian dynamics model," *Chem. Phys.*, vol. 293, pp. 323-340, 2003.

17) H. Treml, S. Woelki, and H.-H. Kohler, "Theory of capillary formation in alginate gels," *Chem. Phys.*, vol. 293, pp. 341-353, 2003.

18) S. C. Lin, Y. Minamisawa, K. Furusawa, Y. Maki, H. Takeno, T. Yamamoto, and T. Dobashi, "Phase relationship and dynamics of anisotropic gelation of carboxymethylcellulose aqueous solution," *Colloid Polym. Sci.*, vol. 288, pp. 695-701, 2010.

19) R. Rivas-Araiza, P. Alcouffe, C. Rochas, A. Montembault, and L. David., "Micron range Morphology of physical chitosan hydrogels," *Langmuir*, vol. 26, pp. 17495-17504, 2010.

20) M. Yamamoto, D. James, H. Li, J. Butler, S. Rafii, and S. Rabbany, "Generation of stable co-cultures of vascular cells in a honeycomb alginate scaffold," *Tissue Eng.: Part A*, vol. 16, pp. 299 -308, 2010.

21) R. Dittrich, G. Tomandl, F. Despang, A. Bernhardt, Th. Hanke, W. Pompe, and M. Gelinsky, "Scaffolds for hard tissue engineering by ionotropic gelation of alginateinfluence of selected preparation parameters," *J. Am. Ceram. Soc.*, vol. 90, pp. 1703-1708, 2007.

22) P. Prang, R. Müller, A. Eljaouhari, K. Heckmann, W. Kunz, T. Weber, C. Faber, M. Vroemen, U. Bogdahn, and N. Weidner, "The promotion of oriented axonal regrowth in the injured spinal cord by alginate-based anisotropic capillary hydrogels," *Biomaterials*, vol. 27, pp. 3560-3569, 2006.

23) K. Pawar, R. Müller, M. Caioni, P. Prang, U. Bogdahn, W. Kunz, and N. Weidner, "Increasing capillary diameter and the incorporation of gelatin enhance axon outgrowth in alginate-based anisotropic hydrogels," *Acta Biomaterialia*, vol. 7, pp. 2826-2834, 2011.

24) J. A. Rowley, G. Madlambayan, and D. J. Mooney, "Alginate hydrogels as synthetic extracellular matrix materials," *Biomaterials*, vol. 20, pp. 45-53, 1999.

25) A. D. Augst, H. J. Kong, and D. J. Mooney, "Alginate hydrogels as biomaterials," *Macromol. Biosci.*, vol 6, pp. 623-633, 2006.

26) K. H. Bouhadir, K. Y. Lee, E. Alsberg, K. L. Damm, K. W. Anderson, and D. J. Mooney, "Degradation of partially oxidized alginate and its potential application for tissue engineering," *Biotechnol. Prog.*, vol.17, pp. 945-950, 2001.

27) 土井正男，"ソフトマター物理学入門，"pp. 199-227，岩波書店，2010.

28) K. E. Kadler, Y. Hojima, and D. J. Prockop, "Assembly of collagen fibrils de novo by cleavage of the type i pc-collagen with procollagen c-proteinase," *J. Biol. Chem.*, vol. 260, pp. 15696-15701,

1987.

29) J. Parkinson, K. E. Kadler, and A. Brass, "Simple physical model of collagen fibrillogenesis based on diffusion limited aggregation, "*J. Mol. Biol.*, vol. 247, pp. 823-831, 1994.

30) Y. Hanazaki, J. Masumoto, S. Sato, K. Furusawa, A. Fukui, and N. Sasaki, "Multiscale analysis of changes in an anisotropic collagen gel structure by culturing osteoblasts," *ACS Appl. Mater. Interfaces*, vol. 5, pp. 5937-5946, 2013.

31) K. Furusawa, T. Mizutani, H. Machino, S. Yahata, A. Fukui, and N. Sasaki, "Application of multichannel collagen gels in construction of epithelial lumen-like engineered tissues," *ACS Biomaterials Sci. Eng.*, vol. 1, pp. 539-548, 2015.

32) K. Furusawa, M. Tsuchida, and S. Yahata, "Construction of engineered liver cancer tissues with multichannel collagen gel," *26th 2015 International Symposium on Micro-NanoMechatronics and Human Science, Nagoya, Aichi, Japan*, pp. 200-202, Nov. 23-25, 2015.

▶ 3.9 バイオプリンティング技術による3次元アセンブリ ◀

3.9.1 バイオプリンティングのはじまり

　印刷技術とは，基本的には，何種類かのインク材料を適材適所配置して文字や画像を出力する技術である。大判印刷，高速印刷，大量印刷，高精細印刷，フルカラー印刷など高い品質での印刷，さらには紙幣にあるようなホログラム印刷や特殊インク印刷など眼では直接には見えない印刷まで行われている。また，単なる紙媒体への印刷のみならず，産業用途としてプリンタブルエレクトロニクスとも呼ばれているが，液晶ディスプレイや電子回路を，カラーフィルター用インクや導電性インクを印刷技術で直接配置を制御して作製する生産技術としても応用・活用されている。いろいろな種類の材料をそれぞれ適材適所，精密に配置することができる印刷技術は，じつはバイオ領域，特に再生医工学（tissue engineering）の領域においてもきわめて有望な技術であり，そこに気づいた研究者たちは，プリンティング技術で生きた組織や臓器作製への応用を探索し始めた。こうして始まったのが，バイオプリンティング（bioprinting），オーガンプリンティング（organ printing）という研究領域である。

3.9.2 バイオプリンティングとは

　バイオプリンティングとは，直訳的であるが，「生物学的な組織もしくは臓器，それに準じる生物学的な製作物を作製するために，生きた材料もしくは生物学的な材料を用いて，2次元や3次元で前もって設計された設計図に基づいて，印刷，転写，積層造形する工程および装置を用いること」と定義できる[1),2)]。オーガンプリンティングの場合は，目的が「臓器

(organ)」の作製ということになる。いずれにせよ，重要ポイントは

①　目　的　　生物学的な組織，臓器，それに準じる生物学的な製作物を作製するために，という根本的な技術開発の目的があること

②　材　料　　生きた材料もしくは生物学的な材料を用いること

③　設　計　　設計に基づいて作られるものであること

④　作製方法・工程　　目的物を作製するために，印刷・転写・3次元積層造形の工程および装置を用いること，あるいはその利点を存分に利用すること

などが挙げられる。そこで，まず，バイオプリンティングの特徴として，ここに挙げた4点についてそれぞれ解説する。

3.9.3 バイオプリンティングの特徴

〔1〕　目　的　　バイオや医療関係において印刷技術が使われることは，じつは，決して珍しいことではない。DNAチップやプロテインチップの製造，また，臨床検査での妊娠反応やインフルエンザウィルス感染の免疫反応診断キットなどにも印刷技術が用いられている。インクとして生物由来のDNAやタンパク質，ホルモンやウィルスに対する抗体などが利用され，印刷により＋や－印が表示されるようにされている。生物系の材料での印刷なので，広い意味では，これらもバイオプリンティングといえないこともないが，バイオプリンティングの言葉はそこから生まれてはこなかった。バイオプリンティング，オーガンプリンティングの言葉が生まれてきたのは，再生医工学の領域からなのである。

再生医工学とは，tissue engineering の邦訳で，組織工学とも呼ばれ，生体組織や臓器を工学的に作る研究のことである。工学的に作るといっても，細胞の増殖や組織形成，生体の再生のしくみや能力を科学的・医学的に解明し，その原理を利用して最終的に医療に貢献することを目指しているため，再生医工学と呼ばれている。病気の患者さんが背後に待っている医療への応用という本質を忘れないために，ここでは，あえて再生医工学と呼ぶことにする。したがって，バイオプリンティングはこの領域から発祥した研究および開発技術であるので，その本質的な目的とゴールは，あくまでティシュ/オーガンのプリンティングであり，最終ゴールは生体組織や臓器を工学的に作るところにある。そして，バイオプリンティングが対象とする組織や臓器は，再生医工学で人工的に作る必要のある組織や臓器がすべて対象となり，いかにして組織や臓器を作製するか？という難題に取り組む再生医工学の中のアプローチの一つである。

生体組織や臓器をなぜ作る必要があるのかについては，再生医工学のミッションの記載がある[3]。直訳すると，「組織や臓器，もしくはその代替物を作製して，病気や外傷などで失われた生体機能の修復，置換，増強する」とある。科学の力で失われた組織や臓器の代替物

を作製し，臓器不全を治療するのが第一のミッションと位置付けられている。人間の体にはいろいろな臓器があり，その臓器の働きのおかげですべての生命活動が保たれている。しかし，病気や不慮の事故などさまざまな原因でその臓器が侵され失われ機能を失うと，生命が危ぶまれる状態に陥る。この病態を総じて臓器不全と呼ぶ。心不全，肝不全，腎不全など，個々の傷害された臓器が臓器不全となって発症するが，やがてほかの臓器不全を惹起して多臓器不全となって死に至る。医学的には非常に危険な病態である。臓器不全治療の最後の砦が移植医療であるが，ドナー臓器の深刻な入手困難，長期の臓器待ちで救命がかなわない例も増え続け，いまや移植医療は希望しても得られない治療法になりつつある。組織や臓器もしくはその代替物を科学技術で作れれば，その難問題が解決できる。臓器を待つ時代を終わらせ，作って病気を治す時代をひらくのが，再生医工学，すなわち臓器を作る研究の第一のミッションなのである。

　また，組織や臓器を作る目的として，もう一つ，大切な目的がある。それは，研究用の組織や臓器モデルを作製する目的である。細胞培養技術の進歩により，培養皮膚や培養軟骨などが作れるようになってくると，作製した人工の培養組織は，直接患者さんに移植して治療に用いるだけでなく，細胞や生体の生理や病理，すなわち生命活動のしくみや疾病の原因・メカニズムを解明したり，薬物評価や毒性スクリーニング，新しい治療法を開発したりするのにも有効利用できるのではないか，と真剣に考えられるようになった。2002 年に Griffith らは，これからの10 年で in vitro 3 次元組織モデルによる研究が進むと展望した[4]。10 年経った現在，まさにいま，in vitro 3 次元組織モデル，オルガノイド（マイクロ〜ミニ臓器），および，3 次元培養は，いま世界で注目されるトピックスに発展した[5]~[8]。バイオプリンティングは in vitro 3 次元組織モデル，ミニ臓器，さらには organ on a chip を自在に作製する有望技術としても発展が期待されている[9]~[11]。医学や医療の進歩や新しい薬や治療法の開発に貢献する研究用の組織作りも重要な目的，ミッションである。

　〔2〕　材　　料　　印刷にはインクが用いられることからバイオプリンティングで用いられる材料をバイオインク（bio-ink）と呼ぶ。生きた組織や臓器を作るためには，組織を構成する生きた材料，すなわち生きた細胞と細胞外マトリックスが必要である。細胞外マトリックスは線維と基質に分けられるが，コラーゲンやエラスチンなどのタンパク質やヒアルロン酸やグルコサミノグリカンなどの多糖類などが成分である。しかし，それだけに限らず，科学の力で組織や臓器を作るためには，場合によっては，人工的な生体材料，ここには金属・無機・有機材料が関係し，さらには，細胞を刺激して，組織・臓器の形成を促進するような生物学的活性因子などもバイオインクの候補となる。

　まず，細胞についてであるが，いうまでもなく，細胞は組織や臓器を構成する最も重要な主要構成成分である。そして，細胞は組織が生物学的機能を発揮するのにも欠かせない必須

材料でもある。各臓器には臓器特有な細胞があり，それらの特徴的な細胞が臓器機能を発揮している。したがって，作る組織・臓器に合わせた細胞を用いる必要がある。また，組織を構成している細胞には，成熟した細胞もあれば幼弱で増殖力旺盛な細胞もある。また，自己複製・分化して組織を形成する能力のある幹細胞，受精卵に匹敵する能力を持つ ES 細胞や iPS 細胞から誘導した人工的分化誘導細胞，さらには，遺伝子や核を人為的に操作した人工細胞もバイオプリンティングのバイオインクの候補になる。

そして，もし，細胞を用いないで組織や臓器を作ろうとするならば，細胞は作製した組織の外部からリクルートしてこなければならず，そうなると作製できる組織・臓器の大きさは必然的に制限されるという問題がある。

再生医工学では，細胞，スキャホールド（scaffold；足場），増殖因子を重要な 3 大要素と位置付けているが，細胞に続くスキャホールド，増殖因子も重要なバイオインクである。

スキャホールドとは，細胞を播く足場となる立体物のことで，細胞が接着する場，細胞が増殖する空間，組織形成の場を確保し，組織・臓器の形態を維持する働きを担う構造体である。建物を建てるときに一時的に組む足場という位置づけでたとえられることもよくある。足場は建物本体ができたら取り外す。同様にスキャホールドは体内で分解される生分解性材料で作られることが多い。細胞とともに生体を構成する細胞外マトリックスも組織・臓器の本体構成材料として重要なバイオインクである。コラーゲンやフィブリンなどのタンパク質やヒアルロン酸などの多糖類などがあげられる。細胞外マトリックスは，細胞の接着や増殖，細胞の極性，細胞の分化や遊走の方向性にも影響するので臓器の形成には重要な要素材料である。さらに，人為的に合成された材料も候補となる。組織・臓器といっても，場合によっては非生物学的な材料とのハイブリッドで構成してもよい。作りやすくする材料，細胞が活性化される材料，このような新しい人工的なバイオインク材料もバイオプリンティングの発展には重要である[12]。

増殖因子は，細胞に働いて，細胞挙動に影響を及ぼす因子である。血管内皮増殖因子（vascular endothelial growth factor, VEGF）や線維芽細胞増殖因子（basic-fibroblast growth factor, b-FGF），肝細胞増殖因子（hepatocyte growth factor, HGF）などが知られている。サイトカインやケモカイン，そのほかアポトーシス（細胞死）誘導因子やホルモン，さらに薬理作用を持つ物質もこれらと同類に扱うことができる。通常の細胞培養では培養液に添加して使う。すると 3 次元培養の際は，培養組織全体に均一に投与される。一方，細胞はこれらの濃度勾配を敏感に察知して挙動を制御している。そこでバイオプリンティングではこれらをバイオインクとして 3 次元積層造形に利用することにより，空間的な濃度分配を制御し，濃度勾配も制御しようというコンセプトである。この意味からこれらはバイオインクとして，これからますます重要になる。

160   3. 3次元細胞システムの構築法〜構造オリエンテッド〜

　このように，細胞，足場材，増殖因子を基本として，候補となりそうな材料すべてがバイオプリンティングのバイオインク材料として研究の対象となる。ただし，いうまでもなく，実際に臨床応用できる材料は，医療用器材として認可されている材料，または臨床治験を経た材料に限られる。ヒトに使われるのであるから，それは当然である。直接生体に埋め込まれる臨床用バイオプリンティング製品であれば，そのような認可材料のみで構成しなければならない。しかし，一方で，研究は1，2年先だけでなく，10年先，20年先をも想定して技術開発を目指す必要がある。認可材料だけに限っていては，研究や技術は決して大きくは進歩しない。バイオプリンティングに使用する材料としては，いますぐに使える材料，5年先，10年先，20年先にも使える材料，などの材料開発の時間軸を含めて研究開発が必要であろう。逆にいうと10年先，20年先に使う材料の研究は10年後，20年後にあわてて研究しても間に合わない。先んずれば人を制すで，研究は思い立ったときが旬である。天然高分子ということでフィブリノーゲンなどの血液製剤が使われていたが，狂牛病だとか異種動物由来だとかで，最近ではむしろ合成材料のほうが推奨されている。10年後のバイオプリンティングにぜひバイオプリオンティングの作り方に適した物性・機能を設計して合成した材料，分子修飾して生物学的活性を付加した材料など，いまだ世にない材料を研究開発してほしいものである[12]。またそのような材料を現場に届ける供給技術も並行して開発して自由に使えるようにしてほしいと思う。そもそも，バイオプリンティング自体，いまだ世にない技術を開発して，新しい再生医工学の臓器作製法の時代を作っていこうというチャレンジングな精神に則った取組みなのである。

　〔3〕 **設　　　計**　　ものづくりでは，まず設計図があって，それに基づいて製作が始まる。設計図は blueprint と呼ばれるが，コンピュータ時代になって，その設計作業はいまやコンピュータ上で行われるようになり，computer-aided designing（CAD）と呼ばれる。これを踏まえ，バイオプリンティングでは，前もって設計したデザインに基づいて組織や臓器を作るという特徴がある。

　かつて，ES細胞が盛んに研究されていた頃，「インスリン産生細胞が作れた」「人工膵臓が作れた」などと，よく世間を騒がしていた。確かに生物学や幹細胞研究のサイエンスとしては新しいことで，画期的な発見であったのも事実である。しかし，たまたまできて発見されたということと人為的に設計して作ったのとでは大きな違いがある。設計して作るということは，空間的・時間的な再現性と制御性を求めることである。バイオプリンティングはそのような設計に基づいて，確実に組織・臓器を作る工学を目指している。それを実現するためには，空間配置のみならず，増殖や分化など細胞の挙動を計測し制御する技術の開発も必須である。そのような時空間制御技術の研究開発のテーマも今後ますます重要性が高まると見込まれる。

3.9 バイオプリンティング技術による3次元アセンブリ　　161

〔4〕 **作製方法・工程**　　バイオプリンティングとの命名からもわかるように，バイオプリンティングでは製作技術として，印刷・転写・3次元積層造形の技術を用い，そのための装置としてプリンターや3Dプリンターを用いる特徴がある。前述したように，印刷技術は，多種のインク材料をそれぞれ適材適所，精密に配置する技術である。空間的に高い再現性や制御性を実現することが期待できる。

　バイオプリンティングを含めて再生医工学では，これからの10年間に最も研究開発しなければならない組織・臓器は，移植医療で必要とされている重要臓器であろう。心臓や腎臓，肺や肝臓など，これらの臓器は，いずれも生命存続に重要な生理機能を担っており，その機能を発現するために，それぞれの臓器には特有の構成員・構成材料があって特殊な構造が備わっている。具体的には，特殊で複雑なミクロサイズの構造があり，その構造は，多種

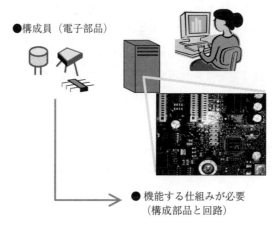

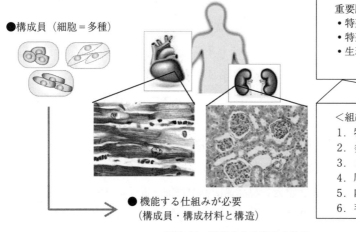

図 3.60　機能する仕組みを作る

細胞，多種材料が適材適所配置されて構成されており，さらにそれは3次元の立体構造をしている。しかも，数多くの細胞が分厚い組織を形作っている。また，重要臓器では活発な生理機能ゆえ組織の酸素消費も多く，酸素を供給する血管や毛細血管が豊富に発達している特徴がある。このような特徴的な構造を作れるようにならなければならない（**図3.60**）。

そこで，その対策として，インク材料を適材適所配置する印刷技術，プリンターの応用が発想されたのである。バイオインクがどのような材料で組織や臓器を作るのか？に対するチャレンジであるが，こちらは，どうやって組織や臓器を作るのか？に対するチャレンジである。つぎに，このような組織を作るために，印刷技術の持つポテンシャルを解説する。

3.9.4 印刷技術のポテンシャル

〔1〕 **高精細印刷・カラー印刷**　印刷技術では，美しいリアルな写真画質の印刷が行われている。この高精細印刷では，すでにミクロからサブミクロンの空間分解精度で種々のインクが塗布されて印刷されている。シアン，マゼンダ，イエロー，ブラックのCMYB 4色が基本であるが，ライトシアン，ライトマゼンダ，さらには蛍光インクなど多彩な色調のインクを併用することで高精細リアルカラー印刷が実現されている。現在細胞培養では，細胞を播くのは人の手作業で培養皿全体にランダムに播かれている。もしそこへ印刷技術を応用することができれば，ヒトの手作業ではできないとんでもなく精密な細胞播種，多種細胞での適材適所の細胞配置が実現可能になる。それがバイオプリンティングの狙いの一つである。空間的再現性，制御性に優れた印刷技術，プリンターの応用には大きなポテンシャルがある。

〔2〕 **高速印刷・大判印刷**　中村らは，1個1個適材適所に細胞を並べるためにマイクロマニピュレータの利用を考え，直径10～20 μmの細胞が把持できるマニピュレータを開発し，ゲームのコントローラーを流用したコントローラーで顕微鏡の画面を見ながら操作して細胞をつまみ動かした。慣れた作業員でも1個動かして別の場所に並べるのに約1分かかった。1 cm角の組織には細胞が10億個含まれることから，10億個の細胞を操作して組織を構築するのにこのやり方では何と1903年もかかってしまう計算になり，笑うしかなかったという経験がある。しかし，インクジェットプリンターでは高速でインク滴を制御して，適材適所に塗布して印刷している。市販のインクジェットプリンターでもA4サイズ1枚を印刷すれば1分そこそこで印刷できるが，この間に1 440 × 1 440 dpiのプリンターであれば約1億個のドットが配置されている計算になる。わずか1分で1億個である。最新産業用プリンターでは，毎秒10mを超える超高速印刷が可能と聞く。また大判印刷では，10mを超える大判ポスター印刷も現実に行われている。短時間に大量のインク滴を操作できるということである。印刷技術を応用すれば，ヒトの手作業をはるかに超越した高速造形

が，現実に可能である。

〔3〕**3次元積層印刷**　印刷技術は，2次元印刷から3次元印刷へと進化している。現在，ものづくりを革新する技術として3Dプリンターは世界的ブームに乗って急速に技術が進歩している。3Dプリンター，すなわち，3次元積層印刷の手法の最大の特徴は，付加的製造法 AM（additive manufacturing）のアプローチであるという点であろう。additive とは，add「加える」という動詞の形容詞形で，材料を加えながら作り上げていく作り方である，「付加的製造法」と訳することができる。これまで，3次元の立体物を作製するには，削り出し，すなわち切削加工（subtractive manufacturing）か，鋳型に流し込んで作製する鋳型造形（molding）の手法で行われていた。しかし，これらの手法では外形は作りこめても，内部の構造をデザインして作りこむことはまずできない。それに対し AM では，1層1層積層して作る製作方法なので，連続断層画像がありさえすれば，内部の複雑な構造をも作りこむことができる。しかも高精細印刷，カラー印刷を採用すれば，内部まで多種材料が精密に配された複合3次元構造体が作製できる（**図3.61**）。生体組織は内部までぎっしりと有意な組織構造が詰まっている。しかも多種の細胞で構成されている。スキャホールドの3次元積層造形を含めて，内部まで作りこめる AM のアプローチは再生医工学にはきわめて有効な手法なのである。

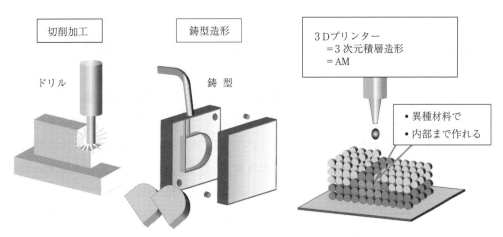

図3.61　従来型3次元構築法と AM

〔4〕**デジタルプリンティング，デジタルファブリケーション**　コンピュータ技術の進歩と普及に伴い，印刷技術では，デジタルプリンティングの概念で技術が進歩した（**図3.62**）。文字や画像，全体の構成をコンピュータで作成し，その作成したデジタルデータをプリンターに送信することで，印刷物として出力される。以前は，手書き原稿のタイプライターでの打込み，日本語ならば和文タイプで漢字を選びながらのタイピング，活字を並べるなどの大仕事が必要であったが，パソコンによるデジタル入力とそのデジタル出力装置とし

164　3．3次元細胞システムの構築法〜構造オリエンテッド〜

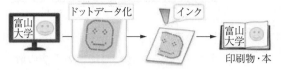

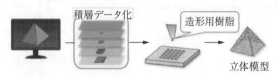

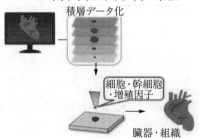

図3.62　デジタルプリンティング，デジタルファブリケーション，デジタルバイオファブリケーション

てのプリンターの進歩と普及，そしてデジタル化のおかげで，迅速に印刷できるようになった。

　デジタル化の波は，ものづくり業界にも押し寄せてきて，いまや部品，製品の形状の設計，試作，製作には3次元CADが用いられ，コンピュータ上での3次元形状の設計や計算が当たり前のように行われている。さらに，そのデジタルデータは，出力装置として数値制御の加工装置に送られ，そのまま加工が行われるようになった。さらに3Dプリンターの発達によって，ラピッドプロトタイピングとして試作模型作り用から，いまやものづくりの装置として普及し始めた。デジタルプリンティングから3次元積層印刷に進んで，デジタルファブリケーションと呼ばれている。

　また，デジタルファブリケーションは，じつはCAD/CAM/CAE（computer-aided designing/manufacturing/engineering）のコンセプトとつながっている。すなわち，コンピュータ上で設計したCADのデジタルデータは，3Dプリンターをはじめとする数値制御の加工装置（CAM装置）に送信され，デザインした立体造形物が出力される。そしてそのデザインや工程には，コンピュータの高い計算能力を用いた高度な工学的解析やシミュレーション，予測評価や最適化を行う（CAE）というコンセプトである。印刷技術を用いるポテ

ンシャルとして，これから CAE への展開が見込まれ，コンピュータ時代の再生医工学として，ますますの技術進歩，発展が期待される。

3.9.5 生体組織構成物の実装というコンセプト

〔1〕 **実装というコンセプト**　バイオプリンティングでは，生きた組織・臓器の作製のために，生きた細胞や生体材料，すなわち生体組織構成物自体を組織，臓器を構成するための重要な材料，パーツと考え，それらを直接工学的に並べて積み上げ，組み立ててボトムアップ的に作る。そのパーツ材料を実装するコンセプトである。そのための実現性のある方法として，プリンターというインクの配置制御する機械の手を用いて最終的な組織や臓器を構築することを目指している。

〔2〕 **自然の作り方に反した人工的な作り方への挑戦**　このような作り方は，ある意味，自然界の生物学的な器官発生の法則を無視している。自然界の生物学的な器官発生の法則からすれば，すべての臓器は，受精卵から細胞分裂を繰り返して，組織・臓器が発生し，やがて機能する臓器が形成され，1 個の個体になる。個々の臓器はすべてこの生物学的な発生プログラムの流れの中で完成する。そして臓器にとってはこのような本来の形成のされ方が最も自然でベストな道である。それに対して，バイオプリンティングではあえてこの法則に反して，望みの臓器だけを工学的に作り出そうとする。これは神様に対して真っ向勝負を挑むに等しい。

とはいうものの，人工臓器の考え方からすると，臓器再建術や臓器移植，人工臓器による臓器代替は，すでに多くの実績がある。これらは，発生学的に発生した臓器でなくとも，機能さえ代行できればパーツを取り替えても生体は生きられることを証明している。機能さえ作れれば利用可能ということである。

〔3〕 **迅速に作る**　移植用臓器作りとして患者を救う技術となるためには，とにかく早く迅速に臓器を作らなければならない。自然な発生現象だけに頼っていては，大人用臓器だと出来上がるのに 20 年かかる。臓器不全患者に残された時間はわずかしかない。そして現実的にそれだけの長期間，組織や臓器の培養を続けることも経済的にはあり得ない。天文学的な費用がかかる。それゆえに，自然の摂理に反してでもこのような工学的な作り方で人工的な臓器作製を実現することを目指さなければならないのである。

〔4〕 **生命倫理的問題を回避するため**　加えて，以下は筆者の考えであるが，自然の摂理に基づいて，受精卵や ES 細胞，iPS 細胞から発生学的に臓器を作るということは，極論すると，一人のクローン人間を作り出して臓器移植するのと同じにならないか？そして，それは許されるのか？もし，臓器だけが必要だからという理由で，発生によって必要な臓器のみを作るとなると，受精卵からの発生過程で脳が発生しないように人為的に操作することに

166   3.　3次元細胞システムの構築法〜構造オリエンテッド〜

なる。これは，健常個体を人が自分勝手な理由でつぶす作業を認めることになり，決して気持ちがよいものではない。そのまま手を加えなければ一人の健康体のヒトが生まれるからである。臓器不全患者の生命も貴いが，生まれてくる胚や胎児の生命も同様に貴いはずである。このような生命倫理の葛藤を超えて臓器を作るには，発生学で作るよりもこのような工学的な作り方がベストなのである。

〔5〕　**細胞の周囲3次元環境ごと作る**　　細胞や生体材料を実装することで果たして臓器ができるのか？培養皮膚を考えてみよう。1個の細胞から培養した培養皮膚も多くの細胞を播種して作った培養皮膚も，移植すれば同じように働いている。これが多種細胞だったらと考えても大差はない。臓器クラスになると，問題は細胞の配置や組合せ，構造ということになる。もちろん細胞周囲の細胞外マトリックスや液性因子の環境も大切で，それらも同時に配置するのが理想である。とすれば，逆にこの手法で作った臓器が臓器として機能しない理由がみつからない。もちろん構造を作る技術が未完成であるため複雑な臓器は作れていないが，構築技術が進めば，実装で臓器を作ることは十分可能ということである。工学者が目指すべきはこの道だと確信する。

3.9.6　培養組織というパーツと3次元アセンブリ

〔1〕　**バイオファブリケーション**　　これまで，印刷技術に絞って述べてきたが，デジタルファブリケーションと呼ばれるように，3次元構造を作る時点で，バイオプリンティングはより発展的な3次元の概念が加わったバイオファブリケーション（biofabrication）と呼ばれるようになった。2009年Biofabricationという国際誌が立ち上がり，2010年国際バイオファブリケーション学会も立ち上がっている[13]。

　バイオファブリケーションでは，生体組織を作るために印刷技術だけでなくさまざまな技術の応用を想定している。建物を建てるときにレンガを積み上げて作るイメージで，ボトムアップ的に付加的に3次元の組織・臓器を作る3Dプリンターによる3次元積層造形の作り方を説明してきたが，実際に建物を建てるときは，レンガを積むだけでは家は出来上がらない。窓枠を組み込んだり，ドアを建てつけたり，配管を張り巡らせたりする作業が必須である。生体組織を作る場合も同じことがいえるかもしれない。したがって，組織・臓器を作る際には，さまざまなアプローチが必要であると考えられる。

〔2〕　**バイオアセンブリの考え方**　　東京女子医科大学が提唱する細胞シート工学では，培養した細胞シートをはがして何枚も積層する。細胞シートを臓器作りのパーツとし，アセンブリ，つまり組立てで世界をリードしている。同様に，近年，細胞のスフェロイド（凝集塊）を3Dプリンターで3次元に並べる技術が隆盛してきた。一方，プリンターで並べるかわりにマイクロ剣山に差し込む方法も出てきている。現行の細胞スフェロイドは，ただ単に

細胞を1種類から数種類混和して培養しただけのものであるが，一種の組織パーツとみなすことができる．それを並べ，組み合わせて臓器を作る．このような組立てのアプローチは，バイオプリンティングに対して，バイオアセンブリ（bioassembly または bioassembling）と呼ばれている．

なお，前述したマイクロマニピュレータは，1個1個の細胞を動かすととんでもない時間がかかるが，細胞1千万個，ないしは1億個で作ったパーツを動かして組み立てるとするならば，1回に1億個を1μmの精度で並べられ，しかもわずか1分，自動化すればもっと高速に並べられると思うので，精密バイオアセンブリ技術としては優れモノに違いない，という意義があることも追記しておく．

〔3〕 **プレハブ工法の発想**　　ファブリケーション（fabrication）とは，いろいろな意味があるが，バイオファブリケーションの場合は，「作る」，「製作する」という意味である．「でっちあげ」，「偽造」という悪い意味もあるが，その意味では取らないで欲しい．住宅の作り方でプレハブ工法という作り方がある（**図3.63**）．つまり，プレ（前もって）+ファブリケーション（作る）で，前もって作っておいて，現地で組み立てるのみという迅速に効率的に建物を建てる方式のことである．いまや，通常の住宅も工場でパーツが作られて，現地で組み立てる作り方が進んでいるようであるが，生体組織を作る際にも同じ考え方が適用できる．つまり前もって質の高いパーツを作り，それを一気に組み合わせて大きな組織や臓器を作るという考え方である．いうほど簡単なことではないが，迅速に臓器を作るためにはとても重要な方法であろう．

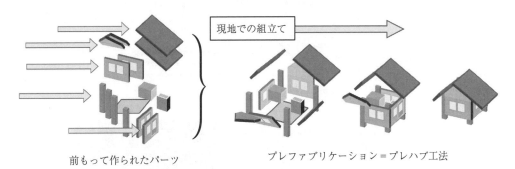

図3.63　プレハブ工法

〔4〕 **バイオプリンティングから組織プリンティングへ**　　そこで，バイオプリンティング技術を応用したプレファブリケーションの取組みを紹介したい．

これまでに，サブミクロンの解像度でパターンが作れるフォトリソグラフィの技術を用いて，細胞のパターニング培養，さらにそれを転写する技術が開発されている．フォトリソグラフィとは，感光性物質をコートした基板にフォトマスクを通したパターン状の光を当てて

露光された部位とされていない部位のパターンを基板上に作る技術である。この技術を応用して，細胞培養用基板上に親水性，疎水性のパターンを作ってその上で細胞培養を行うと，細胞は親水性の上にのみ接着し，細胞のパターンができる。さらに，それを細胞接着性のゲル状に転写することで，ゲル上に細胞のパターンが転写される。血管内皮細胞を用いて細胞のパターンを作り転写することで，まっすぐな毛細血管や網膜血管のパターンの毛細血管など，デザインした毛細血管〜毛細血管網を作製することができた[14]。実際に動物に埋め込むと毛細血管として働くことも確認されており，バイオ人工毛細血管といえるだろう。

この技術を踏まえ，フォトリソグラフィの代わりにインクジェットで細胞が接着しないポリマーで培養基板にパターンをプリントし，心筋細胞や平滑筋細胞をパターン培養し，転写した。すると，心筋細胞，平滑筋細胞のファイバーがそれぞれ作れたが，その工程を観察すると，パターン培養の時点から，細胞はパターンの走行に並行な配向性を持つ傾向がみられ，転写時点ではパターン境界部には確実な配向性が見られていた（図3.64(a)）。つまり，心筋細胞，平滑筋細胞はパターンの辺縁を認識して，長軸方向に紡錘形に伸び，筋としての組織形成へと分化，形態変化が起きてきたものと考えられる。つまり，プレ組織と考えられる。このプレ組織を転写積層した結果，配向したファイバーが積層されているのが確認できた（図(b)，(c)）。細胞転写から組織転写，バイオプリンティングからティシュプリンティング（tissue printing）への新しい一歩といえる[15]。転写前にこのような組織化した培養組

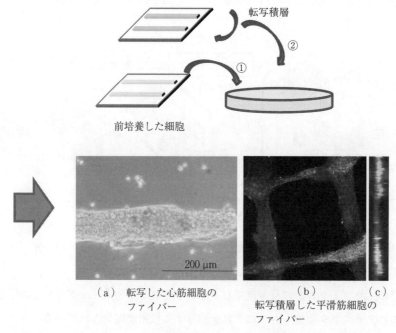

(a) 転写した心筋細胞のファイバー　　(b)　(c) 転写積層した平滑筋細胞のファイバー

図3.64 細胞プリンティングから組織プリンティングへの挑戦（3次元積層）

織をいくつも作っておいて，3次元構築する際にそれらのパーツをアセンブリングする，という再生医工学でのプレハブ工法のコンセプトを実現させる一方法といえる。

アセンブルする方法として，転写積層印刷を紹介したが，それだけでなく，束ねる，巻く，編む，折る，結ぶ，はさむ，接着するなど，いろいろな方法が期待でき，これから5年，10年先に，そのような技術が今後発展するだろう。

3.9.7 お わ り に

以上，バイオプリンティングについて，印刷技術応用のコンセプト，高いポテンシャル，生体組織・臓器作製へのチャレンジ，考え方，そして最近の取組みまで紹介した。筆者のバイオプリンティングの研究の歩みと考え方，展望については，精密工学会誌の展望の解説[16]も合わせて参照いただけると幸いである。

近年の3Dプリンターのすさまじいブームにより，「3Dプリンターで何でも作れる」，の最極端例として「臓器が作れる」，とバイオプリンティングにも新たなブームが起きている。しかし，生体組織作り，臓器作りは，ここで述べたように，神への挑戦でもあり，一朝一夕にはいかない大仕事で，技術はまだまだ発展途上であることもよく認識していただかなければならないと強く感じる。そして，バイオプリンティングがバイオファブリケーション，バイオアセンブリと進化して，最終的には，オーガンプリンティング，オーガンファブリケーションとつながって初めて本来のバイオプリンティングの目標が達成できる。臨床に届いてこその技術であるので，人の生命を守るという貴い使命があること，医療現場へ技術を届ける熱意と努力と忍耐が必要であること，そのためには，利害抜きで，多くの地道な研究が必要であることを深く認識する必要がある。

NEDOのプロジェクトでは，iPS細胞から3次元の臓器作りが始まっている[17]。この分野に関係する熱い心を持った研究者と開発者一同の日本をあげての奮闘に期待したい。iPS細胞の研究も，薬のスクリーニング用の組織作りだけで満足せずに，組織・臓器を作ることに傾力して，臨床に届けてほしい。

引用・参考文献

1) V. Mironov, N. Reis, and B. Derby, "Bioprinting: A beginning," *Tissue Engineering*, vol. 12, no. 4, pp. 631-634, Apr. 2006.

2) K. Jakab, B. Damon, A. Neagu, A. Kachurin, and G. Forgacs, "Three-dimensional tissue constructs built by bioprinting," *Biorheology*, vol. 43, pp. 509-513, 2006.

3) R. Langer and J.P. Vacanti, "Tissue engineering," *Science*, vol.14; 260 (5110) pp. 920-926, May 1993.

170   3. 3次元細胞システムの構築法〜構造オリエンテッド〜

4) L.G. Griffith and G. Naughton, *Science*, vol. 295, pp. 1009–1014, 2002.

5) 3D Spheroid Culture Trends, Published: Friday, Sep. 04, 2015 http://www.technologynetworks. com/CC/news.aspx?ID=182559#

6) M.B. Rookmaaker, F. Schutgens, M.C. Verhaar, and H. Clevers, "Development and application of human adult stem or progenitor cell organoids," *Nature Reviews Nephrology*, vol. 11, no. 9, pp. 546–554, Sep. 2015.

7) R.E. Hynds and A. Giangreco, "Concise review: the relevance of human stem cell-derived organoid models for epithelial translational medicine," *Stem Cells*, vol. 31, no. 3, pp. 417–22, Mar. 2013.

8) Special Collection: Emerging Concepts in 3D Microtissues. Guest Editor: Temenoff JF, http:// www.liebertpub.com/lpages/ten-virtual-issue-fall-2015/125/（Nov. 2015 ）（This page is the link of TERMIS http://www.termis.org/ ）

9) C. Wang, Z. Tang, Y. Zhao, R. Yao, L. Li, and W. Sun, "Three-dimensional in vitro cancer models: a short review,"*Biofabrication*, vol. 6, no. 2, p. 022001, Jun. 2014.

10) R. Chang, J. Nam, and W. Sun, "Direct cell writing of 3D microorgan for in vitro pharmacokinetic model," *Tissue Eng. Part C Methods*, vol. 14, no. 2, p.157–166, Jun. 2008.

11) M.M. Stanton, J. Samitier, and S. Sánchez, "Bioprinting of 3D hydrogels," *Lab Chip*, vol. 15, no. 15, pp. 3111–3115, Aug. 7, 2015.

12) M. Nakamura, S. Iwanaga, C. Henmi, K. Arai, and Y. Nishiyama, "Biomatrices and biomaterials for future developments of bioprinting and biofabrication." *Biofabrication*, vol. 2, pp. 014110–014116, 2010.

13) International Society for Biofabrication URL: http://biofabricationsociety.org/

14) A. Kobayashi, H. Miyake, H. Hattori, R. Kuwana, Y. Hiruma, K. Nakahama, S. Ichinose, M. Ota, M. Nakamura, S. Takeda, and I. Morita, "In vitro formation of capillary networks using optical lithographic techniques," *Biochemical and Biophysical Research Communications*, vol. 358, no. 3, pp. 692–697, Jul. 6, 2007.

15) M. Nakamura, T.A. Mir, K. Arai, S. Ito, T. Yoshida, S. Iwanaga, H. Kitano, C. Obara, and T. Nikaido, "Bioprinting with pre-cultured cellular constructs towards tissue engineering of hierarchical tissues." *In. Bioprinting*, vol. 1, no. 1, pp. 39–48, 2015.

16) 中村真人，"工学技術で臓器不全の治療の道を！：臓器を作る機械の開発と先端精密工学技術による医療支援への提言，"精密工学誌，vol. 80, no. 3, pp. 229–235, 2014.

17) 新エネルギー・産業開発機構，"News release（2014.11.7）iPS 細胞等を用いた立体組織・臓器の開発に着手，"URL: http://www.nedo.go.jp/news/press/AA5_100328.html.

▶ 3.10 光硬化性材料を応用した管状細胞構造体の構築 ◀

オンチップ加工，オンチップ操作，オンチップ自己組織組立てといった，マルチ機能を統合化したマイクロ流体チップが提案されている。本システムを用いた細胞構造体の作製への応用に関して検討が行われた。本節では，管状の細胞構造体の作製を目的とした手法とアプ

ローチおよび実験結果について述べる。

3.10.1 は　じ　め　に

〔1〕　再生医療のための3次元細胞構造体の作製　　人体に対して重大な病気や事故など
によって，臓器自身に重大な障害が生じた場合，臓器移植の手段が取られている[1]。臓器移
植のためには，ドナーが必須であるが，恒常的なドナー不足が問題となっている[2]。この問
題を解決する手段として，再生医療と呼ばれる細胞や生体材料から人工的に臓器を実現する
手法が望まれている[3]。このため現在，生体を構成するさまざまな細胞に分化する能力を有
した幹細胞に注目が集まっている[4]。生体細胞は元来，さまざまな組織や臓器として遺伝的
な分化能力を持っている。しかしながら，このような生体が有する仕組みを科学的に完全に
理解できているわけではない[5]。生体を構成しているさまざまな組織や臓器は，複雑な3次
元構造体である。人工的に組織や臓器を実現するためには，生体の臓器における細胞の位置
や形状を3次元的に再現する技術が必須である[6]。

　これまで，2次元的に細胞構造体を作製する手法に関して精力的に研究が行われてきた。
例えば，基板の親水性・疎水性などの表面特性による細胞2次元パターニング[7]，マイクロ
マニピュレーションを用いた2次元細胞構造体作製[8]，マイクロ流体チップを用いた任意形
状の2次元細胞体作製[9]などが挙げられる。しかし，このような2次元の細胞構造体は，3
次元的な組織や臓器の環境から異なっているため，本来の細胞と同様の機能や現象が得られ
るのかが疑問視されている[10]。

　そこで現在，組織や臓器の *in vivo* 環境に迫った3次元的な細胞配置手法に注目が集まっ
ている。3次元細胞構造体に対して，細胞への栄養供給や代謝機能の維持を行うには，循環
系を組み込み，*in vivo* 環境を *in vitro* 環境で再現することが望まれる[11]。このような細胞
からなる3次元組織のためには，管状構造を含む生体組織を模した構造体を人工的に再現す
ることが望まれる。人工組織を *in vitro* で実現するためには，細胞を目的とする形状にパ
ターニングする技術が必要である[12]。このような細胞構造体を実現する技術は，将来的な再
生医療のための組織や臓器を実現するうえで有用である[13]。例えば，臓器の部分的な修復
や，病原研究のための細胞構造体としての利用も検討されている[14]。

　さらに，3次元細胞構造体は，2次元細胞構造体と比較して，さまざまな利点を有してい
る。3次元細胞構造体は，2次元細胞構造体に対して，細胞活性，増殖能，分化能，形態，
遺伝子・タンパク質発現などの生体の機能がより *in vivo* に近いことが明らかとなってきて
いる[15]。これは，3次元細胞構造体が，より実際の生体に近いことが起因していることに疑
いの余地はない。したがって，より長期に細胞活性を維持し，より組織・臓器に近い生体機
能を3次元細胞構造体で実現するための研究が重要である[16]。

〔2〕 **人工細胞組織の構築方法**　再生医療を実現するための人工細胞組織の構築方法には，大きく分けて二つのアプローチがある。トップダウンアプローチとボトムアップアプローチである。従来の方法は，おもにトップダウンアプローチに分類される[17]。

トップダウンアプローチでは，細胞を生体適合性または生分解性の細胞足場などに播種し，培養することで行われることが多い。細胞は，足場上で還流培養により増殖し，成長因子や機械的な刺激などにより，より効果的な培養を実現することができる[18]。しかしながら，細胞は足場上に固定されるため，より複雑で精密な細胞構造体を得ることが困難であることが課題である[19]。

一方で，ボトムアップアプローチでは，微細な細胞構造体をモジュールとして作製し，これをさらに大きな組織として拡張していく手法といえる。このようなモジュールは，例えば，自己組織組立てによる細胞集合体，ハイドロゲルによるマイクロ細胞構造体などの方法が挙げられる[20],[21]。このように作製されたモジュールは，パッキングや積層化などの方法により，より大きな細胞構造体として組み立てられる[22]~[24]。実際の生体においても，肝臓の肝小葉と呼ばれる組織のように，マイクロスケールの微小な細胞パターンからなる場合が多い[25]。それゆえに，ボトムアップアプローチは，より生体に近い組織構造を再現できる可能性がある。

人工細胞構造体の作製手法の従来研究を**表 3.2**に示す。1997 年に Dr. Joseph Vacanti らは，足場上で細胞を 3 次元的に培養することでマウスの背中の部分に人工的に人の耳の構造体を作ることを実現した[26]。この研究に端を発し，さまざまな人工細胞構造体を作製する手法が提案されてきた。例えば，細胞集合体の作製やマイクロ加工，細胞シートや積層化などさまざまな手法があるが，特に，マイクロ流体チップを利用することで微小なスケールで流体を用いて細胞を操作することができるため，より複雑な細胞構造体を高精度に組み立てる

表 3.2　人工細胞構造体の作製手法の従来研究

アプローチ	利　点	欠　点	参考文献
細胞足場	3 次元構造を形成可能	3 次元的に均一に細胞を固定することが困難	26)～29)
細胞接着	細胞のみの構造体	複雑な 3 次元形状が困難	30), 31)
マイクロ加工	高精度な任意形状	3 次元化が困難	32)～35)
細胞シート	細胞のみの構造体	任意形状の 3 次元化が困難	36)～38)
細胞プリンティング	高精度に任意の 3 次元構造が形成可能	3 次元形状を保持することが困難	39)～42)
細胞マイクロ構造体	マイクロスケールの高精度な細胞を組立て	複雑な 3 次元形状が困難	24)
細胞プレート	マイクロスケールの高精度な細胞を組立て	複雑な 3 次元形状が困難	43), 44)

ことができる。

〔3〕 **マルチ機能を統合化したマイクロ流体チップの細胞構造体作製への応用**　マルチ機能を統合化したマイクロ流体チップの細胞構造体作製への応用のコンセプトを**図3.65**に模式的に示す。このマイクロ流体チップの主要な課題と解決策を列挙する。

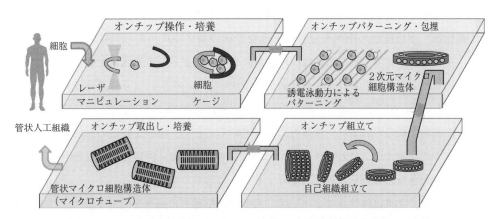

図3.65　マルチ機能を統合化したマイクロ流体チップの細胞構造体作製への応用

第1に，細胞を操作するためのマイクロ流体チップ中へマイクロツールを導入することである。そこで，オンチップで光硬化性樹脂を任意形状に加工する技術が応用された。このマイクロツールは，光ピンセットなどの方法により駆動することができ，細胞と同等の非常に小型のマイクロツールが実現された。

第2に，細胞の2次元構造体への固定手法が必要である。先に述べたように細胞は，生体内部で非常に微細で複雑なパターンを有している。そこで，誘電泳動力（dielectrophoresis, DEP）を用いて，細胞をパターニングする技術が応用された。さらに，パターニングした細胞の形状を保つために，光硬化性樹脂中に包埋する方法が提案された。これにより，さまざまな形状の2次元細胞構造体を作製することが可能になった。

第3に，作製した2次元細胞構造体を3次元構造体に組み立てる手法が必要である。そこで，オンチップで流体力を用いて作製した2次元細胞構造体を自己組織的に組み立てる手法が提案された。これにより，管状の3次元細胞構造体を高効率に組み立てることができ，オンチップで行うことでコンタミネーションも防止することが可能である。

第4に，組み立てた3次元細胞構造体をマイクロチップから取り出す手法が必要である。そこで，マイクロバルブを組み込んだマイクロ流体チップにより，3次元細胞構造体の取り出しを行う手法が提案された。

以上により，任意形状の3次元細胞構造体を得ることができ，将来的には3次元細胞構造体を組織または臓器に近い形状まで拡張することにより，先にあげた再生医療のための人工

細胞構造体の作製に応用できると考えられる。

3.10.2 オンチップ加工による2次元細胞構造体の作製

〔1〕 **オンチップ加工による2次元構造体の作製** 3次元細胞構造体を作製するために，モジュールとなる任意形状の2次元構造体の作製手法について述べる。実際の生体中では，細胞は，皮膚細胞の網状や血管のような管状の決まったパターンや形状で配列している[45]。人工組織を実現するためには，細胞を決まったパターンや形状に配列し，固定する技術が求められる[46]。細胞を固定する代表的な手法として，吸引により直接的に固定する手法が挙げられる[47]。本手法により，細胞を特定の位置に選択的に固定できる一方で細胞へのダメージが課題となる[48]。また，流体力を直接用いることで，細胞を特定の形状にマイクロ流体チップ中で固定することができる[49]。しかし，本手法では，固定した細胞をさらに解析したり，より大きな組織形状に拡張したりすることは容易ではない。

そこで，マイクロ流体チップを用いて，光硬化性樹脂中に細胞を固定する手法が提案された[50]。マイクロ流体チップ中にある光硬化性樹脂に，マスクを介してパターニングした光を対物レンズにより集光させて照射する。これにより，マイクロ流体チップ中の特定の位置に，**図3.66**に示すような，マスク形状に基づいたさまざまな形状を有する2次元マイクロ構造体を作製することが可能である[51]。その際に，100倍の対物レンズを用いることで，マスク形状を1/100に縮小して照射することが可能である。

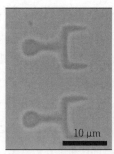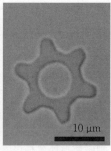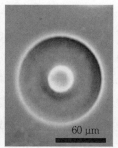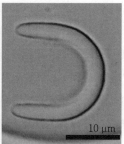

（a） 作製した2次元マイクロ構造体の例　　（b） オンチップ加工システム

図3.66 オンチップ加工による2次元マイクロ構造体の作製

光硬化性樹脂として，ポリエチレングリコールジアクリレート（poly（ethylene glycol）diacrylate, PEGDA）が用いられた。PEGDAは，細胞に対する低い毒性と高い生体適合性を有している材料として知られている[52]。また，細胞活性に対してポジティブな性質を示すことも知られている[53]。ここで，作製したマイクロ構造体がマイクロ流体チップ上で作製後に流体力により操作可能であることが重要である。このために，マイクロ流体チップは，PDMSで上面・下面ともにコーティングした。これによりPDMS表面に酸素阻害層が形成

され，PEGDAがPDMS表面に付着せずに，マイクロ構造体作製後に流体力により操作することができる。通常，この酸素阻害層で未硬化となるPEGDAの厚さは約2 μm程度である。したがって，例えば，マイクロ流体チャネルの高さが40 μmであった場合，マイクロ構造体の厚さは約36 μmとなる。

〔2〕 **オンチップ加工による2次元細胞構造体の作製**　先に述べたオンチップ加工による2次元マイクロ構造体作製手法を応用して，細胞を包埋した任意形状の2次元細胞構造体の作製が行われた。図3.67に培養細胞（マウス胎仔由来線維芽細胞株，NIH/3T3）を包埋したマイクロ構造体の作製結果を示す。NIH/3T3をインキュベータにより培養後，PEGDAとリン酸緩衝生理食塩水の溶液と混合し，マイクロ構造体が作製された。また，細胞を包埋したマイクロ構造体をマイクロ流体チップ中で作製し，流体力により搬送することが可能であった。したがって，任意形状の2次元細胞構造体をマイクロ流体チップ中で作製し，流体力により操作することで，3次元の細胞構造体に組み立てが可能となった。

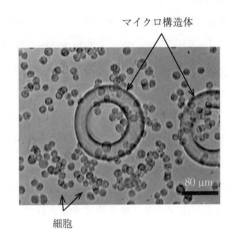

図3.67　培養細胞を包埋したマイクロ構造体の作製結果

3.10.3 3次元マイクロ構造体のオンチップアセンブリによるマイクロチューブの作製

〔1〕 **流体力によるマイクロチューブの自己組織組立て**　本項では，細胞を埋め込んだマイクロ構造体の流体力によるマイクロチューブの自己組織組立て手法について述べる[54]。まず，ドーナツ形状の2次元マイクロ構造体を光硬化性樹脂に紫外線を照射することでオンチップ作製し，作製したマクロ構造体を流体力により移動させる。マイクロ構造体がマイクロウェルへと入る際に流れ方向に沿って90度回転するように流体デバイスを設計することで，マイクロ構造体を順次マイクロウェルと呼ぶマイクロ構造体を集めるための空間内で積層し組み立てていく。これにより，最終的にドーナツ形状のマイクロ構造体が積層されたマイクロチューブ構造をマイクロウェル内に作製する。

この手法を実現するため，図3.68に示すような4層からなるPDMSマイクロ流体デバイ

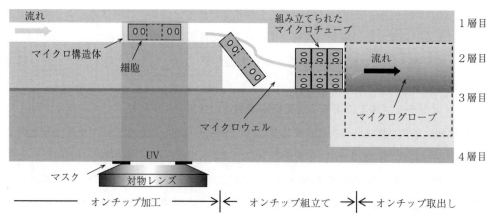

図 3.68 4層からなるマイクロ流体デバイスを用いたマイクロ構造体の作製と組立ての模式図

スが作製された。1層目は，マイクロ構造体をオンチップ作製するためのスペースを有するマイクロチャネルが作製されている。2層目は，マイクロ構造体を組み立てるためのマイクロウェルが用意されている。3層目は，薄いPMDS薄膜と，マイクロウェルに流れてきたマイクロ構造体をせき止めるためのストッパーを作製している。ストッパーには細い溝があり，流体は流れるがマイクロ構造体はせき止めることができる構造となっている。4層目は，負圧によって3層目の薄膜を変形させるためのマイクロチャネルである。この4層目のマイクロチャネルに負圧を印加することで，3層目の薄膜が変形し4層目へと落ち込み，マイクロウェルで組み立てたマイクロチューブをデバイス外部に取り出すことができる。この機構は常閉型バルブと呼ばれる。

〔2〕 **自己組織的組立てプロセスのメカニズム**　マイクロ構造体の自己組織的組立てメカニズムについて述べる。オンチップ作製されたマイクロ構造体はマイクロチャネル内の流れによりマイクロウェルのほうへと移動される。流体の流れはマイクロウェルに入る直前に変化し，この変化により流れに乗ったマイクロ構造体が少し傾く。マイクロウェル内のほうがその手前のマイクロチャネル内よりも高さが高いため，平均流速は低くなる。ここで，マイクロ構造体に働く流体抵抗は式（3.7）で表される。

$$F = \frac{1}{2} C_d \rho v^2 A \tag{3.7}$$

ここで，C_d は抵抗係数，ρ は流体の密度，v は流速，A は構造体の流れ方向に対する投影面積である。

マイクロチャネル内の流速 v_1 により発生する流体抵抗を F_1，マイクロウェル内の流速 v_2 により発生する流体抵抗を F_2 とすると，各力はマイクロ構造体の異なる場所にかかる。C_d が一定であると仮定し，マイクロ構造体の回転中心 O に対してマイクロ構造体に発生する

3.10 光硬化性材料を応用した管状細胞構造体の構築

モーメント M は式（3.8）で示される．

$$M = r_1 F_1 \sin\phi - r_2 F_2 \sin\phi = \frac{1}{2} C_d \rho \sin\phi (v_1^2 r_1 A_1 - v_2^2 r_2 A_2) \tag{3.8}$$

ここで，r は回転中心 O から力 F が働く点までの距離，ϕ はマイクロ構造体の回転角度である．

マイクロチャネルの高さの違いより，流速 v_1 は v_2 よりも大きい．また，r_1 と r_2 の関係は A_1 と A_2 との関係により決定する．ここで，A_1 が小さすぎると，マイクロ構造体を時計回りに回転させるモーメントが小さくなるためマイクロ構造体を 90 度回転させることができないと考えられる．A_1 はオンチップ作製を行うマイクロチャネルの高さにより決まり，A_2 はマイクロ構造体の直径により決定できる．

マイクロ構造体がマイクロウェルに入り始め傾き始めると，マイクロウェル内でさらに回転される．流量一定のため，マイクロチャネルおよびマイクロウェルの断面積 S_1 と S_2 の関係より各流速 v_1，v_2，v_3 が決まる．マイクロ構造体の回転にかかる時間を t，回転角度を α とすると

$$\begin{aligned}\alpha &= \frac{1}{2}\frac{M}{I}t^2 = \frac{1}{2}\frac{\frac{1}{2}C_d \rho \sin\phi(v_1^2 r_1 A_1 - v_2^2 r_2 A_2)}{I}\left(\frac{d}{v_2}\right)^2 \\ &= \frac{1}{4}\frac{C_d \rho \sin\phi(S_2^2 r_1 A_1 - S_1^2 r_2 A_2)d^2}{IS_1^2}\end{aligned} \tag{3.9}$$

と表される．ここで，I はマイクロ構造体の慣性モーメントである．したがって，流速 v_1 および v_2 は回転角度 α には関係しないことがわかる．

〔3〕流体力による自己組織的組立て　作製したマイクロ流体デバイスを用いて，マイ

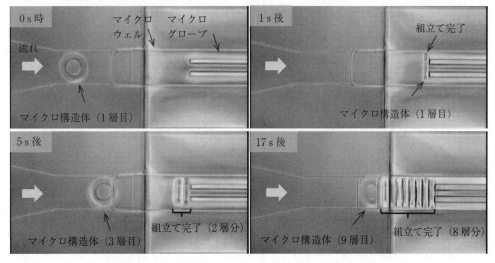

図 3.69　マイクロチューブ（直径 190 μm）の組立て結果

クロ構造体の自己組織的組立てが行われた。その一例を図3.69に示す。マイクロ構造体をオンチップ作製手法により作製し，流路出口からシリンジポンプを用いて流体を吸引することで，マイクロ構造体をマイクロウェルへと運び，組立てが行われた。この場合，18 s間で9個のドーナツ型マイクロ構造体をマイクロウェル内に積層し，マイクロチューブが組み立てられた。

3.10.4 血管様マイクロチューブのオンチップ組立て

〔1〕 4層PDMSマイクロ流体デバイス　本項では細胞を埋め込んだマイクロ構造体を組み立てる血管様マイクロチューブの作製について述べる。

　まず，作製したマイクロチューブをデバイスから取り出すための常閉型バルブを有する4層PDMSマイクロ流体デバイスについて説明する。マイクロバルブは通常，流体デバイスの流れを制御するために用いられる[55]。常閉型バルブはマイクロチャネルが通常は閉じた状態にあり，一時的に開けることが必要となる場合に適したバルブである[56)~58)]。

　このバルブの仕組みについて述べる。図3.70に示すように，通常バルブは閉じているためマイクロ構造体はマイクロウェル内に留まることで積層されていく。マイクロチューブ作製後に，バルブ下の空間を負圧にすることでバルブが開き，マイクロチューブをデバイス外部に取り出すことができる。また，マイクロチューブを取り出したあとは再びバルブを閉じることで，マイクロチューブの作製を繰り返し行うことができる。

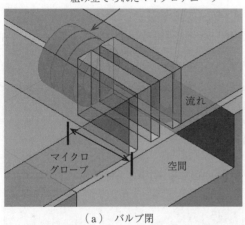
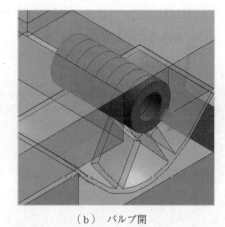

(a) バルブ閉　　　　　　　　　(b) バルブ開

図3.70　組み立てられたマイクロチューブの取出し装置の模式図。バルブ閉：マイクロ構造体はマイクロウェル内で積層される。バルブ開：積層したマイクロチューブをデバイス外部に取り出す。

　図3.71にマイクロチューブの取出し実験結果を示す。このように，常閉型バルブを開けることで，マイクロウェル内にて組み立てたマイクロチューブを取り出すことに成功した。

3.10 光硬化性材料を応用した管状細胞構造体の構築   179

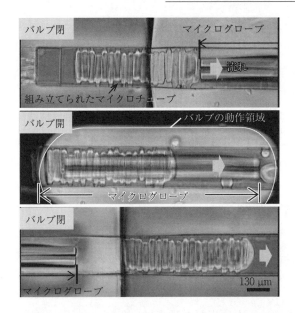

図 3.71 常閉型バルブを開けることによる
マイクロチューブ取出し実験結果

〔2〕 **細胞入りマイクロチューブの組立て**　提案手法を用いて細胞構造体の作製が可能であることを示すため，細胞入りのマイクロチューブの組立てが行われたのち，Live/Dead染色により生死判別が行われた。その一例を図 3.72 に示す。ここで，緑色は生細胞を示している。実験の結果，提案手法では 80％以上の生存率が確認され，多くの細胞の生存状態を保ったまま組み立てることが可能であることが示された。

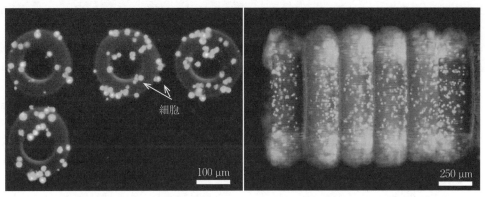

（a）細胞を包埋したマイクロ構造体　　　　（b）マイクロチューブへの組立て後
図 3.72 （口絵 7 参照）マイクロ構造体内の細胞観察（緑色が生細胞を示す）

3.10.5 お わ り に

自己組織化現象を利用して細胞を含む構造体をマイクロ流体デバイス内での組み立てる新しくユニークな方法が提案された。多層 PDMS マイクロ流体デバイス中で，細胞を含むマイクロ構造体の作製から組立て，取出しまでが一連の流れとして行われた。細胞を含むマイ

クロ構造体は，光硬化性樹脂を用いてオンチップ作製手法により行われた。作製されたマイクロ構造体は，マイクロ流体デバイス中の流体力により90度回転させ，積層することで3次元のマイクロチューブに組み立てられた。組み立てられたマイクロチューブは，常閉型バルブを開けることでデバイスから取り出すことが示された。

　今後は，複数細胞による多層構造を実現することで，より生体内の血管に近い細胞構造体の実現が望まれる。また，光硬化性樹脂であるPEGDAは生分解性材料ではないため，これを生分解性材料に置き換えることで細胞のみからなるマイクロチューブの実現が望まれる。

引用・参考文献

1)　R. Langer and J. P. Vacanti, "Tissue engineering," *Science*, vol. 260, pp. 920-926, 1993.

2)　U. A. Stock and J. P. Vacanti, "Tissue engineering: Current state and prospects," *Annu. Rev. Med.*, vol. 52, pp. 443-451, 2001.

3)　C. A. Vacanti, "The history of tissue engineering," *J. Cell. Mol. Med.*, vol. 10, pp. 569-576, 2006.

4)　M. Y. Emmert, P. Wolint, N. Wickboldt, G. Gemayel, B. Weber, C. E. Brokopp, A. Boni, V. Falk, A. Bosman, M. E. Jaconi, and S. P. Hoerstrup, "Human stem cell-based three-dimensional microtissues for advanced cardiac cell therapie," *Biomaterials*, vol. 34, pp. 6339-6354, 2013.

5)　D. Karamichos, C. B. Rich, A. E. K. Hutcheon, B. Ren, B. Saitta, V. Trinkaus-Randall, and J. D. Zieske, "Self-assembled matrix by umbilical cord stem cells," *J. Funct. Biomater.*, vol. 2, pp. 213-229, 2011.

6)　V. Mironov, T. Boland, T. Trusk, G. Forgacs, and R. R. Markwald, "Organ printing: computer-aided jet-based 3D tissue engineering," *Trends Biotechnol.*, vol. 21, pp. 157-161, 2003.

7)　T. Ishizaki, N. Saito, and O. Takai, "Correlation of cell adhesive behaviors on superhydrophobic, superhydrophilic, and micropatterned superhydrophobic/superhydrophilic surfaces to their surface chemistry," *Langmuir*, vol. 26, pp. 8147-8154, 2010.

8)　N. Lewpiriyawong, C. Yang, and Y. C. Lam, "Dielectrophoretic manipulation of particles in a modified microfluidic H filter with multi-insulating blocks," *Biomicrofluid.*, vol. 2, 2008.

9)　D. Dendukuri, D. C. Pregibon, J. Collins, T. A. Hatton, and P. S. Doyle, "Continuous-flow lithography for high-throughput microparticle synthesis," *Nature Materials*, vol. 5, pp. 365-369, 2006.

10)　N. T. Elliott and F. Yuan, "A review of three-dimensional in vitro tissue models for drug Discovery and transport studies," *J. Pharm. Sci.*, vol. 100, pp. 59-74, 2011.

11)　F. Pampaloni, E. G. Reynaud, and E. H. K. Stelzer, "The third dimension bridges the gap between cell culture and live tissue," *Nature Rev. Mol. Cell. Biol.*, vol. 8, pp. 839-845, 2007.

12)　G. Mazzoleni, D. Lorenzo, and N. Steimberg, "Modelling tissues in 3D: the next future of pharmaco-toxicology and food research?," *Genes Nutr.*, vol. 4, pp. 13-22, 2009.

13)　Z. J. Gartner and C. R. Bertozzi, "Programmed assembly of 3-dimensional microtissues with defined cellular connectivity," *Proc. Natl. Acad. Sci.*, vol. 106, pp. 4606-4610, 2009.

3.10 光硬化性材料を応用した管状細胞構造体の構築　　*181*

14) D. Huh, G. A. Hamilton, and D. E. Ingber, "From 3D cell culture to organs-on-chips," *Trends Cell Biol.*, vol. 21, pp. 745–754, 2011.

15) R. Derda, A. Laromaine, A. Mammoto, S. K. Y. Tang, T. Mammoto, D. E. Ingber, and G. M. Whitesides, "Paper-supported 3D cell culture for tissue-based bioassays," *Proc. Natl. Acad. Sci.*, vol. 106, pp. 18457–18462, 2009.

16) S. Moon, S. K. Hasan, Y. S. Song, F. Xu, H. O. Keles, F. Manzur, S. Mikkilineni, J. W. Hong, J. Nagatomi, E. Haeggstrom, A. Khademhosseini, and U. Demirci, "Layer by layer three-dimensional tissue epitaxy by cell-Laden hydrogel droplets," *Tissue Eng. Part C-Methods*, vol. 16, pp. 157–166, 2010.

17) J. W. Nichol and A. Khademhosseini, "Modular tissue engineering: engineering biological tissues from the bottom up," *Soft Matter*, vol. 5, pp. 1312–1319, 2009.

18) L. E. Niklason, J. Gao, W. M. Abbott, K. K. Hirschi, S. Houser, R. Marini, and R. Langer, "Functional arteries grown in vitro," *Science*, vol. 284, pp. 489–493, 1999.

19) M. S. Hahn, J. S. Miller, and J. L. West, "Three-dimensional biochemical and biomechanical patterning of hydrogels for guiding cell behavior," *Adv. Mater.*, vol. 18, pp. 2679–2684, 2006.

20) N. L' Heureux, S. Paquet, R. Labbe, L. Germain, and F. A. Auger, "A completely biological tissue-engineered human blood vessel," *Faseb J.*, vol. 12, pp. 47–56, 1998.

21) J. Yeh, Y. Ling, J. M. Karp, J. Gantz, A. Chandawarkar, and G. Eng, "Blumling III, J., Langer, R., Khademhosseini, A.: Micromolding of shape-controlled, harvestable cell-laden hydrogels," *Biomaterials*, vol. 27, pp. 5391–5398, 2006.

22) W. G. Koh and M. V. Pishko, "Fabrication of cell-containing hydrogel microstructures inside microfluidic devices that can be used as cell-based biosensors," *Anal. Bioanal. Chem.*, vol. 385, pp. 1389–1397, 2006.

23) N. L' Heureux, T. N. McAllister, and L. M. de la Fuente, "Tissue-engineered blood vessel for adult arterial revascularization," *New Engl. J. Med.*, vol. 357, pp. 1451–1453, 2007.

24) Y. Du, E. Lo, S. Ali, and A. Khademhosseini, "Directed assembly of cell-laden microgels for fabrication of 3D tissue constructs," *Proc. Natl. Acad. Sci.*, vol. 105, pp. 9522–9527, 2008.

25) V. Liu Tsang, A. A. Chen, L. M. Cho, K. D. Jadin, R. L. Sah, S. DeLong, J. L. West, and S. N. Bhatia, "Fabrication of 3D hepatic tissues by additive photopatterning of cellular hydrogels," *J. Federation of American Societies for Experimental Biol.*, vol. 21, pp. 790–801, 2007.

26) Y. L. Cao, J. P. Vacanti, K. T. Paige, J. Upton, and C. A. Vacanti, "Transplantation of chondrocytes utilizing a polymer-cell construct to produce tissue-engineered cartilage in the shape of a human ear," *Plast. Reconstr. Surg.*, vol. 100, pp. 297–302, 1997.

27) J. D. Roh, R. Sawh-Martinez, M. P. Brennan, S. M. Jay, L. Devine, D. A. Rao, T. Yi, T. L. Mirensky, A. Nalbandian, B. Udelsman, N. Hibino, T. Shinoka, W. M. Saltzman, E. Snyder, T. R. Kyriakides, K. S. Pober, and C. K. Breuer, "Tissue-engineered vascular grafts transform into mature blood vessels via an inflammation-mediated process of vascular remodeling," *Proc. Natl. Acad. Sci.*, vol. 107, pp. 4669–4674, 2010.

28) J. T. Krawiec and D. A. Vorp, "Adult stem cell-based tissue engineered blood vessels: A review," *Biomaterials*, vol. 33, pp. 3388–3400, 2012.

29) A. V. Bomhard, J. Veit, C. Bermueller, N. Rotter, R. Staudenmaier, K. Storck, and H. N. The,

"Prefabrication of 3D cartilage contructs: towards a tissue engineeredauricle-A model tested in rabbits," *Plos One*, vol. 8, p. e71667, 2013.

30) Y. T. Matsunaga, Y. Morimoto, and S. Takeuchi, "Molding cell beads for rapid construction of macroscopic 3D tissue architecture," *Adv. Mater.*, vol. 23, pp. H90–94, 2011.

31) M. S. Sakar, D. Neal, T. Boudou, M. A. Borochin, Y. Li, R. Weiss, R. D. Kamm, H. H. Chen, and Asada, "Formation and optogenetic control of engineered 3D skeletal muscle bioactuators," *Lab on a Chip*, vol. 12, pp. 4976–498, 2012.

32) S. E. Chung, W. Park, S, Shin, S. A. Lee, and S. Kwon, "Guided and fluidic self-assembly of microstructures using railed microfluidic channels," *Nature Materials*, vol. 7, pp. 581–587, 2008.

33) F. Xu, T. D. Finley, M. Turkaydin, Y. Sung, U. A. Gurkan, A. S. Yavuz, R. O. Guldiken, and U. Demirci, "The assembly of cell-encapsulating microscale hydrogels using acoustic waves," *Biomaterials*, vol. 32, pp. 7847–7855, 2011.

34) T. Billiet, M. Vandenhaute, J. Schelfhout, S. Van Vlierberghe, and P. Dubruel, "A review of trends and limitations in hydrogel-rapid prototyping for tissue engineering," *Biomaterials*, vol. 33, pp. 6020–6041, 2012.

35) T. Lu, Y. Li, and T. Chen, "Techniques for fabrication and construction of three-dimensional scaffolds for tissue engineering," *Intl. J. Nanomed.*, vol. 8, pp. 337–350, 2013.

36) M. Yamato and T. Okano, "Cell sheet engineering," *Mater. Today*, vol. 7, pp. 42–47, 2004.

37) J. Yang, M. Yamato, C. Kohno, A. Nishimoto, H. Sekine, F. Fukai, and T. Okano, "Cell sheet engineering: Recreating tissues without biodegradable scaffolds," *Biomaterials*, vol. 26, pp. 6415 –6422, 2005.

38) K. Ohashi, T. Yokoyama, M. Yamato, H. Kuge, H. Kanehiro, M. Tsutsumi, T. Amanuma, H. Iwata, J. Yang, T. Okano, and Y. Nakajima, "Engineering functional two- and three-dimensional liver systems in vivo using hepatic tissue sheets," *Nature Medicine*, vol. 13, pp. 880–885, 2007.

39) K. Jakab, C. Norotte, F. Marga, K. Murphy, G. Vunjak-Novakovic, and G. Forgacs, "Tissue engineering by self-assembly and bio-printing of living cells," *Biofabrication*, vol. 2, 2010.

40) T. Shimoto, K. Nakayama, S. Matsuda, and Y. Iwamoto, "Building of HD MACs using cell processing robot for cartilage regeneration," *J. Robot. Mechatron.*, vol. 24, pp. 347–353, 2012.

41) G. Forgacs and W. Sun, "Biofabrication: micro-and nano-fabrication, printing, patterning and assemblies," *Access Online via Elsevier*, 2013.

42) T. Shimoto, N. Hidaka, H. Sasaki, K. Nakayama, S. Akieda, S. Matsuda, H. Miura, and Y. Iwamoto, "Bio rapid prototyping project: Development of spheroid formation system for regenerative medicine. Information Technology Convergence," 253, Park, J. J., et al., Eds., ed: Springer Netherlands, pp. 855–862, 2013.

43) K. Kuribayashi-Shigetomi, H. Onoe, and S. Takeuchi, "Cell Origami: Self-folding of three-dimensional cell-Laden microstructures driven by cell traction force," *Plos One*, vol. 7, 2012.

44) M. Kato-Negishi, Y. Morimoto, H. Onoe, and S. Takeuchi, "Millimeter-sized neural building blocks for 3D heterogeneous neural network assembly," *Adv. Health. Mater.*, vol. 2, pp. 1564–70, 2013.

45) E. J. Suuronen, H. Sheardown, K. D. Newman, C. R. McLaughlin, and M. Griffith, "Building in vitro models of organs," *Intl. Rev. Cytol.*, vol. 244, Kwang, W. J. Ed., ed: Academic Press, pp. 137 –173, 2005.

46) S. R. Khetani and S. N. Bhatia, "Engineering tissues for in vitro applications," *Curr. Opin. Biotech.*, vol. 17, pp. 524-531, 2006.

47) H. Tsutsui, E. Yu, S. Marquina, B. Valamehr, I. Wong, H. Wu, and C. M. Ho, "Efficient dielectrophoretic patterning of embryonic stem cells in energy landscapes defined by hydrogel geometries," *Annals Biomed. Eng.*, vol. 38, pp. 3777-3788, 2010.

48) A. Tixier-Mita, J. Jun, S. Ostrovidov, M., Chiral, M. Frenea, B. Le Pioufle, and H. Fujita, "A silicon micro-system for parallel gene transfection into arrayed cells," *8th Intl. Conf. Miniaturized Systems for Chemistry and Life Sciences*, pp. 180-182 , 2004.

49) D. Di Carlo, N. Aghdam, and L. P. Lee, "Single-cell enzyme concentrations, kinetics, and inhibition analysis using high-density hydrodynamic cell isolation arrays," *Anal. Chem.*, vol. 78, pp. 4925-4930, 2006.

50) T. Yue, M. Nakajima, M. Takeuchi, and T. Fukuda, "Improved laser manipulation for on-chip fabricated microstructures based on solution replacement and Its application in single cell analysis," *Int. J. Adv. Robot. Syst.*, vol. 11, 2014.

51) M. Ito, M. Nakajima, H. Maruyama, and T. Fukuda, "On-chip fabrication and assembly of rotational microstructures," *2009 IEEE/RSJ Intl. Conf. Intell. Robot. Syst.*, pp. 1849-1854, 2009.

52) P. Panda, S. Ali, E. Lo, B. G. Chung, T.A. Hatton, A. Khademhosseini, and P. S. Doyle, "Stop-flow lithography to generate cell-laden microgel particles," *Lab on a Chip*, vol. 8, pp. 1056-1061, 2008.

53) V. Chan, P. Zorlutuna, J. H. Jeong, H. Kong, and R. Bashir, "Three-dimensional photopatterning of hydrogels using stereolithography for long-term cell encapsulation," *Lab on a Chip*, vol. 10, pp. 2062-2070, 2010.

54) T. Yue, M. Nakajima, M. Takeuchi, C. Hu, Q. Huang, and T. Fukuda, "On-chip self-assembly of cell embedded microstructures to vascular-like microtubes," *Lab on a chip*, vol.14, pp.1151-1161, 2014.

55) R. W. Bernstein, M. Scott, and O. Solgaard, "BioMEMS for high-throughput handling and microinjection of embryos," *Mems/Moems Technol. Appl.*, 5641, Ma, Z., et al., Eds., ed Bellingham: Spie-Int Soc Optical Engineering, pp. 67-73, 2004.

56) S. Hu and D. Sun, "Automatic transportation of biological cells with a robot-tweezer manipulation system," *Int. J. Rob. Res.*, vol. 30, pp. 1681-1694, 2011.

57) M. S. Jaeger, K. Uhlig, T. Schnelle, and T. Mueller, "Contact-free single-cell cultivation by negative dielectrophoresis," *J. Phys. D-Appl. Phys.*, vol. 41, 2008.

4. 3次元細胞システムの応用

▶ 4.1 モールディングによる血管構造を含む立体組織の構築 ◀

4.1.1 はじめに

　生体外で3次元の組織あるいは臓器を作製することができれば，再生医療における移植用臓器として，あるいは創薬における薬剤スクリーニングツールとして非常に有用であろう。そして，作製した臓器は生体臓器のモデルとして，複雑な臓器システムの理解やがんなどの疾患の理解にも役立つ。しかしながら，逆説的ではあるが，このような3次元組織・臓器は，生体内でそれらがどのように形成され，どのように機能と構造がリンクしているかがわからなければ作製のしようがない，というのが一般的な工学的ものづくりの考え方である。つまり，ターゲットの構造と機能が十分に理解されてはじめて，それをどのように構築するかという設計論が展開できる。

　このようなジレンマに対する生物学的アプローチは，生体組織の構造や成分，遺伝子発現などを解析し，時間的空間的に断片化された情報を収集することである。そして，得られた構成部品（細胞や細胞外マトリックス，成長因子など）や時空間的な役割をもとに，生体外でそれらを再構成し，それぞれの構成部品の機能や構造が及ぼす効果を明らかにするという方法であり，「作ってみて理解する」といういわゆる構成論的アプローチともいえる。

　これまでに

　① 生体組織の構造や組成は，解剖学や組織学，構造生物学，分子生物学などによって，かなり解析が進んでいるといえる。これは，生体組織を取り出して詳しく解析するというアプローチであり，さまざまな解析技術の発展に支えられ分子レベルの詳細な情報が得られている。

　② 生体組織がどのように形成されるかは，おもに発生生物学や細胞生物学によって部分的な理解が進みつつある。これも基本的には発生過程の組織を取り出して解析したり，ノッ

クアウト動物を用いた遺伝子工学的手法などにより，ごく一部であるがパターンのような知識が蓄積されつつある。

③生体組織を人為的に生体外でどのように構築するかに関しては，再生医工学（tissue engineering）と呼ばれる研究領域が存在するものの，いまだにその方法論すら確立されていないのが現状である。これには，①と②の理解に加え，発生過程とは異なる生体外ならではの組織構築のための設計論が必要であろう（**図4.1**）。

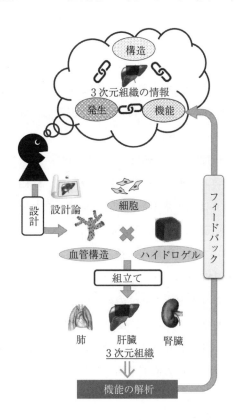

図4.1 立体的な3次元組織構築の概念

本節では，③における最も基本的な条件として，酸素供給に着目した設計論を解説する。これには，組織のサイズおよび組織作製に要する時間という，空間的および時間的な因子が含まれる。このような設計論に基づいた血管構造の作製とその後の自己組織化に焦点を当てて紹介する。

4.1.2 酸素供給に基づく組織構築の設計論

組織の構築プロセスは，食品や医薬品の製造プロセスと共通する部分もあるが，特に注意を払うべき特徴がある。例えば，組織や臓器の構成部品には生きた細胞が含まれるが，当然ながら酸素や栄養素を消費するし，わずかなpH変化や機械的なストレスによりダメージを

受ける。また，組織作製プロセスは，無菌かつ品質の保証できない細胞の混入を防ぐ必要がある。さらに，作製した組織は多くの場合，そのままでは使用できず，一定期間の培養による組織の高度化あるいは自己組織化が必要であろう。このような特徴のあるプロセスのなかで，まずは最も基本的な条件として酸素供給に着目した設計について述べる。

〔1〕 **酸素供給とエネルギー産生**　　生体内のすべての細胞は，呼吸により取り入れた酸素をその生命活動を行うためのエネルギー産生に利用している。肺から取り込まれた酸素は赤血球にトラップされ，人体に張り巡らされた血管によって体中を巡り個々の細胞まで運搬される。酸素の存在下では，細胞内ではおもにミトコンドリアのクエン酸回路と電子伝達系によって，グルコースなどから ATP が大量に産生される。

グルコース 1 mol を完全に燃焼させると発生する熱量は，約 2 881 kJ になる。また，ATP 1 mol の持つエネルギーは約 33 kJ である。式（4.1）によれば，理想的には好気環境下でグルコース 1 mol から 38 mol の ATP が生成される。

$$C_6H_{12}O_6 + 6O_2 + 6H_2O \rightarrow 6CO_2 + 12H_2O + 38ATP \tag{4.1}$$

よって，グルコース 1 mol の持つ化学エネルギーの 2 881 kJ のうち，33 kJ × 38 ＝ 1 254 kJ が ATP の化学エネルギーに移行し，残りは熱エネルギーとして失われたといえる。したがって，そのエネルギー効率は，約 1 254 × 100/2 881 ＝ 43.5 ％である。

一方で，酸素がない嫌気環境下においては，細胞の解糖系のみが働くため

$$C_6H_{12}O_6 \rightarrow 2C_3H_4O_3 + 4\,[H] + 2ATP \tag{4.2}$$

となり，1 mol のグルコースから 2 mol の ATP と 2 mol の乳酸しか産生されない。そのエネルギー効率は約 66 × 100/2 881 ＝ 2.3 ％であり，いかに変換効率が低下するのかがわかる。したがって，酸素がない状態が続けば，細胞は生きていくためのエネルギーを十分に得ることができなくなり，また乳酸は細胞周囲の pH の低下を招くことから，不可逆な障害を受けて死に至る。

〔2〕 **酸素供給に基づく組織形状の設計**　　式（4.1）に示したように，化学量論的にはグルコース 1 mol を消費する際に酸素 6 mol が消費される。一方，グルコースの水への溶解度は 37℃ において 49 g/dL であるのに対し，酸素の水への溶解度は大気下で約 0.69 mg/dL と極端に小さい。たとえ赤血球を含む血液でも，酸素分圧が 160 mmHg，ヘモグロビン値が 15 g/dL の条件下で，酸素の溶解度は約 0.03 g/dL にすぎない。すなわち，グルコースなどの栄養素ではなく，酸素の供給が律速となるため，組織形状は酸素供給に基づき設計すべきなのは明らかである。

例えば，血管構造を持たない球状組織を考える場合，組織内部における酸素濃度の分布は，細胞の酸素消費速度や，酸素の拡散係数，細胞密度などがわかれば，以下の仮定において初歩的な物質移動の式から推算できる[1),2)]。ただし，実験的に求められる酸素消費速度や

拡散係数は，文献や実験条件によって大きく異なるのが現状であり，そのため計算により得られるのはその程度の参考値であることに注意が必要である。

> **仮定**：定常状態，酸素拡散支配，球状組織の表面酸素濃度は一定，酸素消費速度は酸素濃度によらず一定，球状組織内の細胞密度は均一とする。

まず，図4.2のように球状組織モデルを考える。

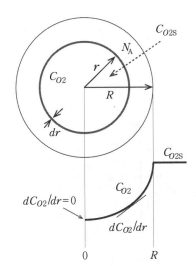

図4.2 球状組織における酸素拡散

ある半径 r および $r+dr$ の球状の殻における酸素の物質収支を考えると

$$(4\pi r^2 N_{O2})_{r+dt} - (4\pi r^2 N_{O2}) - 4\pi r^2 dr(\text{OCR}) = 0 \tag{4.3}$$

ここで，$(N_{O2})_r$ は，r における酸素の拡散流束〔mol/cm²/s〕，OCR（oxygen consumption rate）は，単位体積当りの酸素消費速度〔mol/cm³/s〕である。

この式を dr を十分に小さいとして微分で表すと

$$\frac{1}{r^2}\frac{d(r^2 N_{O2})}{dr} = \text{OCR} \tag{4.4}$$

フィック（Fick）の第一法則より

$$N_{O2} = D\frac{dC_{O2}}{dr} \tag{4.5}$$

ここで，D は酸素拡散係数〔cm²/s〕，C_{O2} は酸素濃度〔mol/cm³〕である。

式 (4.4)，(4.5) より

$$D\left(\frac{d^2 C_{O2}}{dr^2} + \frac{2}{r}\frac{dC_{O2}}{dr}\right) = \text{OCR} \tag{4.6}$$

が得られる。この式を細胞密度や酸素消費速度の異なる組織からの実験値に適用するために，右辺を単位細胞当りの酸素消費速度 Q_{O2}〔mol/cell/s〕と細胞密度 A〔cell/cm³〕で表す

と次式となる。

$$D\left(\frac{d^2C_{O2}}{dr^2} + \frac{2}{r}\frac{dC_{O2}}{dr}\right) = Q_{O2} A \quad (4.7)$$

式(4.7)から，組織内部の酸素濃度分布は，拡散係数Dと酸素消費速度OCR，境界条件である組織表面における酸素濃度により求めることができる．例えば，肝細胞が高密度な細胞球状組織体（スフェロイド）を形成しているとすると

$$Q_{O2} = 0.4\times10^{-6}\text{ nmol/cell/s}, \quad A = 10^8 \text{ cell/cm}^3, \quad D = 3\times10^{-6}\text{ cm}^2/\text{s} \quad (4.8)$$

が実験的に求められており，また，組織表層における酸素濃度を2.57×10^{-7} mol/cm^{3}とすると，式(4.7)から具体的に**図4.3**に示すように組織内部の酸素濃度が概算できる．

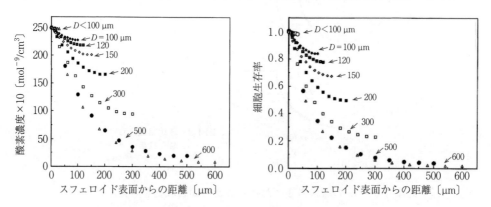

図4.3 組織の大きさに対する酸素濃度，細胞生存率

この結果より，酸素濃度は直径が200〜300 μmを超えると中心部は最表面に比べて半分以下に落ち込み，細胞は低酸素状態に陥ってしまうことがわかる[3]．また，直径が500 μmを超えると中心から400 μm程度のエリアの細胞が低酸素状態に陥る．一般的に細胞は，約13×10^{-9} mol/cm^{3}以下の低酸素状態において，5〜10分ほどでミトコンドリア膜電位の低下が起こり，30分ほどでDNAの断片化，60〜120分で不可逆的なダメージすなわち細胞死を引き起こす[4]．また，細胞種によって，酸素要求量や低酸素環境での耐性が異なるため，耐性の低い細胞はこれよりさらに早く細胞死に至る．つまり，たとえ組織表面を飽和酸素濃度に維持しても，分子拡散のみでは大きな組織の内部まで十分な酸素は供給できないことになる．酸素要求量の高い肝細胞では，厚さ100 μmが限界であり，1/10の細胞密度であるとしても500 μm程度が酸素供給の限界である[5]．肝臓や膵臓などの生体のほとんどの臓器がセンチメートルの大きさであり，細胞密度が高いことを考えると，組織内部に対流によって酸素を供給できる，すなわち送液可能な血管構造を構築する技術が必要であることは間違いない．

〔3〕 **酸素供給に基づく組織作製プロセスの設計**　上述したように，血管構造を組み込

4.1 モールディングによる血管構造を含む立体組織の構築 **189**

んだ組織を作製できれば，少なくとも酸素供給の観点からは，厚さのある立体的な組織，臓器の構築が可能となる。ただし，もう一つの非常に重要なポイントは，組織作製プロセスそのものに長時間を要すると，培養開始時点で細胞はすでに不可逆的なダメージを受けることである。なぜなら，当然ながら細胞は組織作製中も酸素を消費してエネルギーを作り出し，例えばイオンポンプを動かして細胞内の恒常性を維持しなければならない。また，虚血再灌流障害と同様に，低酸素に一端陥った組織へ再び酸素の豊富な培養液を送り込むと，活性酸素種が大量に生成され細胞へ大きな障害を及ぼす。したがって，血管構造を素早く作製して培養液の送液を開始できなければ，組織作製のために血管構造の周囲に充填した臓器細胞が，高細胞密度であればあるほど，すぐに酸素を消費しつくしてしまうという事態が生じる。溶存酸素濃度を細胞密度と酸素消費速度で除するという非常に単純な計算を行うと，上記の実験データ（$Q_{O2} = 0.4 \times 10^{-6}$ nmol/cell/s, $A = 10^8$ cell/cm^3）の場合に，1〜1.5分程度で酸素は枯渇することがわかる。また，その1/10の細胞密度の $A = 10^7$ cell/cm^3 であったとしても，組織内の酸素は約10〜15分程度で枯渇する。

〔4〕　組織作製後の培養と自己組織化の誘導　　詳細な分析によって生体組織の構造がわかっているとしても，生体と同じ細胞密度（1×10^8 cell/cm^3 程度）でその構造体をそのまま作製することは，上述のように酸素消費を考えると作製時間が数分しか猶予がないことから非現実的である。低温プロセスによりこれを緩和することは可能であろうが，細胞内イオン濃度の変化や虚血再灌流障害の問題は少なからず生じると考えられる。また，細胞レベルの空間分解能でミリメートルやセンチメートルスケールサイズの構造体を作製するのは，現状ではどのような方法および作製時間を費やしても不可能であろう。そこで現実的なアプローチは，組織構造を直接作製するのではなく，生体の1/10〜1/100程度の低細胞密度で細胞を空間配置し，その後，培養中にそれらの細胞に増殖および組織化させ，より複雑な構造を細胞に自発的に形成させる方法である。例えば，多孔質体あるいはハイドロゲルに細胞を充填し，細胞の増殖とともにそれらの培養担体が分解され，細胞と置き換わるとともに組織構造を形成させる方法である。また，例えば筋肉や血管などは，文字どおり力学的な負荷を与えながらエクササイズさせることで，生体に類似した組織構造を形成する。肝臓や膵臓，腎臓など，発達した血管網構造と臓器細胞の相互作用が重要である臓器においても，生体の発生プロセスを参考に，細胞に自発的な組織形成を担わせる方法論が有用であろう。

4.1.3　血管構造作製方法

〔1〕　血管内皮細胞の自己組織的な管腔形成　　生体内では，創傷治癒過程において血管内皮細胞が新たな血管網を構築する血管新生と，胚形成期において新たに血管が作られる脈管形成という現象が知られている。いずれのプロセスでも血管内皮細胞増殖因子（VEGF）

190　　4. 3次元細胞システムの応用

などの成長因子が重要な働きをしている。生体外でも，ハイドロゲル中に包埋した血管内皮細胞は，VEGF の存在下で自発的に毛細血管網を形成することが知られており，この性質を利用した血管作製法がよく研究されてきた[6]。また，このようにして形成した血管ネットワークを含んだ組織を移植すると，ホストの血管と吻合し，組織内に血液が早期に導入されて移植効率が向上することが報告されている[7]。しかし，この方法を用いて作製した血管ネットワークは，その配置がランダムであり制御することができない。また，この方法で血管内皮細胞が自発的に形成する血管構造は 5〜50 μm 程度の小さいものに限られており，ポンプを接続して培養液を積極的に送液することはできない。さらに，生体の血管と自発的に吻合するとしても，血液流量は大きく制限されるため，作製可能な組織の厚さには限界がある。肝臓のように 1 分間に 1 リットル程度の血液が流れる組織に十分量の酸素を供給するためには，生体と同様に，500 μm〜1 mm 程度の複数の太い血管構造を組織内に備え，それがさらに小さな毛細血管に分岐する血管構造が理想的であろう。このような構造を実現することは，従来のように細胞の自発的な血管形成能に依存するのみでは不可能である。

〔2〕　**モールディングによる微小流路構造の作製**　　直径がより大きく，かつ送液できる血管構造を作製する試みは，もちろんこれまでに取り組まれてきた。例えば，ナイロンファイバーを鋳型としてハイドロゲル内に直径約 500 μm の微小流路を作製し，ここに血管内皮細胞の細胞懸濁液を流して表面を覆わせることで，血管様構造が作製できることが報告されている[8]。また，Chen らは粘性の高い糖溶液を用いて網目状の構造を作製し，ハイドロゲルで周囲を覆ったあとにこの構造を溶解することで流路構造を形成し，ここへ血管内皮細胞の懸濁液を流しこむことによって内表面が血管内皮細胞に覆われた血管様構造を作製する手法を報告した[9]。さらに，このようにして作製した血管様構造を送液培養すると，血管内皮細胞がハイドロゲル内へ管腔構造を伸長する様子が報告されている。ただし，このようにあらかじめ流路構造をハイドロゲル内に作製し，そこへ血管内皮細胞を播種する方法では，上述した酸素供給の問題が生じる。つまり，血管内皮細胞の懸濁液を流路構造内へ導入したのち，細胞が内表面に接着するまでの期間，培養液の送液をストップしておかなければならず，その時間は少なくとも 1 時間以上を要する。組織作製を目的にハイドロゲル内に臓器細胞を十分に高い細胞密度で充填していた場合，この時間は酸素枯渇が生じるのに十分な時間である。

〔3〕　**脱細胞化技術を用いた血管モデルの作製**　　界面活性剤などを含む溶液を用いて，肝臓などの臓器から細胞だけを取り除き，残った細胞外マトリックスを臓器作製に利用する脱細胞化臓器作製法が報告されている。臓器由来の形態を維持した細胞外マトリックスの骨格にヒト血管内皮細胞や臓器細胞を播種し，その後の培養によって細胞を増殖および移動させ目的の臓器を作製するという手法である[10]。肝臓の場合，細胞の充填法は，経門脈的播種

や経肝静脈的播種，シリンジによる細胞外マトリックスへの直接注入などさまざまな手法が報告されている。播種密度や播種効率，どこまで組織構造が再構成されるのか，再現性があるかなど，いくつかの重大な課題があるものの精力的に研究が進められている。

〔4〕 **3D バイオプリンターを用いた血管構造の作製**　近年，産業用の 3D プリント技術がめざましく発達を遂げ，ものづくりの概念を大きく変えつつある。これは，コンピュータ上の 3 次元立体形状の断層データを出力し，積層することによって立体構造を作製する技術である。この 3 次元的な印刷技術を再生医療，組織工学の分野に取り入れたのが 3D バイオプリンターである。細胞や各種ハイドロゲルを出力し積層させながら作製することで，3 次元積層ゲルシートや，スフェロイド，3 次元チューブなどの構造体の作製に応用されている[11), 12)]。これまでに臓器や組織の特殊構造や血管構造を作製できることが示されている。ただし，上述したように生きた細胞を用いる場合，作製に要する時間は非常に重要であり，細胞レベルの高い空間分解能と組織・臓器サイズの構築を限られた時間内に両立させることは現時点では不可能といえる。

4.1.4　電気化学的原理を用いた細胞脱離法

　上述したように，送液可能な比較的大きな血管様構造を素早く作製することが重要である。この実現を目指したアプローチの一つは，電気化学的に細胞を素早く脱離する方法を利用することである。この原理は，金表面上に修飾したオリゴペプチドを介して細胞を接着させ，電気化学的な反応によりオリゴペプチド層と電極の間の結合を切断することで，ペプチド層とともに細胞も脱離させるものである（**図 4.4**）[13)]。そのアミノ酸の配列はCGGGKEKEKEKGRGDSP である。この配列は，いくつかの機能的な役割に分かれている。すなわち，ペプチドを金属表面に結合させるための配列（C），SAM の自己組織化を誘導する配列（KEKEKEK），細胞接着のための配列（GRGDSP）である。チオール基を有するアミノ酸であるシステイン（C）は，金表面にペプチドを Au-S 結合で化学結合させる。また，リシン（K）とグルタミン酸（E）はプラスおよびマイナスに荷電したアミノ酸であり，この繰返し配列によって静電的な相互作用で隣り合うオリゴペプチドどうしが引き合い，各ペプチド間が約 1.2 nm の密な分子層を形成する。逆末端の細胞接着配列（RGD）により，細胞はこのアミノ酸配列を認識し，インテグリンを介し金表面に接着する。ここで，−1.0 V（vs. Ag/AgCl）の負電位を印加すると Au-S 結合が切断され，ペプチド層の脱離に伴って細胞も金表面から脱離する。このオリゴペプチドを介して接着した細胞は，2 分間の電位印加でほぼ 100% 脱離することが報告されている。また，このオリゴペプチドの安全性については，高濃度のペプチド溶液，または脱離した細胞のマウスへの移植により，顕著な炎症反応は観察されないことが確認されている。

192   4. 3次元細胞システムの応用

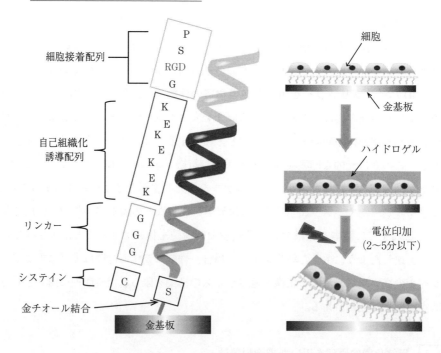

（a）細胞接着性オリゴペプチド　　　　（b）電気化学細胞脱離

図 4.4　電気化学的原理を用いた細胞脱離の原理

4.1.5 電気化学的な細胞脱離を用いた血管様構造の構築

　電気化学的な細胞脱離は，平面に限らず，さまざまな形状，例えば微細な円柱状のニードルなどにも応用可能であるため，この技術は規則的に配置された血管様構造の作製へ応用されてきた（図 4.5）[14]。つまり，この細胞転写をニードル表面に応用し，流路構造の作製と血管内皮細胞による内皮化を同時に行うことにより，作製時間を短縮するというアイディアである。具体的にはまず，直径約 500 μm のニードルに金をコートし，オリゴペプチドを介してヒト臍帯静脈血管内皮細胞（HUVEC）を接着させ，ニードル表面を覆うまで培養した。そして，これをアクリルで作製したチャンバーに固定した。このチャンバーは 500 μm 間隔で金ニードルを配置でき，ゲル充填容量は約 1 cm^3 である。金ニードルを固定したチャンバー内に，光架橋性ゼラチンゲルを導入し，約 120 秒の光照射でゲル化させた。ここで，−1.0 V（vs. Ag/AgCl）の電位を印加し，HUVEC を金ニードルから脱離させ周囲のゼラチンゲルへと転写し，金ニードルを慎重に引き抜くことによって，内表面が血管内皮細胞で覆われた血管様構造を 10 分という短時間で作製した。

　この血管様構造へ培養液を送液すると，血管内皮細胞が管腔構造をゲル内へと伸長させ，培養から 1 週間前後で隣り合う血管様構造を連結することが示されている[15]。この現象は，

4.1 モールディングによる血管構造を含む立体組織の構築　　193

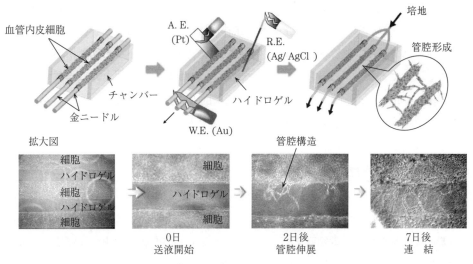

図 4.5 電気化学的な細胞脱離を用いた血管様構造の構築

生体で起こる血管新生と類似したものである．さらに，ゲル内にあらかじめ血管内皮細胞と間葉系幹細胞を包埋しておくことによって，血管様構造を連結させる時間を短縮できることが報告されている．**図 4.6** に血管様構造を連結している血管内皮細胞の微小血管ネットワークを示した．この過程は，発生の過程で起こる脈管形成と類似しており，培養3日後までに

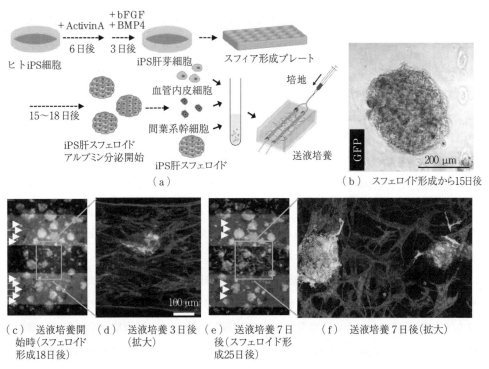

図 4.6（口絵8参照）　血管様構造を持つ3D肝組織の作製

194   4. 3次元細胞システムの応用

自発的に形成された。この血管ネットワークは，内部が筒構造になっており，直径1 μmの蛍光ビーズを培養液に懸濁して送液すると，血管様構造から隣り合う血管様構造へと流れ込む様子が示されている。血管ネットワークの形成と維持をサポートする間葉系幹細胞も同時に包埋することによって，このネットワークは7～10日間維持することが示されている。この血管様構造を用いることで，直径500 μmの比較的太い血管様構造から直径10 μm程度の血管ネットワーク構造へ培養液を積極的に送液可能であろう。

4.1.6 血管様構造を持つ3次元肝組織の作製

　血管様構造の周囲のゲル内に，iPS細胞から誘導した肝細胞をあらかじめ導入して，血管網を有する肝組織を作製する試みがこれまでに報告されている。つまり，上述したようにゲルに血管内皮細胞と間葉系幹細胞を導入し，ここへさらにiPS細胞由来肝前駆細胞にスフェロイドを形成させたうえで包埋している。そして，電気化学的な手法により送液可能な血管様構造を作製した（図4.6）。iPS細胞由来の肝細胞をどの分化ステージで導入するかは，この手法を用いた組織作製において重要であろう。例えば，成熟肝細胞まで分化誘導して導入する方法も考えられる。しかしながら，成熟肝細胞は増殖能が乏しいことから，ハイドロゲル包埋時に生体肝臓に匹敵する高密度で導入することが必要となる。この場合は，酸素枯渇を回避するために血管様構造の作製に要する時間を数分以内にさらに短縮する必要があり，また血管様構造の間隔も500 μmよりもさらに小さくする必要がある。したがって，臓器サイズであるセンチメートルスケールへのスケールアップを考えると現実的ではない。そこで，肝内胚葉細胞と呼ばれる段階まで分化誘導した時点で導入されている。この段階の細胞は肝マーカーであるHNF4a（hepatocyte nuclear factor 4a）やAFP（alpha fetoprotein）を発現するものの，増殖能を残した細胞でもある。ヒトの発生初期過程では，血管内皮細胞と間葉系幹細胞，肝内胚葉細胞が密な細胞間相互作用を生じ，自己組織的に肝臓が形成されると考えられている。この過程に着目し，あえて成熟肝細胞まで誘導した細胞ではなく，分化能・増殖能を残した肝内胚葉細胞が用いられているわけである。また，さらに肝機能を向上させるために肝内胚葉細胞をスフェロイドにしてゲルに包埋している（図4.6(a)）。図(b)にGFPを導入した肝内胚葉スフェロイドを示す。この状態で，分化誘導をかけながら培養を続けると10日前後でアルブミン分泌が開始される。スフェロイドの状態で15～18日培養したのち，スフェロイドと血管内皮細胞，間葉系幹細胞をゲルに包埋し，血管モールディング技術を用いて血管様構造が作製された（図(c)）。送液培養開始時は，ゲルに包埋した細胞は丸まった状態であったが，培養とともに伸展し（図(d)），送液培養7日後には血管内皮細胞はネットワーク構造を形成している（図(e)，(f)）。そして，血管様構造の周囲には，上述したように微小血管ネットワーク構造が張り巡らされており，その中にiPS肝スフェロ

イドが配置されている。共焦点レーザー顕微鏡の観察では，スフェロイドは元の丸い形から少しずつハイドロゲル内に分散し，血管ネットワークが複雑に絡みあったネットワークを形成することが示されている。送液した培地をチャンバーの出口側から回収し，アルブミン分泌，アンモニア代謝を測定するとともに，mRNAの定量によりiPS肝スフェロイドの分化度を解析された。その結果，培養とともに分泌量，代謝量は上昇し，成熟肝細胞マーカーも経時的に上昇することが示されている。つまり，送液可能な血管様構造を備えたこの組織は，iPS細胞の分化を伴いながら，より成熟した肝組織へと発達していることが示唆されている。

4.1.7 お わ り に

iPS細胞などを用いた再生医療が従来の移植医療に代わるものとして本格的に展開していくには，移植可能な立体的な臓器を生体外で作製する技術が必要である。本節では，立体的な組織作製の設計論について，酸素供給の視点から，組織の構造と組織作製の時間が重要であることを解説した。さらにこれまでの設計論を基にして，3次元組織作製において重要である「血管構造をいかにして作製するか」という課題について説明した。そして，このアプローチの例として電気化学的な反応を利用し血管様構造をモールディングする技術を紹介した。さらに，この技術を利用して，ヒトiPS細胞から誘導した肝細胞，ヒト血管内皮細胞，ヒト間葉系幹細胞，の三つの細胞を包埋し，発生過程を模倣した自己組織化によって微小血管構造を備えた肝組織を構築するアプローチを紹介した。この方法は肝臓以外の血管構造が必要な多くの臓器に適用できると思われる。ただし，立体組織・臓器の設計論はまだまだ不完全であるため，作っては解析するというプロセスを繰り返し，臓器作製のための設計論を各臓器に対して構築し，その設計論に沿った作製手法を新たに確立する必要がある。

引用・参考文献

1) J. M. Lee, "Prentice-Hall, Englewood Cliffs, New Jersey," *Biochemical Engineering*, p. 60, 1991.

2) P. M. Doran, "Bioprocess Engineering Principles," Academic Press, p. 300, 1995.

3) R. Glicklis, J. C. Merchuk, and S. Cohen, "Modeling mass transfer in hepatocyte spheroids via cell viability, spheroid size, and hepatocellular functions," *Biotechnology and Bioengineering*, vol. 86, pp. 672–680, 2004.

4) M. D. Jacobson and M. C. Raff, "Programmed cell death and Bcl-2 protection in very low oxygen," *Nature*, vol. 374, pp. 814–816, 04/27/print 1995.

5) J. Folkman and M. Hochberg, "Self-regulation of growth in three dimensions," *J. Experimental Medicine*, vol. 138, pp. 745–753, Oct. 1, 1973.

6) N. Koike, D. Fukumura, O. Gralla, P. Au, J. S. Schechner, and R. K. Jain, "Tissue engineering: Creation of long-lasting blood vessels," *Nature*, vol. 428, pp. 138–139, 2004.

196　　4.　3次元細胞システムの応用

7)　G. Cheng, S. Liao, H. Kit Wong, D. A. Lacorre, E. di Tomaso, P. Au, et al., "Engineered blood vessel networks connect to host vasculature via wrapping-and-tapping anastomosis," *Blood*, vol. 118, pp. 4740-4749, 2011.

8)　T. Takei, S. Sakai, T. Ono, H. Ijima, and K. Kawakami, "Fabrication of endothelialized tube in collagen gel as starting point for self-developing capillary-like network to construct three-dimensional organs in vitro," *Biotechnology and Bioengineering*, vol. 95, pp. 1-7, Sep. 5, 2006.

9)　J. S. Miller, K. R. Stevens, M. T. Yang, B. M. Baker, D. H. Nguyen, D. M. Cohen, et al., "Rapid casting of patterned vascular networks for perfusable engineered three-dimensional tissues," *Nat. Mater*, vol. 11, pp. 768-74, Sep. 2012.

10)　B. E. Uygun, A. Soto-Gutierrez, H. Yagi, M.-L. Izamis, M. A. Guzzardi, C. Shulman, et al., "Organ reengineering through development of a transplantable recellularized liver graft using decellularized liver matrix," *Nat. Med.*, vol. 16, pp. 814-820, 07//print 2010.

11)　M. Nakamura, S. Iwanaga, C. Henmi, K. Arai, and Y. Nishiyama, "Biomatrices and biomaterials for future developments of bioprinting and biofabrication," *Biofabrication*, vol. 2, p. 014110, 2010.

12)　B. Guillotin, A. Souquet, S. Catros, M. Duocastella, B. Pippenger, S. Bellance, et al., "Laser assisted bioprinting of engineered tissue with high cell density and microscale organization," *Biomaterials*, vol. 31, pp. 7250-7256, 10// 2010.

13)　T. Kakegawa, N. Mochizuki, N. Sadr, H. Suzuki, and J. Fukuda, "Cell-adhesive and cell-repulsive zwitterionic oligopeptides for micropatterning and rapid electrochemical detachment of cells," *Tissue Eng. Part A*, vol. 19, pp. 290-8, Jan. 2013.

14)　Y. Seto, R. Inaba, T. Okuyama, F. Sassa, H. Suzuki, and J. Fukuda, "Engineering of capillary-like structures in tissue constructs by electrochemical detachment of cells," *Biomaterials*, vol. 31, pp. 2209-2215, Mar. 2010.

15)　T. Osaki, T. Kakegawa, T. Kageyama, J. Enomoto, T. Nittami, and J. Fukuda, "Acceleration of Vascular Sprouting from Fabricated Perfusable Vascular-Like Structures," *PLoS ONE*, vol. 10, p. e0123735, 2015.

▶　4.2　インクジェット交互積層（LbL）法による多機能性3次元皮膚モデル　◀

4.2.1　は　じ　め　に

医療分野・創薬分野の研究開発において，動物実験は削減の方針となりつつある。代わりに期待されているのが，ヒト人工多能性幹細胞（iPS 細胞）[1]から分化誘導して得られるさまざまな正常および疾患細胞である。特に，患者由来 iPS 細胞から分化誘導した疾患細胞は，ヒトと動物の種差の課題を解決し，候補化合物の薬効や毒性を評価できると期待されている。しかし，生体組織は複数種類の細胞で構成され，種々の細胞が相互作用することで組織としての機能を発現しているため，細胞単体で生体組織と同じ薬剤応答を得ることは困難である。例えば，肝細胞の重要な機能の一つであるアルブミンの産生量は，細胞単体と比較し

て3次元組織体では10倍以上増加することが報告されている[2]。そこで，生体組織を構成するさまざまな細胞とタンパク質を3次元で統合し，生体組織類似の機能を有する3次元組織を構築できれば，生体組織に近い薬効・毒性応答が得られると期待される。

3次元組織構築に関する国際競争はすでに激化している。米国では，国防高等研究計画局（DARPA）と国立衛生研究所（NIH）への巨額の研究費が投じられ，「Organ on a chip」という，動物実験に代わるヒト細胞のチップを用いた医薬品評価を実現するプロジェクトが進行している[3]。欧州連合（EU）では，第7次フレームワークプログラム（FP7）において「The Body-on-a-chip」プロジェクトが開始されている。iPS細胞で優位に立った日本がそのリードを維持して激しい国際競争に勝つためには，普遍性の高い3次元組織構築技術の確立が急務である。

細胞とマトリックスを利用した生体組織の再構築は，動物実験代替法の観点からもたいへん重要である。EUでは，2013年3月11日より動物実験を行った化粧品の販売が例外なく禁止となり[4]，国内でも株式会社資生堂と株式会社マンダムが動物実験の廃止をすでに決定している。したがって，実験動物に代わりヒト皮膚モデルを用いて毒性・効果判定試験を行う必要がある。現在市販されているヒト皮膚モデルは，「表皮層のみ」，「表皮層＋真皮層」の2種類であり，付属器としては色素細胞（メラノサイト）を導入した皮膚モデルも市販されている。しかし，国際標準として認められているのは，「*In vitro* 皮膚腐食性：ヒト皮膚モデル試験（OECD TG431）」と「*In vitro* 皮膚刺激性：再生ヒト表皮試験法（OECD TG439）」のみである。血管網やリンパ管網，免疫細胞などの機能性を導入したヒト皮膚モデルの構築はまだ困難であるため，アレルギー性試験などの微小応答を評価することができず，早急の解決が求められている。この動物実験代替の流れは化粧品だけでなく創薬分野にも波及しており，日本製薬工業協会（製薬協）は，創薬研究における動物実験の減少と代替法の活用を推進している。近い将来，創薬研究においても動物実験代替法が普及することが容易に想定されるため，本課題は，皮膚モデル以外の組織・臓器モデル，例えばヒト肝組織やヒト心筋組織モデルなどにも発展するであろう。つまり，医療・創薬・化粧品分野におけるつぎの大きな課題は，「いかにして3次元組織を生体外で構築するか」である。生体組織・臓器の代替物として医療・創薬分野に有用な3次元組織の工業的な安定生産・供給が可能となれば，国際競争力に優れた普遍性の高い日本の新しい産業となることが期待される[5]。本項では，組織構築[6],[7]と，3Dインクジェットバイオプリンターの開発に関する内容[8]をまとめて紹介する。

4.2.2 細胞集積法による毛細血管・リンパ管網を有する皮膚モデルの構築

皮膚の構造は大きく分けて表皮層と真皮層に大別され，人工皮膚モデルの研究開発も表皮

層のみの「表皮モデル」と表皮層＋真皮層の「皮膚モデル」の2種類に分けることができる。一般的に，皮膚モデルの真皮層として線維芽細胞を含むI型コラーゲンゲルが用いられてきたが，ゲルの収縮による構造の不均一性，ケラチノサイト（KC）の低い接着性と低分化誘導効率，不均質構造のため経上皮電気抵抗（TER）測定ができない，移植時の縫合処置に対する脆弱性，生体組織への接着性が低い，などの課題があった。また，組織学的観察による構造は類似しているようにみえるが，力学特性，物質透過性，コラーゲン線維の構造など，実際の生体皮膚の真皮層とはまったく異なることが報告されている。

そこで，ゲル表面を羊膜で被覆する手法が考案され，KCの高い分化誘導，より広範囲の均質性，移植後の高い血管網導入効果が報告されている[9]。この手法は，より生体皮膚の状態に近いKC層を得ることができるため有効であるが，根本的な解決には至らなかった。そこで，これらの課題を解決するためには真皮層にコラーゲンゲル以外の物質を使用する必要があり，細胞集積法で作製した線維芽細胞の積層組織を真皮層として使用する手法が考案されている（**図4.7**）[7]。

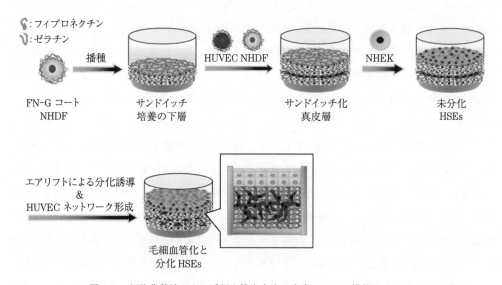

図4.7 細胞集積法による毛細血管を有する皮膚モデルの構築イメージ

細胞集積法とは，細胞外マトリックス（ECM）の一種で，細胞接着タンパク質であるフィブロネクチン（FN）とコラーゲンの変性体であるゼラチン（G）のおよそ6 nmの薄膜を細胞表面に形成し，生体外で3次元組織体を構築する手法である[10]。FN-Gのナノ薄膜がナノレベルの接着足場として機能することで細胞-細胞間の接着が3次元的に誘起される。これにより，さまざまな細胞を用いて約10〜20層（40〜100 μm）の均質な3次元組織体が構築可能となる。さらに，本手法を用いてヒト臍帯静脈血管内皮細胞（HUVEC）や皮膚微小リ

ンパ管内皮細胞（LEC）のサンドイッチ培養を行うことで，毛細血管だけでなくリンパ管網が共存した3次元組織体を得ることができる[11)~14)]。本手法を用いることで，均質構造かつ平滑な表面を有する真皮層を1日で作製できるため，その表面にKC層を形成してリフトアップによる分化誘導を行うことで，ゲルよりも短期間で均一な皮膚モデルの構築が期待され，毛細血管やリンパ管網を有する皮膚モデルの構築も可能となる。

図4.8は，細胞集積法で作製した皮膚モデルのパラフィンブロック組織切片をヘマトキシリンエオジン（HE）で染色したものである。培養容器として用いたセルカルチャーインサート全体に均一な皮膚モデルが得られている。また，拡大写真の観察より，表皮層の分化誘導により角層・顆粒層・有棘層・基底層の4層構造が明確に形成されていることが確認される（図(b)）。さまざまなサイトケラチン抗体による免疫染色からも，良好な表皮層の分化誘導が確認される。

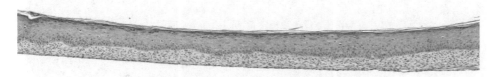

（a）作製した皮膚モデルのパラフィンブロック組織切片のHE染色写真

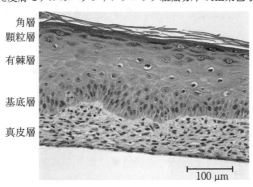

（b）拡大写真

図4.8

図4.9は，HUVECやLECのサンドイッチ培養により毛細血管・リンパ管網を導入した真皮層を構築し，その表面で表皮細胞の分化誘導を行うことで構築した毛細血管・リンパ管網を有する皮膚モデルの凍結切片写真を示している。

HE染色では，真皮層に円形状の空隙が観察され，抗CD31抗体や抗LYVE-1抗体を用いた免疫染色より，毛細血管網・リンパ管網の存在が確認されている。これらの皮膚モデルは，約1か月間の培養が可能である。また，免疫担当細胞である樹状細胞を導入することで，免疫源に応答した活性化と炎症性サイトカインの産生，さらに，活性化された樹状細胞

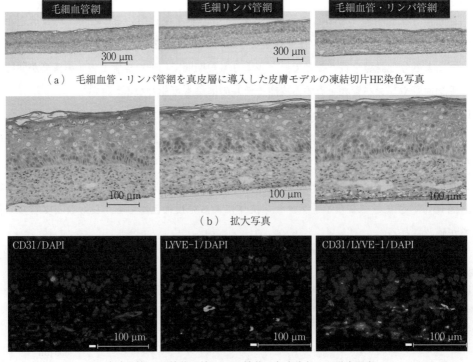

（a） 毛細血管・リンパ管網を真皮層に導入した皮膚モデルの凍結切片HE染色写真

（b） 拡大写真

（c） 抗CD31抗体・抗LYVE-1抗体で免疫染色した蛍光写真

図4.9 核はDAPIで染色

がリンパ管網へ侵入する挙動も観察されている。アレルギー性試験などの微小応答が評価可能な皮膚モデルへの応用が今後期待される。

4.2.3 3Dプリンターを用いた3D細胞プリントによる3次元構造体構築の現状と課題

近年，光または熱硬化性の樹脂を用いた連続積層により，高速かつ高精度に3次元構造体を造形する「3Dプリンター」が注目を集めている。インクジェットプリンターは，ピコリットルオーダーで液滴を精密に吐き出しできるため，吐出し点で溶液を固化できれば，連続積層により3次元構造体を自在に構築可能である。そこで，細胞にダメージを与えることなく，細胞を吐出し溶液ごと瞬間的に固化できれば，生体臓器の複雑な3次元構造を構築できると期待されている。以下，いくつか研究例を紹介する。最近，総説も報告されているため，そちらもご参照されたい[15),16)]。

〔1〕 **細胞プリント** これまで，インクジェットプリンターによる細胞の吐出し制御や2次元的な細胞の配置制御などが報告されてきた[17)〜19)]。バブルジェットタイプのインクジェットは吐出し時に発熱が起こるため，細胞への影響が懸念される。したがって，ピエゾタイプのインクジェットを用いた研究が主流である。吐き出された細胞の生存率は高く，条

件によるが70〜90％以上保つことが可能である。しかし，吐出し時のシアストレスにより細胞膜が緩むことも報告されており，吐出し条件によっては検証が必要である。吐出し細胞数の制御に関してはあまり報告例がないが，細胞溶液の濃度を調節する手法[20]やセルソーターの原理を応用する手法[21]により，1個レベルで細胞をプリントする試みも報告されている。

〔2〕 **組織構築の取り組み：骨再生用足場材料の作製**　Boseらは，リン酸三カルシウム（TCP）やSiO_2とZnOを混合した粉末を用いた3Dプリントの積層造形により，マテリアル内部に連通孔を有する骨再生用の足場材料を報告している[22]。骨誘導能や骨再生の促進効果が報告されている。

〔3〕 **心臓弁の構築**　心臓弁膜症の治療法として人工弁との置換術が報告されているが，子供のサイズに適用したものは少ない。また，弁は複雑かつ強度が求められる組織であるため，現状の再生医療技術では治療困難である。Butcherらは，アルギン酸とゼラチンの溶液に平滑筋細胞と大動脈弁間質細胞を内包させ，3Dプリントにより2種類の細胞を連続的にプリントすることで，大動脈弁類似の構造体を構築している[23]。細胞生存率は80％以上と高いが，機能の再現にはまだ至っていない。

〔4〕 **耳介の構築**　McAlpineらは，軟骨細胞を含むアルギン酸とシリコン，銀ナノ粒子を3Dプリントすることで人工耳介を構築した（**図4.10**）[24]。細胞生存率は90％以上と高く，無機の銀ナノ粒子も脱離することなく無線電波の受信が可能である。

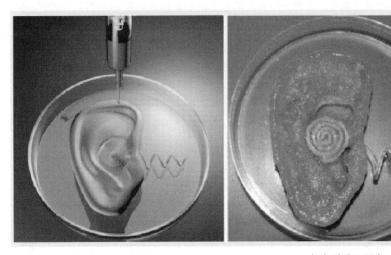

（a）イメージ図　　　　　　　　　　（b）実際の写真

図4.10　3D細胞プリントで構築された耳介組織（許可を得て転載[24]）

〔5〕 **皮膚および腎臓の構築**　Atalaらは，I型コラーゲン溶液にフィブリノーゲンを混合してプリントし，そこへトロンビン溶液をプリントすることで，フィブリノーゲンとト

202   4. 3次元細胞システムの応用

ロンビンの反応を利用してゲルを形成する手法を考案し，皮膚[25]や腎臓[26]類似の構造体の構築を試みている。

〔6〕 まとめと課題　最近報告されている 3D 細胞プリントによる 3 次元組織構築を紹介した。しかし，構築された 3 次元構造体の機能は不十分であり，生体臓器にはとても及ばないのが現状である。この原因は，おもに「細胞の配置制御」，「細胞間接着の誘起」，「ECM」の三つにあると考えられる。

生体臓器では，上皮・内皮系の細胞は，カドヘリンを介した接着結合により密接に接着し，物質の交換を行っているため，細胞間距離は非常に狭い。上皮細胞層の下部には，ラミニンや IV 型コラーゲンを主成分とする基底膜が ECM として存在し，結合組織との界面を形成している。上皮細胞層は，その緻密な接着結合により外部からの物質や細胞の侵入を制限するバリア層としての機能も有している。一方，細胞成分より I 型コラーゲンやフィブロネクチン，エラスチンなどの ECM 成分が多く，強度や弾性など物理的な機能を担っている結合組織は，細胞間距離が広く，細胞どうしも接着結合などを形成していない。ECM 成分も基底膜とは異なっている。また，骨格筋や平滑筋，心筋組織は，複数の細胞が融合して筋線維を形成し，基底膜で覆われている。細胞間距離は，上皮系細胞と同様に非常に狭い。このように，生体の組織や臓器は，複数の構成単位が集合して形成されており，細胞の種類や細胞間距離，細胞間結合，ECM 成分など，組織・臓器によってさまざまである。これら種々の構成因子を制御して構築しない限り，生体に類似の機能と構造を有する 3 次元人工臓器を作製することは不可能である。また，これらの主要因子を制御するためには，プリント技術だけでは困難である。細胞プリントは細胞の配置を制御する技術であるため，それ以上の機能性，例えば，細胞間接着の誘起や血管・リンパ管網の形成などには，別途技術開発が重要である。

特に，「細胞間接着を誘起した 3 次元組織体の構築」と「毛細血管・リンパ管網を有する 3 次元組織体の構築」の技術開発が重要であり，細胞集積法を細胞プリント技術と融合した生体組織に類似の機能を有する 3 次元組織体チップの開発が報告されている。

4.2.4　細胞のインクジェットプリント制御

細胞集積法で構築した積層構造体を生体組織モデルとして薬剤応答評価に応用するためには，細胞種や層数が異なる組織モデルを大量に作製する必要がある。マイクロメートルサイズのさまざまな組織モデルを集約した「組織チップ」が構築できれば，医薬品評価においてたいへん有効である。そこで，インクジェットプリント装置による細胞プリントの技術が開発されている（**図 4.11**）[20]。インクジェットプリント装置として，クラスターテクノロジー株式会社の DeskViewer™ を用いられている。本装置は，クラスターテクノロジー社が独自

4.2 インクジェット交互積層（LbL）法による多機能性3次元皮膚モデル　203

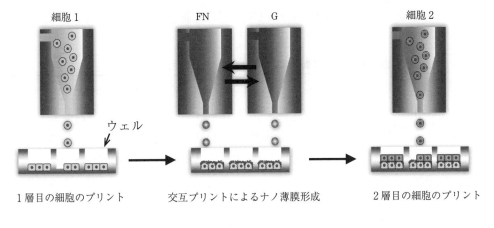

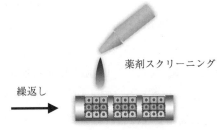

図4.11　インクジェットプリントによる3次元組織チップの構築のイメージ

開発したピエゾ式のパルスインジェクターをヘッドに用いており，耐薬品性に優れ，微粒子溶液や高粘性溶液などの幅広い液種に対応できる特徴を有している．組織チップを作製するためには，吐出し後の細胞が生存していることが必須であり，吐出し細胞数を10～1 000個変化させたときの細胞生存率が評価されている．その結果，吐出し数に依存せず，ほぼ100％細胞が生存していることが明らかとされている．また，生細胞と死細胞を染め分けることができるLive/Dead染色蛍光画像からも，死細胞がほとんど存在しないことが確認されている．

　生存細胞は自発的に移動するため，チップ化するためには細胞を空間に留める必要がある．そこで，直径500 μm，高さ200 μmのウェルを440個有するウェル基板を用いられている．このウェル基板へマウスC2C12筋芽細胞を吐き出して接着させ，FN溶液とG溶液を交互に吐き出すことで細胞表面にナノ薄膜が形成されている．その後，再び筋芽細胞を吐き出すことで，筋芽細胞の2層構造を作製されている．また，ある一列だけさらに別の細胞を吐き出した積層構造も作製されている．作製した積層構造内の細胞は，長期間の培養においても安定に生存しており，また，各層構造も維持されていたため，薬剤添加後の長期評価にも適している．筋芽細胞以外の細胞の吐出しと積層化が可能であることもすでに確認して

おり，さまざまなマイクロ組織構造をチップ化できる可能性がある。

4.2.5　3次元肝組織チップの作製と薬剤毒性評価への応用

組織チップとして薬剤評価への応用を目的として，ヒト肝がん細胞（HepG2）と HUVEC のヘテロ積層組織チップの作製が取り組まれている。肝臓は薬物や化合物を分解する重要な臓器であり，薬物毒性の70％は肝臓で発現するため医薬品開発では最も重要な臓器である。しかし，ヒト初代肝細胞は日本国内では入手困難であるため輸入する必要があり，また，継代培養ができないため高価な初代肝細胞を大量に購入して使用しているのが現状である。一方，HepG2 のように株化されて継代培養が可能な肝がん細胞も市販されているが，初代肝細胞と比較して代謝活性が激減している。したがって，HepG2 細胞の機能を高めて初代肝細胞に近づけることができれば，薬剤評価にたいへん有用である。肝組織は肝細胞が血管に挟まれた3次元構造であるため，HepG2 を HUVEC で挟んだ積層構造を構築することで HepG2 の代謝活性の向上が期待される。そこで，HepG2 と HUVEC の1～3層構造を1枚のチップの中に作製して種々の活性が評価された（**図4.12**）[20]。肝細胞機能の指標となるアルブミン産生量を評価した結果，7日間培養後において3層構造が1層構造と比較して4倍以上のアルブミンを産生することが明らかとされている（図(b)）。また，薬物代謝酵素の一種であるシトクロム P450 3A4（CYP3A4）の産生量と活性が評価され，やはり3層構造が最も高い産生量と代謝活性を有していることが確認されている（図(c)，(d)）。そこで，実際に毒性がある薬物を用いて評価が行われた。トログリタゾン（TGZ）は，インスリン抵抗性を軽減する糖尿病治療薬として市販されたが，肝障害が明らかとなり2000年に自主回収された薬剤である。その後の分析で，CYP3A4 で代謝された反応性代謝物が毒性を示すことが明らかとなった。そこで，CYP3A4 代謝活性が高いほど低濃度の TGZ で毒性が発現して死細胞数が増加するため，近年では CYP3A4 の薬物代謝活性試薬として用いられている。図(e)は，TGZ 濃度に対する1～3層構造の死細胞数変化のグラフを示している。3層構造においてより低濃度でも死細胞が顕著に観察されており，特に TGZ が 50 µM の場合，1層構造では16％の死細胞割合であったのに対して3層構造では60％（約4倍）まで増加し，HUVEC で挟んだ3層構造にすることで HepG2 の薬物代謝活性が向上することが明らかとされている。

以上より，3次元肝組織チップは，肝組織のハイスループットな薬効・毒性評価を可能とする革新的なツールとして応用が期待される。

4.2 インクジェット交互積層（LbL）法による多機能性3次元皮膚モデル

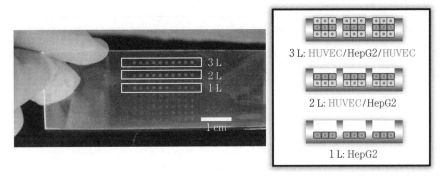

（a）ヒト肝がん細胞（HepG2）とヒト臍帯静脈血管内皮細胞（HUVEC）で作製した1〜3層構造の肝組織チップの写真

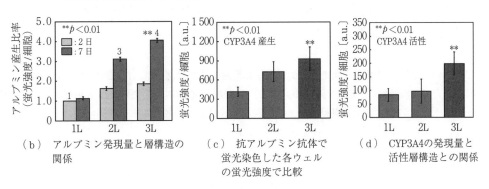

（b）アルブミン発現量と層構造の関係

（c）抗アルブミン抗体で蛍光染色した各ウェルの蛍光強度で比較

（d）CYP3A4の発現量と活性層構造との関係

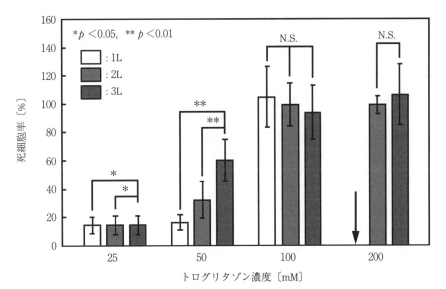

（e）抗CYP3A4抗体での蛍光染色で発現量を評価し，vivid redを用いて活性を評価した。トログリタゾン濃度に依存した死細胞の割合と層構造の関係。LIVE/DEADアッセイにより死細胞を蛍光強度で評価した。下向きの太矢印は死細胞が剥離して定量できなかったことを示す。

図4.12

206　　4.　3次元細胞システムの応用

4.2.6　お　わ　り　に

　細胞集積法と細胞プリントを融合することで，3次元のマイクロ組織を集約した組織チップの作製が可能であった。従来の細胞を用いた薬剤評価や動物実験に代わる新しい医薬品評価法として可能性が期待されている。また，現在，細胞プリントによる毛細血管・リンパ管ネットワークを有する皮膚モデルの構築が取り組まれている。現状では，得られる組織体はまだまだ小さく，生体組織と比較して単純な構造体しか得ることができない。しかし，ここで強調したいのは，「生体組織を作ること」が重要ではなく，「医薬品評価に使える可能性のある組織体を作ること」が重要である。単純化された構造であるため，余計な因子を省いてシンプルに評価できる可能性がある。究極的には，生体にきわめて類似していることが望まれると思うが，まずは，「使える物」を一つひとつ構築することが重要である。今後，研究開発の推進が期待される。

　〔謝　辞〕　本節の執筆は，最先端・次世代研究開発支援プログラム（LR026），科学研究費補助金（26106717，26282138）に支援を受けた。また，元愛媛大学 橋本公二先生，白方祐司先生，平川聡史先生，大阪大学 赤木隆美招聘研究員，日浦綾美特任研究員，名倉万由華招聘研究員を初め，共同研究者の方々に心より御礼申し上げます。

引用・参考文献

1)　K. Takahashi, K. Tanabe, M. Ohnuki, M. Narita, T. Ichisaka, K. Tomoda, and S. Yamanaka, "Induction of pluripotent stem cells from adult human fibroblasts by defined factors," *Cell*, vol. 131, pp 861-872, 2007.

2)　A. Matsuzawa, M. Matsusaki, and M. Akashi, "Construction of three-dimensional liver tissue models by cell accumulation technique and maintaining their metabolic functions for long-term culture without medium change," *J. Biomed. Mater. Res. A*, vol. 103, pp. 1554-1564, 2015.

3)　D. Huh, B. D. Matthews, A. Mammoto, M. Montoya-Zavala, H. Y. Hsin, and D. E. Ingber, "Reconstituting organ-level lung functions on a chip," *Science*, vol. 328, pp. 1662-1668, 2010.

4)　Commission staff working documents. Time tables for the phasing-out of animal testing in the framework of the 7th amendment to the cosmetics directive（council directive 76/768/EEC; EN, SEC82004）, p. 1210, 2004.

5)　松崎典弥，明石　満，"第4編　第23章　生体由来ポリマーを用いた三次元組織構築，進化する医療用バイオベースマテリアル，"シーエムシー出版，2015.

6)　松崎典弥，明石　満，"革新的ヒト正常・疾患組織モデルの創製と医薬品研究への応用，"毒性質問箱，vol. 17, pp. 38-44, 2015.

7)　M. Matsusaki, K. Fujimoto, Y. Shirakata, S. Hirakawa, K. Hashimoto, and M. Akashi, "Development of full-thickness human skin equivalents with blood and lymph-like capillary networks by cell coating technology." *J. Biomed. Mater. Res A*, vol. 103, pp. 3386-3396, 2015.

8) 松崎典弥，明石　満，"3D-バイオプリンターを実現するためには？，"バイオサイエンスとインダストリー，vol. 73, pp. 354-361, 2015.

9) L. Yang, Y. Shirakata, M. Shudou, X. Dai, S. Tokumaru, S. Hirakawa, K. Sayama, J. Hamuro, and K. Hashimoto, "New skin-equivalent model from de-epithelialized amnion membrane." *Cell Tissue Res.*, vol. 326, pp. 69-77, 2006.

10) A. Nishiguchi, H. Yoshida, M. Matsusaki, and M. Akashi, "Rapid construction of three-dimensional multilayer tissues with endothelial tube networks by the cell-accumulation technique." *Adv. Mater*, vol. 23, pp. 3506-3510, 2011.

11) A. Nishiguchi, M. Matsusaki, and M. Akashi, "Effects of Angiogenic Factors and 3D-Micro-environments on Vascularization within Sandwich Culture." *Biomaterials*, vol. 35, pp. 4739-4748, 2014.

12) M. Matsusaki, "Development of three-dimensional tissue models based on hierarchical cell manipulation using nanofilms." *Bull. Chem. Soc. Jpn.*, vol. 85, pp. 401-414, 2012.

13) M. Matsusaki, H. Ajiro, T. Kida, T. Serizawa, and M. Akashi, "Layer-by-layer assembly through weak interactions and their biomedical applications," *Adv. Mater.*, vol. 24, pp. 454-474, 2012.

14) M. Matsusaki, C. P. Case, and M. Akashi, "Three-dimensional cell culture technique and pathophysiology." *Adv. Drug Deliv. Rev.*, vol. 74, pp. 95-103, 2014.

15) S. V. Murphy and A. Atala, "3D bioprinting of tissues and organs," *Nat. Biotech.*, vol. 32, pp. 773-785, 2014.

16) B. Derby, "Printing and prototyping of tissues and scaffolds," *Science*, vol. 338, pp. 921-926, 2012.

17) V. Mironov, T. Boland, T. Trusk, G. Forgacs, and R. R. Markwald, "Organ printing: computer-aided jet-based 3D tissue engineering." *Trends Biotechnol*, vol. 21, pp. 157-161, 2003.

18) T. Xu, J. Jin, C. Gregory, J. J. Hickman, and T. Boland, "Inkjet printing of viable mammalian cells," *Biomaterials*, vol. 26, pp. 93-99, 2005.

19) R. E. Saunders, J. E. Gough, and B. Derby, "Delivery of human fibroblasts cells by piezoelectric drop-on-demand inkjet printing," *Biomaterials*, vol. 29, pp. 193-203, 2008.

20) M. Matsusaki, K. Sakaue, K. Kadowaki, and M. Akashi, "Three-dimensional human tissue chips fabricated by rapid and automatic inkjet cell printing," *Adv. Healthcare Mater*, vol. 2, pp. 534-539, 2013.

21) A. Yusof, H. Keegan, C. D. Spillane, O. M. Sheils, C. M. Martin, J. J. OLeary, R. Zengerle, and P. Koltay, "Inkjet-like printing of single-cells," *Lab. Chip*, vol. 11, pp. 2447-2454, 2011.

22) G. Fielding and S. Bose, "SiO_2 and ZnO dopants in three-dimensionally printed tricalcium phosphate bone tissue engineering scaffolds enhance osteogenesis and angiogenesis in vivo," *Acta Biomater*, vol. 9, pp. 9137-9148, 2013.

23) B. Duan, L. A. Hockaday, K. H. Kang, and J. T. Butcher, "3D bioprinting of heterogeneous aortic valve conduits with alginate/gelatin hydrogels," *J. Biomed. Mater. Res. Part A*, vol. 101A, pp. 1255-1264, 2013.

24) M. S. Mannoor, Z. Jiang, T. James, Y. L. Kong, K. A. Malatesta, W. O. Soboyejo, N. Verma, D. H. Gracias, and M. C. McAlpine, "3D printed bionic ears," *Nano Lett.*, vol. 13, pp. 2634-2639, 2013.

25) A. Skardal, D. Mack, E. Kapetanovic, A. Atala, J. D. Jackson, J. Yoo, and S. Soker, "Bioprinted amniotic fluid-derived stem cells accelerate healing of large skin wounds," *Stem Cell Transl.*

Med., vol. 1, pp. 792-802, 2012.

26) T. Xu, W. Zhao, J.-M. Zhu, M. Z. Albanna, J. J. Yoo, and A. Atala, "Complex heterogeneous tissue constructs containing multiple cell types prepared by inkjet printing technology," *Biomaterials*, vol. 34, pp. 130-139, 2013.

索　　　引

【あ】

アクチュエータ …………99
足　場 …………………1, 159
アドヒージョンスポット …92
アルギン酸 ………………77
アルギン酸ゲル
　ファイバー …………125

【い】

鋳型造形 ………………163
鋳型方式 …………………4
遺伝子導入筋芽細胞
　シート ………………44
インクジェット
　交互積層法 …………196
インスリン療法 …………24

【え】

栄養芽細胞 ………………95
エラスチン ………………61
エレクトロスピニング法 …79

【お】

オーガンプリンティング …156
オルガノイド ……………158
温度応答性培養皿 ………12
温度応答性培養表面 ………7
温度応答性培養方式 ………4
温度応答性ポリマー ………7

【か】

活性酸素種 ………………67
可変培養式 …………………4
管腔構造 ………………192
管腔構造積層細胞体 ……63
肝小葉構造 ……………118
肝臓様組織 ………………86
肝組織 …………………194
還流型バイオリアクター …13

【き】

機能性マイクロプレート …115
キャピラリー ……………81
筋ジストロフィー治療 ……42
筋束様組織 ………………45

筋肉様組織 ………………86

【く】

クローラユニット ………14
クーロンの法則 …………136

【け】

血管床 ……………………13
血管新生 …………………45
血管モールディング技術 …194
血管様構造 ……………192
血管様組織 ………………84
血管様マイクロチューブ …178
血管力 ……………………64
ゲルファイバー方式 ………3
剣山方式 …………………5

【こ】

コアーシェル型 …………81
コアセルベーション ……62
膠原線維 …………………58
格子構造 ………………127
格子方式 …………………5
高弾性血管 ………………57
コンフルエント ……………7

【さ】

再生肝がん組織 …………152
再生骨組織 ……………149
細胞アレイ ………………31
細胞アレイシステム ……72
細胞折り紙 ……………112
細胞塊 ……………………2
細胞外マトリックス ‥8, 42, 89
細胞システムの機能
　長期保持 ………………66
細胞シート技術 ……………9
細胞シート工学 ……………7
細胞障子 …………………92
細胞接着因子 …………108
細胞培養用基板 ………107
細胞プリント …………200
細胞分化の制御 …………94
酸化ストレス ……………67
酸素阻害層 ……………174
酸素濃度 ………………186

【し】

磁気アセンブリ …………134
磁気操作方式 ……………5
自己集積方式 ……………5
自己組織化 …………186, 189
自己組織化現象 ……142, 179
自己組織組立て ………175
磁性ナノ粒子 ……………38
自動化システム ………124
シート巻取り方式 …………5
小口径細胞構造体 ……131
小口径人工血管 ………131
上皮管腔様構造 ………149
小分子抗酸化剤 …………68
常閉型バルブ …………176
磁力を用いたティッシュ
　エンジニアリング技術 …38
心筋細胞シート …………42
神経様組織 ………………84
人工血管網 ……………150
人工細胞組織 …………172
人工トロフォブラスト ……97
人工皮膚モデル ………197
伸展張力 …………………57
真皮層 ……………………51

【す】

膵島移植 …………………34
膵島のカプセル化 ………35
スキャホールド ………159
スタンプ型細胞シート
　積層化デバイス ………11
ずり応力 …………………57

【せ】

積層化細胞シート ………10
切削加工 ………………163
ゼラチンゲル ……………11
セルスクーパ ……………14
セルスクーパ積層式 ………5
せん断応力 ………………57

【そ】

臓器アナログ ……………94
臓器原基 …………………3

索引

増殖因子 ················ 159
相分離 ················ 146
相分離構造 ················ 146
組織作製プロセス ········ 189
組織ファクトリー ········ 18
ソフトリソグラフィー ···· 109
ソルトリーチング法 ······· 132

【た】

多管構造 ················ 142
脱細胞化技術 ············ 190
弾性線維 ················ 58
断面異方性ハイドロゲル
　ファイバー ··············· 82

【ち】

中空状ファイバー ········· 84
チューリングモデル ········ 51
直交座標型ロボット
　アーム ··············· 124

【て】

デジタルファブリ
　ケーション ·············· 163
電気化学的原理を用いた
　細胞脱離法 ············· 191
電気刺激培養 ·············· 47

【と】

トップダウンアプローチ 3, 172
トロフォブラスト ·········· 95
トロポエラスチン ·········· 61

【な】

内部細胞塊 ················ 95
ナノ薄膜 ················ 198

【は】

バイオアクチュエータ ······ 42
バイオアセンブリ ········· 166
バイオインク ·············· 158
バイオ界面 ················ 68
バイオ人工膵臓 ·········· 25
バイオファブリ
　ケーション ·············· 166
バイオプリンティング ··3, 156
バイオリアクター ·········· 62
配向網目構造 ·············· 143
ハイドロゲルシート ······· 119
ハイドロゲルファイバー ···· 118
培養細胞の品質管理 ······· 66
培養皮膚 ················ 54
拍動流 ················ 63

ハーゲン・ポアズイユ
　の法則 ················ 59
パーツ組立て式 ·············· 5
パラクライン効果 ·········· 9
パリレン ················ 108
バルジ領域 ················ 51
パルスインジェクター ···· 203

【ひ】

ビオ・サバールの法則 ···· 135
光硬化性樹脂 ········ 90, 173
光ピンセット ·············· 173
引上げ法 ················ 80
微小血管ネットワーク ···· 193
微小流体工学技術 ·········· 77
皮膚組織 ················ 50
皮膚組織再生 ·············· 52
表皮幹細胞 ················ 51
表皮層 ················ 50

【ふ】

ファイバー並列式 ··········· 5
ファイバー巻取り方式 ······· 5
フィーダー細胞 ·········· 73
フィブリリン ·············· 62
フィブリンゲル ·············· 11
フォトリソグラフィー
　················ 76, 97, 109
フォトリソグラフィー法 ···· 29
付加的製造法 AM ········· 163
付属器原基 ················ 54
プリント式 ················ 4
プリント積層式 ··············· 5
フルイディクス ········ 76, 118
フレキシブルモールド
　デバイス ··············· 98
プレハブ工法 ·············· 167
プレファブリケーション ··· 167
ブロックポリマー ·········· 68

【へ】

並列化流路構造 ············ 120
ヘテロ積層組織チップ ···· 204

【ほ】

ボトムアップアプローチ 3, 172
ポリエチレングリコール ···· 26

【ま】

マイクロアクチュエータ
　アレイ ··············· 98
マイクロコンタクト
　プリンティング ········· 76

マイクロコンタクト
　プリント法 ·············· 29
マイクロピンセット ······ 114
マイクロフィブリル ········· 62
マイクロフルイディクス
　技術 ··············· 77
マイクロプレート ········· 107
マイクロ〜ミニ臓器 ······ 158
マイクロメッシュ ·········· 89
マイクロ流体チップ ··136, 170
マイクロ流路 ····· 2, 3, 80, 99
マイクロロボティクス ······· 2
マグネタイト ·············· 38
マグネタイトカチオニック
　リポソーム ·············· 39
マグネティックゲル
　ファイバー ·············· 134
マグネトフェクション法 ···· 40
マグヘマイト ·············· 38
マルチチャネル構造 ··142, 143
マルチチャネルコラーゲン
　ゲル方式 ··············· 5
マルチチャネルハイドロ
　ゲル ··············· 141

【み】

ミトコンドリア ·············· 67
ミニ再生組織 ·············· 153

【め】

メカノバイオロジー ········· 64
メッシュ培養法 ············ 93
メッシュ方式 ·············· 4

【も】

モールディング ·········· 184

【や】

薬剤毒性評価 ·············· 204
薬物送達システム ········· 38
ヤング率 ················ 133

【ゆ】

誘電泳動力 ·············· 173

【り】

力学刺激 ················ 57

【れ】

レトロウイルスベクター ···· 39

【ろ】

ロボットアーム ·············· 123

索　引　　211

【A】

additive manufacturing ････ 163

【B】

bio-ink ･･････････････････ 158
blueprint ･･････････････････ 160

【C】

CAD ････････････････････ 160
computer-aided
　designing ･･････････････ 160

【D】

DDS ･･･････････････････････ 39
DEP ･････････････････････ 173
dielectrophoresis ･･･････ 173
drug delivery system ･･････ 39

【E】

ECM ･･･････････････････････ 42
extracellular matrix ･･･････ 42

【H】

human-on-a-chip ･･･････････ 94

【I】

IBMIR ･･････････････････････ 25
ICM ･･････････････････････ 95
in vitro 3 次元組織
　モデル ･･････････････････ 158

in vivo 皮膚再構成
　モデル ･････････････････････ 53
inner cell mass ･･････････ 95
instant blood mediated
　inflammatory reaction ･････25

【L】

LbL 法 ･･･････････････････ 196

【M】

magnetic force-based
　tissue engineering ･･････････38
magnetite cationic
　liposome ･･････････････････ 39
magnetofection 法 ･･･････････40
Mag-TE ･･････････････････ 38
MCL ･･･････････････････････ 39
microfibrils ･･････････････ 62
molding ･････････････････ 163
MPC ポリマー ････････････ 110

【O】

Organ on a chip ･･･････････ 197
organ printing ･･････････ 156

【P】

PDMS ･････････････････････ 101
PDMS 薄膜 ････････････････ 105
PEG ･･････････････････････ 26
PET メンブレン ･･････････････14

polyethylene
　terephthalate
　メンブレン ･･････････････14
pulsatile flow ･･････････････63

【S】

scaffold ･･････････････････ 1, 159
spheroid ･･････････････････ 2
ssDNA-PEG 脂質 ･･････････28
SU-8 ･････････････････････ 90
subtractive
　manufacturing ･･･････････ 163

【T】

T-Factory ･･････････････････ 18
The Body-on-a-chip ･･････ 197
tropoelastin ･･････････････ 61

【数　字】

1 型糖尿病 ･･･････････････ 24
2-メタクリロイルオキシ
　エチルホスホリルコリン
　ポリマー ･･･････････････ 110
3 次元肝組織 ･･･････････ 194
3 次元肝組織チップ ･･････ 204
3 次元格子構造 ･･･････････ 128
3 次元再生組織 ･･･････････ 146
3 次元細胞システム ･･･････ 1
3 次元積層造形 ･･･････････ 159
3 次元組織体チップ ･･････ 202

―― 編著者略歴 ――
1975年 東京大学工学部計数工学科卒業
1977年 東京大学大学院工学系研究科修士課程修了（情報工学専攻）
　　　 通商産業省工業技術院機械技術研究所
1986年 工学博士（東京大学）
1997年 大阪大学教授
　　　 現在に至る

3次元細胞システム設計論
3D Cell System Design

　　　　　　　　　　　　　　　　　　　　Ⓒ Tatsuo Arai　2016

2016年8月26日　初版第1刷発行　　　　　　　　　　　★

検印省略	編著者	新井　健生
	発行者	株式会社　コロナ社
		代表者　牛来真也
	印刷所	萩原印刷株式会社

112-0011　東京都文京区千石 4-46-10
発行所　株式会社　コロナ社
CORONA PUBLISHING CO., LTD.
Tokyo Japan
振替 00140-8-14844・電話 (03) 3941-3131 (代)
ホームページ http://www.coronasha.co.jp

ISBN 978-4-339-07262-4　　（柏原）　（製本：愛千製本所）
Printed in Japan

本書のコピー，スキャン，デジタル化等の無断複製・転載は著作権法上での例外を除き禁じられております。購入者以外の第三者による本書の電子データ化及び電子書籍化は，いかなる場合も認めておりません。

落丁・乱丁本はお取替えいたします